简明自然科学向导丛书

医药知识

主　编　陈绍民

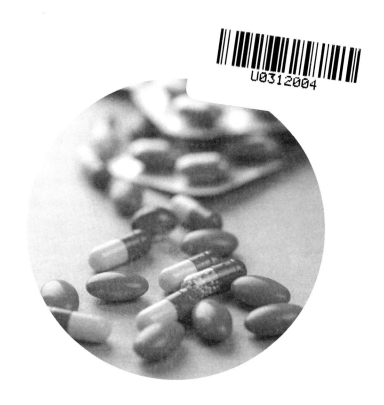

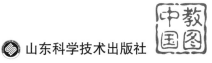山东科学技术出版社

前言

　　人吃五谷杂粮,怎能不得病。治病,就离不开药物。药物自从被发现以来,被人类使用了数千年,对人类健康和医学进步做出了重大贡献:青霉素的发现,被称为是"上帝"恩赐给我们人类的礼物,拯救了无数患者,细菌性传染病几乎无法治疗的时代一去不复返了,人类的平均寿命也得以延长,成为第二次世界大战中与原子弹、雷达并列的三大发明之一;青蒿素是我国首创的抗疟新药,因其独特神奇的药效成为我国中药里的一枝奇葩,使许多对传统治疗疟疾药物产生抗药性的疟疾患者看到了希望。青蒿素的出现不仅使人类拥有了一种新的抗疟手段,而且使人类认识了一种全新的化学结构,为人类开发新药提供了宝贵思路。今天,现代科学技术飞速发展,药物更新换代正在加快,新药的研制开发方兴未艾,各种新型药物不断问世,药学事业呈现出一派生机勃勃的景象。随着医学、药学和生命科学等学科的飞速发展,药物在防治疾病、保障人类健康方面发挥着越来越重要的作用。

　　任何事物都有两面性,药物可以治病也可以致病,很多药物都有不可避免的不良反应,这已成为现代临床医学的一大难题。世界卫生组织近年来的统计表明,在临床发病率中,大约有30%属于药源性疾病,因药物不良反应而住院的病人占住院病人的3%～5%。滥用药物不仅增加政府和百姓的经济负担,浪费有限的医疗资源,而且危及人类的健康与生命安全。正确认识药物、科学合理用药越来越受到公众的普遍关注。

随着社会基本医疗保险和药品分类管理等制度的逐步实施,在给人们提供医疗保障与用药方便的同时,也对人们提出了了解和掌握基本医学、用药知识的要求。当前,社会公众对医学、药学知识的了解还不够多,为实现公众科学用药、享受健康人生的愿望,我们必须大力弘扬科学精神,普及药学知识,传播科学思想,帮助、引导人民群众养成科学、文明、健康的生活习惯,以科学知识抵制封建迷信和伪科学等对人们身心的侵害。

《医药知识》正是基于上述认识而编撰的药学知识科普读物,它从药物的起源到合理应用为读者介绍药学知识。本书共分五章,就药物的来源和种类、新药研发和药品管理、药品的作用和不良反应及生活中的用药常识等进行介绍。在编写中,作者参考了大量的国内外文献资料,力求将药学的新理论、新观念、新药物介绍给广大读者。写作上力求深入浅出,通俗易懂,简明扼要。但是,由于药学知识源远流长,博大精深,本书编写难免有不当之处,敬请广大读者批评指正。

编　者

目录

一、药物——人类战胜疾病的武器

二、种类繁多的药物

三、药物的不良反应

四、新药研究与药品质量控制

五、生活中用药常识

一、药物——人类战胜 疾病的武器

什么是药物

药物是一个古老而通俗的名词,至今仍普遍采用。药物泛指用于防病、治病和诊断疾病的物质,可以是自古以来应用的天然植物、动物、矿物及一些原始粗制剂,也可以是经过现代科学技术加工制造的天然物质的有效成分或其单体、人工合成的化学物质、生物制品及各种制剂。

据《词源》对"药"字的解释,"药"的含义有:首先是指"治病草也",即古时认为凡可以治病者,皆谓之药,并以草、木、虫、石、谷为五药,如人参属草类,具有大补元气的作用和回阳救逆的功效;黄柏属木类,可清湿热;蝎子属虫类,能镇惊熄风,攻毒散结;石膏属矿石类,具有清热泻火的作用;谷类如麦芽,具有养心益气的作用。其次,药物在古时亦为"术士服饵之品",即古代术士所用健身防老的所谓仙丹之类,可解释为现在用于防病健身的保健品之类。

对药或药物的含义已经有了清楚的认识,那么药物与药品之间是什么关系呢?《中华人民共和国药品管理法》对药品的定义作了法定解释:"药品指用于预防、治疗、诊断人的疾病,有目的地调节人的生理机能并规定有适应证、用法和用量的物质,包括中药材、中药饮片、中成药、化学原料药及其制剂、抗生素、生物制品、放射性物质、血清疫苗、血液制品和诊断药品等。"

药物既包括了现今药品的含义,又保留了历史沿用下来的药物的概念,而其内涵似乎更广泛。至今,这两个名词常相互通用,在含义上没有严格的区别。

　　药物最令人惊奇的特性之一是对机体的作用和效果的多样化。药物能被选择性地用于通常和特定条件下,实际上涉及机体的每一个器官、组织和细胞的治疗。有些药物能够选择性地兴奋心肌、中枢神经系统或胃肠道,然而有些药物则反之。扩瞳剂使眼睛瞳孔放大,而缩瞳剂则收缩或减小瞳孔。药物能使血液易于凝固而止血或难于凝固而抗凝以满足不同治疗目的。称为催吐剂的药物可引起呕吐,而止吐药物则预防呕吐。有的药物能用来减轻疼痛、退热、降低甲状腺功能、降低血压,而有的药物则可提神、升高血压或增加内分泌腺的功能。药物可以治疗感染性疾病,驱除肠道中寄生虫或作为其他药物中毒时的解毒剂。药物还可以帮助戒烟、戒酒或缓解成瘾性引起的不适等。由于药物的使用,使许多曾在人类历史上带来灾难的瘟疫如天花和小儿麻痹症等疾病如今已经绝迹。高血压和糖尿病等疾病已被现代药物有效的控制。如果没有麻醉药、止痛剂、抗生素、输液等就不可能有今天的外科手术。无数安全有效的药物代表了人类历史伟大的科学成就,新的药物还在不断问世,人类对征服顽疾充满了信心和希望。

药物的来源和种类

　　药物是人类在长期的生产生活和与疾病作斗争的过程中发现的。药物按来源不同可分为以下三大类:

　　(1) 天然药物:人类的疾病和求生的本能逐渐导致了药物的发现,药物的起源可以追溯到远古时代。人类为了维持生存,要不断地与伤痛和疾病作斗争,在捕食鸟兽、采摘野生植物为食的过程中,意外发现有些天然植物、动物、矿物有减轻伤痛或解除疾病的功效,便逐渐有意识地应用其治疗伤病,以后又运用一些原始的提炼方法制成服用方便的"药剂"。目前市售药物中约有 25％或更多来源于天然产物。欧美植物来源的药物约占 25％,我国占 42％～45％。

　　(2) 人工化学合成药物:人类历史发展到 18 世纪后半叶到 19 世纪初,随着化学研究的深入发展,人们开始利用化学方法从天然动植物中提取生物碱类、维生素类、苷(甙)类、激素类等有效成分,并开始了以天然药物为先导化合物进行人工合成药物的研究。1805 年德国化学家从鸦片中分离得到吗啡;法国药学家从金鸡纳树皮中分离得到奎宁和金鸡宁;从马钱子中分离得到马钱子碱和二甲马钱子碱；此后，又有人先后从鸦片中分离得到吗啡因和可卡因、从颠茄中分离得到阿托品等。1932 年德国化学家杜马克在研究偶氮染料时合成了百浪多息，动物实验证明其对链球菌和金黄色葡萄球菌感染有特效，成为化学合成药物的标志性成就；人工合成吗啡亦于 1952 年获得成功。至此，人工化学合成药物获得飞速发展。目前临床应用的药物中，化学合成药物已占主导地位。

（3）生物技术药物：1982 年世界上第一个生物技术药物重组人胰岛素上市，标志着生物技术制药产业的兴起。生物技术药物即通过生物技术获得的药物，主要包括重组细胞因子药物、重组激素类药物、重组基因工程疫苗、治疗性抗体和反义寡核苷酸等。20 世纪 90 年代以来，生物技术药物开发研究获得迅猛发展，已成为世界各国医药开发研究的热点，具有广阔的应用前景。

从神农尝百草到李时珍的本草纲目

原始药物的应用毫无疑问可以追溯到具有历史记载的更远的年代。古人类在发现火之前，处于所谓"穴居野人"、"茹毛饮血"的原始时代，常因生食动物肉、虫、鱼、鸟等生冷食物而患寄生虫病、胃肠疾病、疼痛等。在采集食物的过程中，他们同时也发现有些植物具有泻下、止痛、愈伤、催吐或止泻功效，还有的植物、动物（昆虫）、矿物有毒，于是便有意或无意地应用这些动植物或矿物材料来治疗疾病或机体不适。作为原始人类的本能，使用冷水浴或用新鲜树叶擦抹减轻伤口疼痛，或使用泥浆来保护创口，均属于信仰的范畴。通过经验，原始人类开始学到了某些更有效的治疗手段，从那以后，产生了药物治疗的实践。

在许多早期的种族，疾病被认为是恶魔或邪恶的灵魂进入了人体，治疗自然就涉及到驱赶身体内超自然的入侵物。从最早的记录看，除去鬼怪的原始方法是使用精神咒语、使用有害物质和特殊的草或植物材料，在偏远的部落人群中至今还可见到其痕迹存在。在神职者权术年代以前，由部落中博学的人经验或通过口述传授的知识来收集具治疗作用的植物，去治疗病人或伤者并制备药物。我国《史纪纲鉴》称："神农尝百草，始有医药。"公元1 世纪前后的《神农本草经》是一部最早的药物学文献，共收载药物 365 种，其中植物药 252 种、动物药 67 种、矿物药 46 种,并记载了许多药物的疗效。其后,具有重大影响的经典文献有东汉张仲景(公元 142～219 年)的《伤寒论》和《金匮要略》、梁代陶弘景(公元 456～636 年)的《本草经集注》、唐代(公元 659 年)的《新修本草》等。《新修本草》是世界上最早的一部药典。明代李时珍(公元 1518～1593 年)编著的《本草纲目》(图 1-1)全书共 52 卷,约 190 万字,共收载药物 1899 种,药物剂型 61 种,附方 11 098 则,插图 1 160 幅,被译成英、日、朝、德、法、俄和拉丁文七种文字,传播到世界各地,是举世闻名的药物学巨著,对我国乃至世界医药学的发展做出了巨大贡献。

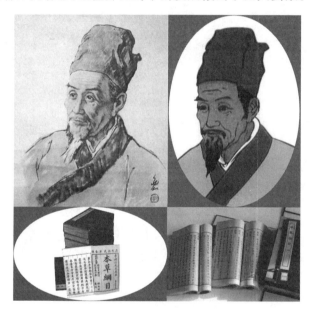

图 1-1　李时珍与《本草纲目》

从炼丹术到化学制药

炼丹术是炼制长生不老之药的方术。中国是炼丹术出现最早的国家。东汉时期,炼丹术与新兴的道教结合,借用道教关于长生、神仙等宗教说教为理论工具,获得了广泛地发展。当时最有名的炼丹家魏伯阳撰著的《周易参同契》(图 1-2)记载了汞和铅的一些化学性质、化学反应、提炼方法,及黄金的稳定性、多种金属可制成合金等,但在许多方面仍受到道家神仙说与唯心主义哲学的影响。

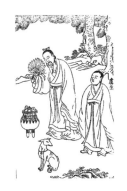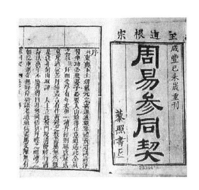

图 1-2　魏伯阳与《周易参同契》

　　唐代炼丹术得到空前的发展,但由于随之而来的服食丹药中毒而死的现象亦趋严重,导致人们对炼丹术产生怀疑,所以唐以后炼丹术日趋衰弱,但由炼丹术发展起来的丹药一直延续至今。

　　在将近两千年的炼丹过程中,炼丹方士们历尽各种失败和危险,进行了反反复复的探索和试验。虽未找到"长生不死"之药,却为后人积累了大量的化学知识。我国古代炼丹术和医药比较发达,先于欧洲和阿拉伯在化学上取得种种成就。我国宋代以前的炼丹家几乎都兼为医药学家,或者说二者之间没有严格的界限,例如东晋的葛洪、南北朝的陶弘景、唐初的孙思邈等都是著名医药学家兼炼丹家。炼丹者在长期炼丹实践中积累了非常丰富的经验,取得了许多重要的化学成就,如制备了很多颇有价值的化学药剂和合金,意识到了一些粗浅的化学规律,因此由炼丹术发展而来的化学科学首先被广泛用于化学制药,在某种意义上可以说古代炼丹术是近现代化学制药的先驱。

从以脏补脏到生化药物

　　中医脏器疗法的应用在我国有着悠久的历史,经过历代的补充与发展,脏器疗法的内容日渐丰富多彩,治疗范围也不断扩大,至今仍然在临床上发挥着重要作用。以脏补脏疗法是中医脏器疗法的核心内容,是根据同气相求的原理,利用动物的内脏来补养和治疗人体同名内脏的"虚"与"损"的一种方法。中医学认为动物脏器与人体相应内脏在形态、生化特征、组织成分构成与生理功能等方面具有诸多相似性,因此对人体相应的器官组织具有对应性的药理作用,此即"以脏补脏"和"以形补形"学说。

近些年来,随着现代研究方法的引入,人们发现多种动物脏器中确实含有一些可治疗人体相应内脏病变的成分,如从动物的胰腺中提取的胰岛素治疗糖尿病、从猪肝中提取的猪肝核糖核酸可治疗慢性活动性肝炎及慢性迁延性肝炎等。由于动物脏器的结构组成与人体器官之间存在着某些相似性,因而动物脏器对人体相应的脏腑组织具有较强的针对性营养补益作用。目前,从各种动物脏器中提取有效成分制成的生物制品已达数百种之多,传统脏器疗法逐渐发展成为一门专用药物疗法即生化药物。

生化药物最初是利用动物脏器、腺体、分泌物及其他组织经加工后用于治疗人类的疾病,曾称为动物生化制剂。最近随着生化药物范围的扩大及生物技术的进一步发展,提出了生化药物新的定义:从生物材料中提取、经化学合成或现代生物技术获得,用于预防、治疗或诊断疾病的生化基本物质。已成为医药发展的一个极具发展潜力和前途的方向。

从弗莱明发现青霉素到抗生素的广泛应用

青霉素是人类最早发现的抗生素,对药物学乃至整个人类发展具有重要意义。

青霉素的发现者是英国细菌学家弗莱明。1928年的一天,弗莱明在实验室无意中发现一只培养皿由于染菌而长了青霉,而在菌斑周围的葡萄球菌菌落发生了部分溶解。这个偶然的发现使弗莱明意识到潜在的科学意义。他将这种霉菌的培养液稀释800倍,发现依然能够杀死葡萄球菌。1943年人类历史上的第一个抗生素——青霉素作为商品药物问世。

抗生素在各种常见细菌性疾病的治疗中发挥了重要的作用。使许多感染性疾病如肺结核、伤寒、梅毒等,不再是不治之症,抗生素已成为临床各科医师最常用的一类药物。然而,随着抗生素的广泛应用,人们对于抗生素的依赖和滥用已经成为世界性的难题。

滥用抗生素,会导致细菌的耐药性。随着耐药性细菌增多,许多人类已经征服的感染类疾病又卷土重来。抗生素还能引起多种毒性反应,如过敏、皮疹,对内脏、血液、神经系统等造成损伤。菌群失调是长期使用抗生素带来的又一不良反应。抗生素在杀死致病菌的同时也会抑制或杀死正常菌群,使其失去对致病菌的抑制作用,导致菌群失调,引发疾病。

抗生素的合理应用是对健康和生命的有效保护,但是过犹不及,一旦滥用,抗生素便走向歧途。我们应该正确使用抗生素,更多利用人体的免疫力来对付病原体和疾病。

链霉素的发现

在链霉素发明之前肺结核病被称为不治之症。俄裔美国微生物学家瓦克斯曼(S. A. Waksman)1943年从土壤中发现了链霉素,使肺结核病得到了控制。

瓦克斯曼是研究土壤微生物的专家,他一直注意杀菌物的研究。由于瓦克斯曼从前的学生杜伯斯(Rene Dubos)从土壤中分离短杆菌素的成功,使他从研究农业微生物转为对抗生素的研究。1939年,瓦克斯曼从土壤中发现了一种链丝菌,经过实验研究,他发现链丝菌对于结核杆菌具有强有力的抑制和杀伤作用。1942年瓦克斯曼的助手们在上百个微生物中分离出两种放线菌,一种是在仓库空地堆积废物土壤中发现的,另一种是在鸡的喉头发现的。从这两种菌分离得到的物质称为链霉素,能够抵抗革兰阴性病菌,更令人兴奋的是对结核杆菌有很强的杀灭作用。要知道,结核杆菌是引起肺结核等疾病的病菌,而当时已投入临床使用的青霉素对结核杆菌不起作用。这样,链霉素便成了治疗结核的有效抗生素,瓦克斯曼也因此获得1952年的诺贝尔生理学和医学奖。

由于青霉素的成功,而促使大家热心地研究链霉素,所以在几个月内就取得了决定性的突破。此后仅两年,美国药厂就生产了近20吨链霉素。1948年弄清了链霉素的化学结构。在链霉素的分子中有一个糖很像葡萄糖,只是所有的羟基都在相反方向,这个糖就像是葡萄糖的一个镜像。链霉素的肌醇环的羟基排列也和在机体中天然存在的肌醇环不同。有人认为链霉素的抑菌作用可能就是由于链霉素分子中的这些相似性而对细菌产生竞争性的抑制。还有这些抗生素与某些维生素很相像,这也是竞争性抑制的可能机制。但是一个能干扰细菌细胞的抗生素也能干扰人的细胞,许多抗生素就是这个缘故而无法使用。像青霉素这样对人体细胞基本无毒的抗生素是很少的。链霉素就有相当大的毒性,长期使用能损害第八对脑神经而影响听力,故链霉素不能长期连续使用,需要和别的药物交替使用,以保证用药安全。

从脚气病话维生素

脚气病与"脚气"不同,脚趾脱皮和糜烂的"脚气"是由真菌感染引起,而脚气病主要是因维生素 B_1 缺乏所造成的,轻则下肢麻木疼痛、水肿,重则可导致中枢神经病变、引发心脏病。古时在中国南方、日本、爪哇等地曾广为流行,每年死亡人数数以万计。主要是因为营养不良及食用精制白米而导致营养素的缺乏。

维生素是维持人体生命活动和保持人体健康的重要活性物质,在体内的含量很少,但对人体生长、代谢、发育过程发挥重要的作用。人体不能合成维生素,每日必须从食物中获取。维生素都是以本体形式或可被机体利用的前体形式存在于天然的食物中。原则上讲,全面均衡饮食可以不必补充维生素。一旦饮食不均衡或病理需要量增多等导致缺乏某种维生素,则会引起相应的代谢障碍,如维生素 C 缺乏导致坏血病、维生素 B_1 缺乏导致脚气病。

与蛋白质、脂肪和碳水化合物不同,维生素虽然参与体内能量的代谢,但本身并不含有能量,所以补充维生素不会导致通常所说的营养过剩,也不会引起肥胖。但维生素摄入过多对人体无益,有些还会产生严重不良反应。水溶性维生素(V_C 、 V_B 等)易随尿排泄掉,不会在体内蓄积,很难引起中毒;脂溶性维生素(V_A 、 V_D 、 V_K 等)会在体内蓄积,容易引起中毒,因此不可超剂量应用。

从基因克隆到生物技术药物

"种瓜得瓜,种豆得豆","孩子长得像父母",这些现象都是由存在于细胞核内的遗传物质脱氧核糖核酸(DNA)决定的。DNA 是一个由两股链构成的一个细长的线性分子,在该链上存在着成千上万个发挥特殊功能的片段,称作基因。基因的功能之一就是能够指导合成生物体内的各种蛋白质,这些蛋白质又是维持生命现象和生命活动所必需的。那么能否将基因从一种生物的体内分离出来再转入另一种生物,让另一种生物来体现所转入基因的特征呢?

1973 年美国加利福尼亚大学旧金山分校的 Herber Boyer 教授和斯坦福大学的 Stan ley Cohen 教授共同进行了一项试验。他们选用了一个来自大肠杆菌的仅含有单一酶切位点(核酸内切酶 Eco RI)的质粒载体(环状 DNA)pSC101,然后用 Eco RI 将其切开成为线性分子,然后将该线性分子与从另一质粒用 Eco RI 切下的 DNA 片段和 DNA 连接酶混合,从而获得了新的 DNA 组合(图 1-3)。这是人类历史上完成的第一次有目的的基因重组尝试,也即基因克隆。

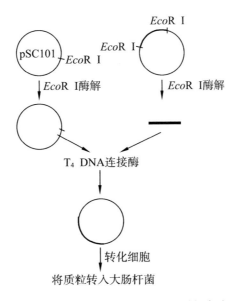

图 1-3 Boyer 和 Cohen 的 DNA 重组实验

基因克隆也称基因工程,是现代生物技术的核心和主导。所谓基因工程就是从生物体中把生物遗传物质(基因或 DNA 分子)分离出来,或人工合成一段基因,用人工的方法对遗传物质进行搭配、组合,然后转入某生物的细胞内,从而通过改变其遗传物质的结构来改变它的遗传特性,使它定向地产生所需的生物品种。

基因克隆技术的建立和在医药领域的应用,使一新的制药领域——生物技术制药诞生,并带来了药物研究与生产的革命,使过去难以大量获得和应用的物质能够大量生产和作为药用。在自然界存在许多具有特殊生物活性和治疗作用的物质，它们含量极微或不可能大量获得，如生长激素释放抑制因子、人生长激素、人胰岛素、各种细胞生长因子等。许多这些物质的作用都有种属特异性，即只有人来源的这些物质才能对人类疾病的治疗有效，但从人的器官和组织进行大量提取是不可能的。有些物质就只能从动物中提取，但由于含量极微在经济上也不合算。以生长激素释放抑制因子为例，人类第一次分离得到它是在 1973 年，那是经过 21 年的艰苦努力，用了 50 万头羊脑，才获得了 5 毫克的样品。1977 年美国科学家运用基因工程方法由大肠杆菌生产获得了人生长激素释放抑制因子，他们以 7.5 升大肠杆菌培养液就能获得 5 毫克产品，7.5 升大肠杆菌培养液的成本只几十美分。自从 1982 年第一个基因重组产品人胰岛素上市以来，美国已批准 40 多个生物技术药品上市，我国也有 20 多种产品上市。

天然植物是发掘药物的宝库

植物药是以植物初生代谢产物如蛋白质、多糖和次生代谢物如生物碱、酚类、萜类为有效成分的原料药、制剂。市场上植物来源的中药、中成药均在植物药之列，植物药在天然药物中占主导地位。由于其来自大自然，毒副作用小，在治疗上有独特优势，并且在治疗艾滋病等疑难杂症上有广阔的前景，从而备受重视。在一些西欧国家，植物药、保健饮品已广为大众接受；美国已通过修改 FDA 的有关条款放宽对植物药的限制；韩国、日本、中国台湾等国家和地区更是植物药的生产大户，香港已斥巨资组建中药港。国内植物药的应用是毋庸置疑的。在 1997 年出台的国家知识创新政策中，植物药的研究备受重视，昆明、上海等地的天然药物研究或筛选中心纷纷入选创新工程，这势将大力推动国内的天然药物研究与开发，使天然药物在人类文明和进步中大放异彩。

到目前为止，全球的天然药物已形成应用系统理论的有中国医药、印度佛教医学、伊斯兰医学、欧洲传统草药、南美民族医学和非洲民族医药，其中中国医药被认为是当今国际上最为发展的天然药物体系。从天然药物使用的规模来看，我国天然药物总数已达 12 772 种，其中植物来源的为 11 118 种，动物来源的为 1 574 种，矿物来源的为 80 种。而植物来源的天然药物又以被子植物中的双子叶植物最多,占到8 598种。

天然药物包括下面几种:原料药,这在我国的市场上占了很大比例,亦即传统意义上的中药;制剂或提取物,通过一些简单的加工制成,中成药大多来源于此;纯天然有效化学成分,美国的FDA即如此要求,但近年来也逐渐放松管制。目前国际热点天然药物有抗癌药物紫杉醇及其衍生物;抗疟药青蒿素;心脑血管药物银杏内酯。抗艾滋病的天然药物虽有很多报道,但至今尚无药可进入临床。

植物药为生物制药提供先导化合物。什么样的化学物质具有治疗活性,一般都是在已有的植物药中去寻找(比较经济,省时省人省力)。然后用生物工程的方法生产这种有效成分或其衍生物。植物药的药源植物为生物制药提供场所或为寻找这种场所提供方向。例如紫杉醇是在太平洋红豆杉中发现的,在我国的东北红豆杉中也有发现。由于红豆杉植物的匮乏,需用生物工程的方法生产紫杉醇,一般选用红豆杉属植物的离体培养物,如悬浮培养细胞,不会选用其他植物。

植物化学药物是从有药用价值的天然植物中分离和提取出来的具有明显生理活性的化学物质。重要的植物化学药物有生物碱、糖、苷类、萜类和蛋白质类。植物中所含的化学成分比较复杂,各类植物所共有的成分有纤维素、蛋白质、脂肪、淀粉、糖、色素、无机盐等,有的成分则是某些植物所特有的,如生物碱、苷类、萜类等,一般来说,这些特有的成分往往具有药用价值。例如奎宁存在于金鸡纳树皮中,1820年人们就已经分离和提取出纯的奎宁,奎宁及其盐类是最早使用的特效抗疟疾药物。

矿物也能作为药物

与植物药、动物药不同,矿物药主要由无机化合物组成,很少几味是单质,仅琥珀是以有机化合物为主要组成。

原矿物药是在自然地质作用中形成的,多数是一种或几种矿物的集合体或聚集体,很少是单个的晶体。前者如原矿物药方解石(粗晶方解石集合体),花蕊石(方解石与蛇纹石的聚集体),后者如白石英(水晶单晶或碎块;也有用细粒石英集合体)。

矿物药入药用时多经过炮制后入药。在适宜剂型里,其有效成分的溶出率和毒副成分的避除，是衡量药材质量、炮制效果的指标之一，也是研究其与配伍药材总药效的基础。

人们用药预防或治疗疾病，是在人体内，在一定时间形成的一个药物体系。这个体系一旦形成，药物必将对机体产生作用，机体对药物也定会有所反应，药物之间也有相互影响。这里既有化学作用、物理作用又有复杂的生理作用。矿物药之所以能发挥疗效，是因为它是药物体系中的物质基础之一。治病的机制可包括矿物药的化学成分被溶解，机体对这些成分的吸收、络合或交换，以及各种矿物的物理作用、溶解物的物理作用、表面吸附作用等。

（1）矿物药中的成分：

① 有用成分。包括直接及间接有疗效的矿物组分或化学成分，作用既可表现为化学的，也可表现为物理的。K、Na、Ca、Mg、Al、Fe 和 P 等离子与体系中有机或无机成分因交换而析出，并将吸附被有机或无机物析出的一些离子；与此同时，还将吸附与其巨大表面积上过剩电荷相作用的一些物质——微生物、组织液以及无机络合物等。

② 无用成分。是对某种病人、病情或与该配伍应用等无关的成分，对离子交换、表面吸附均无作用。

③ 有毒成分。与剧毒药物不同，这里仅指在一定剂型、用法中产生的毒副作用成分。如内服药中被溶的过量的铅等，即使在外用药中，过量的铅也是有害的。

（2）矿物药的分类：根据矿物药的来源不同、加工方法及所用原料性质不同等，将矿物药分为三类。

① 原矿物药。指从自然界采集后，基本保持原有性状作为药用者。按中药分类规律，其中包括矿物（如石膏、滑石、雄黄）、动物化石、（如龙骨、石燕）及以有机物为主的矿物（如琥珀）。

② 矿物制品药。指主要以矿物为原料经加工制成的单味药，多配伍应用（如白矾、胆矾）。

③ 矿物药制剂。指以多味原矿物药或矿物制品药为原料加工制成的制剂。中药制剂里的"丹药"即属这类药（如小灵丹、轻粉）。

矿物制品药与矿物药制剂虽均属加工制品，但前者多是以单一矿物为原料加工制成,以配合应用为主而很少单独应用,后者多半以多味原矿物药或矿物制品药为原料加工制成,以单独应用为主而很少配合应用。采用这种分类方法一则是中药历代就有这种分类的趋向,二则是为便于今后进一步分别研究,加快矿物药发展的步伐。

现在应用的矿物药绝大部分是历代沿用的继续,随着边缘科学的互相渗透和测试手段的提高,矿物药必将经历疗效明显的品种逐渐被多用、有害成分多的品种逐渐少用甚至被取代的筛选过程,并通过多种途经发掘出更多、更好的矿物药资源,矿物药的误用和混用现象将彻底扭转,治病的物质基础将得以巩固。

千奇百怪的动物是生化药物的源泉

药用动物是中国医药宝库中的重要组成部分。与药用植物一样,药用动物的应用在我国也有悠久的历史。早在 3 000 多年前,中国就开始了对蜜蜂的利用。中国古代有名的著作《诗经》一书中,有鸟、兽、虫、鱼的记载,据不完全的统计,其中共收载了各类动物约 160 种,有许多既可供食用,也可以供药用。此外,春秋战国时期的《山海经》也收载了动物药 67 种。从中国古代专门记载药物的书籍本草看,秦汉时期的《神农本草经》收载动物药 65 种,其中,鹿茸、麝香、牛黄等仍为现今医药学所应用。唐代由政府组织编纂的《新修本草》收载动物药 128 种。明代李时珍《本草纲目》收载动物药 461 种,并将其分为虫、鳞、介、禽、兽、人各部。清代赵学敏的《本草纲目拾遗》载动物药 128 种。近代的《中药大辞典》收载动物药达 740 种。当然,本草上的记载是以药味为主,不是以药用动物种类来计算。据统计,现今中国已知可供入药的动物已有 900 余种了。一个国家应用这样众多的药用动物来防病治病,在全世界是少有的,这也是世界医药学中的一个重要宝库。

中国有关药用动物的研究,是随着自然科学,特别是动物学及其分支科学,以及国外的生药学的输入中国而开始的。据一些资料记载,早在 19 世纪中叶,就有关于中国五倍子的研究报道。在 20 世纪初又陆续有一些虫白蜡、养蚕的研究记述。大约在 1931 年,建霞根据日本人木村重 1929～1930 年间在长江一带考察中国动物的资料,写下了本草中的鳞类、介类、禽类等文章。1941 年美国人 Read 根据《本草纲目》初步考证了昆虫类药材。中国一些生药学家从 20 世纪 30 年代起出版了一些生药学书籍,如赵燏黄、叶三多、李承祜、徐国钧、楼之岑等所著的《生药学》,均已记载了一定数量的药用动物。这些著作都为中国学者进一步研究动物药打下了良好的基础,与药用动物的发展起到了推动作用。

新中国成立以来,随着中药科学技术的发展,药用动物的研究不断得到深化和完善。各地学者先后发表了许多有关药用动物的研究论文,大量药用动物品种得以肯定,或提出一些动物药的鉴定方法,如虎骨、豹骨、熊胆、麝香、哈士蟆、蛤蚧、牛黄、草灵脂以及贝类药材、蛇类药材等的鉴定。又通过理化分析和药理、临床的研究,在扩大药源、寻找类同品方面也取得了很大成绩,如水牛角与犀角、狗骨与虎骨、珍珠层与珍珠、藏羚羊角与羚羊角的比较研究,以及灵猫香的养殖和生产、新阿胶(猪皮胶)的使用等。在药用动物驯化、养殖方面,不少药用动物已变野生为人工养殖,如人工养麝、活体取香、鹿的驯化和鹿茸的生产、蛤蚧、金钱白花蛇、全蝎和地鳖虫的人工养殖、河蚌的人工育珠,以及活体引流熊胆汁(以熊胆粉代替药材熊胆)和人工培植牛黄、羊黄等都已取得成功,有的已有了商品药材供给市场。近十余年来,对动物药活性成分的研究也得到了迅速的发展,如从蟾酥中分离出二十余种蟾毒成分,其中脂蟾毒配基兼有升压、强心、兴奋呼吸等作用;从胆汁中发现的鹅去氧胆酸、熊去氧胆酸有溶解胆结石的作用;从斑蝥等昆虫中提取的斑蝥素有抑制癌细胞分裂的作用等。

我国土地辽阔,地形复杂,气候多样,因之有许多居世界首位或为中国所独有的珍稀动物物种。按入药的部位来划分可有:① 全身入药的,如全蝎、蜈蚣、海马、地龙、白花蛇等;② 部分的组织器官入药的,如虎骨、鸡内金、海狗肾、乌贼骨等;③ 分泌物、衍生物入药的,如麝香、羚羊角、蜂王浆、蟾酥等;④ 排泄物入药的,如五灵脂、望月砂等;⑤ 生理的、病理的产物入药的,如紫河车(人的胎盘)、蛇蜕为生理的产物,牛黄、马宝为病理的产物等。按药用动物的物种来划分,如前所述,我国已知可作药用的动物已达 900 余种,跨越了动物界中的 8 个门(按近代对动物界的分类可达 11 门),从低等的海绵动物到高等的脊椎动物都有。从分布来看,从东到西,自北向南,从高山到平原,从陆地到海洋,均有分布。特别是我国海岸线长,海洋药用动物无论从种类到产量,都有很丰富的资源。

但是,近年来由于生态系统平衡失调,药用动物资源已遭到不断地破坏,野生药用动物日益减少,某些珍稀药用动物已濒于绝迹,一些地区大量捕杀野生药用动物,致使要收集少量的样品也难于得到。为了更好地保护药用动物资源,合理地使用药用动物资源,要相应制定一些保护野生药用动物的措施,禁止乱捕乱猎野生药用动物。在适当的地区建立某些品种的药用动物的自然保护区,以保存药用动物的物种。对于用量大,而医疗上又急需的药用动物品种,若仅依靠野生不能完全满足供应的,可进行人工驯化、饲养。

1988 年 11 月 8 日通过了《中华人民共和国野生动物保护法》,国家对野生动物实行加强资源保护,积极驯养繁殖,合理开发利用的方针。这对于野生药用动物的保护和合理开发利用从法律上给予了保证,广大医药学工作者应该坚决贯彻执行,并广为宣传。

蛇毒也能变成药

人与蛇的交往,历史悠久,关系十分密切,而人对蛇的评价一直是毁誉参半。由于蛇类中的毒蛇常伤人害命,让人望而生畏。憎恶它的人看见它那狰狞的面目,翻卷长吐的尖舌,不是退避唯恐不及,就是捡起石头便打。《克雷洛夫寓言》和《伊索寓言》之述“见蛇不打三分罪”,就是很好的写照。

但是,蛇这个被人厌恶的动物却可为人们所利用。以蛇为药治病的历史悠久,早在两千多年前的《神农本草经》一书中就有记载,明代著名的医药学家李时珍在《本草纲目》中对蛇的药用功效倍加推崇。

现在,蛇毒已成为提炼医药的重要原材料,科学研究上的上乘珍品,有些蛇毒身价非凡,比黄金贵十几倍甚至成百倍。蛇毒身价胜过黄金,主要是它的化学成分珍贵,并有着很高的科研价值和药用价值。蛇毒中一般均含有 10~15 种酶、多种非酶活性蛋白质或多肽及少量无机离子和其他有机物质,又因种类不同,蛇毒的毒性组成和酶活性成分及其功能也相应有别。

蛇毒可以用来制备各种抗蛇毒血清,用于治疗各种毒蛇咬伤。宛如制备预防疫苗一样,将一定量的蛇毒注入马体内,经过一定的时间免疫之后,抽取马血制成血清,即可用于治疗毒蛇咬伤。蛇毒经过加工可制备多种药物,如促进凝血作用的止血药和抗凝血作用的溶栓药等,均可作为临床治疗多种危难顽疾杂症的良药,它在医药上的应用已越来越多地被人们重视。蛇毒中的细胞素,能抑制癌细胞的生长,可以用来治疗癌症。

难以计数的微生物是发现药物的重要资源

在中药家族中有一类特殊的成员—微生物。近年来,随着生命科学对于微生物的研究越来越深入,微生物除了作为中药材以外,业已成为中药现代化研究中不可缺少的工具之一,在中药二次开发、拓展中药资源、中药药理研究中发挥了令人瞩目的作用。

近年来,从冬虫夏草中分离的真菌纯培养物代替冬虫夏草的研究取得了巨大的经济和社会效益,掀起了包括蝙蝠蛾拟青霉、蝙蝠蛾多毛孢、蛹虫草等虫生真菌在内的研究热潮。热潮所反映的正是这样一种现象—对传统微生物中药的生物学研究加深了传统微生物中药的应用和产品开发,特别是多种中药微生物纯培养物代替原药材的研究尤其引人注目,如灵芝、猴头等各种药用菌的栽培,对保护环境、保护资源、满足人民群众用药需求起到了十分巨大的作用。

研究发现,微生物相关中药的形成方式,可以分为以下几种情况。一是以腐生生活方式形成的大型药用真菌,如灵芝、猴头、木耳、香菇等。这些真菌基本上都可以实现人工栽培。二是由天然微生物发酵植物性中药材料形成,如神曲、红曲等,主要是酵母和丝状真菌。三是植物和微生物共生形成的中药,如天麻是蜜环菌和天麻植物的共生体,天麻植物依靠蜜环菌提供营养;猪苓也是由于蜜环菌侵入猪苓菌核形成的共生体,由蜜环菌提供营养。四是寄生真菌侵染活体昆虫形成的虫菌复合体,其实质是昆虫的致病菌。如冬虫夏草、僵蚕、蛹虫草等。五是微生物浸染植物后,植物抵抗微生物的浸染而形成的植物抗毒素,如龙血竭、沉香等。

微生物相关中药活性成分的研究也加深了人们对这些中药药理作用的认识,药理学研究又促进了传统微生物中药在治疗现代社会的高发病,如癌症、心脑血管疾病、病毒性疾病中的应用。例如,多数微生物中药都具有滋补保健的效果,灵芝、冬虫夏草更是成为保健食品开发的热点;大多数药用真菌都含有真菌多糖,真菌多糖能增强免疫力,且没有直接的细胞毒作用,成为抗癌、抗病毒产品的开发热点。抗生素作为微生物的次级代谢产物,半

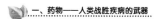

个多世纪以来种类繁多的抗生素类药物已经为人类的健康作出了重要贡献。

基因—药物发现的向导

在古代,医药学家发现药物的方式完全靠经验和无数次的盲目的试验,因此有了"神农尝百草"之说。在近代,合成药物成了西药的主体之后,药物化学家需要合成大量的化合物,然后经过一个一个地试验从中发现具有治疗作用的药物,药物的发现几率只有万分之一甚至数万分之一,需消耗大量的人力和财力。在现代,自从越来越多的基因被发现和认识以后,使人们对越来越多疾病的发病机制有了清楚的认识,使科学家们在设计和研究药物时的针对性更强,因此大大提高了新药研究与开发的成功率。

例如,现代生物技术对遗传物质的研究发现,人体细胞含有全套的基因组,其中包括了一种特殊的遗传基因——癌基因。在一般的情况下,它处于非活动状态,对人体细胞也没有危害。但是,如果外来因素,诸如化学致癌物、某些病毒、放射线等侵蚀人体,癌基因就可能被激活。一旦激活,它们就骤然爆发,使正常细胞无休止地拼命增殖,这就是正常细胞变成癌细胞的过程。在以后的研究中,科学家们又发现了抑癌基因,这种基因可通过抑制癌基因而将癌细胞消除。从而科学家们认为,引起癌症的情况有两种:一种是由于致癌基因的激活而引起癌症,一种是由于缺少抑癌基因而引起癌症。这样,就可以根据癌基因的结构研制使癌基因失活的药物,或根据抑癌基因的结构用抑癌基因治疗癌症。

目前,已经完成了人类基因组计划,对人类的整个基因组的序列有了清楚的了解,正在开展功能基因的发现与研究。功能基因是今后药物发现与研究的向导,具体表现在:① 针对由某个正常基因缺失引起的疾病去研制药物,可设计出这个缺失的基因作为药物去补上缺失的基因,或表达出该基因编码的蛋白质去治疗疾病;② 针对由某个正常基因异常表达引起的疾病去研制药物,可设计出这个异常表达基因的抑制药物(如反义核酸、小干扰RNA 等)抑制基因的表达,或根据该基因编码的蛋白质的结构设计出该蛋白质的抑制剂使其失去活性而丧失致病能力,疾病得到治疗;③ 基因和遗传学的发现可提供有价值的新的药物作用靶点,根据这些靶点的结构去设计药物等。

目前人类已知道的疾病大约有三万多种,与基因异常有关的疾病大约有五千多种,随着对疾病发生机制的深入研究,与基因异常有关的疾病的数量还会大量增加。在这些疾病中,除遗传性疾病外,明确与基因缺陷有关的有血友病、动脉粥样硬化、骨质疏松、关节炎、膀胱纤维变性、心脏病、糖尿病、帕金森氏病、癌症、艾滋病和早老性痴呆等,这些疾病迄今仍未有彻底治愈的有效手段。但是,科学家们正研制针对致病基因的治疗药物,相信研制出能治愈这些疑难病症的药物指日可待。

药物研究的新领域——海洋生物

海洋是人类可持续发展的宝贵财富,是拥有巨大开发潜力的新兴领域,蕴含着极为丰富的海洋药物资源。随着经济的发展和科学的进步,医药产品的研究和开发也正由陆地向海洋发展。

海洋是生命的最初发源地,海洋面积占地表面积的 70.8%,体积占生物圈的 95%,地球上动物界的 32 个门类中,有 23 个门类生活在海洋中。海洋中还有大量的海生藻类和微生物,粗略估计较低等海洋生物物种为 15 万～20 万种。在海洋生物中存在着大量具有特殊作用的生物活性物质,尤其多见于海藻、海绵及腔肠动物中。据统计,从海洋生物中已经研究发现的 2 000 多种生物活性化合物,不仅包括了陆生生物中已存在的各种化学结构类型,而且还存在一些未见于陆生生物的特殊化学结构类型。国内外的研究成果表明,海洋生物的多样性及其生物活性物质化学结构的多样性远远超过了陆生生物,以海洋生物作为药物开发的资源具有非常广阔的前景。

利用海洋生物资源进行药物开发的系统科学研究大约始于上世纪 60 年代,在"向海洋要药"的口号下,国外展开了大量的生物学、化学、药理学、毒理学等多学科的研究,并进行了广泛的生物活性筛选。在此期间,美、日等国建立了一批高水平的研究机构。但由于样品采集、保存困难,分离和生物实验技术繁杂,至 70 年代末期,研究开发出现低谷,成效不大。80 年代后期,在美国和日本对岩沙海葵毒素(Palytoxin)和西加毒素(Ciguatoxin)研究取得重大成功后,海洋生物活性物质的研究再现高潮,并逐步转入一个平衡成熟的发展时期。

我国是一个海洋大国,有 18 000 多公里的海岸线,海区面积 470 多万平方公里,海洋渔场面积 42 亿亩,海水可养殖面积 73 万亩,海区大小岛屿 6 000 多个,南北纵跨热带、亚热带、温带 3 个气候带。我国是最早将海洋生物用作药物的国家之一,距今已有两千多年的临床应用历史。仅《中药大辞典》就收载了海洋药物 144 种(128 味),湖沼药物约 500 种;《中国药用动物志》收载海洋药物 236 种,湖沼药物 166 种。目前,一个充分利用海洋资源,研究开发海洋药物的高潮正在全国各地兴起。

海洋药物的研究主要集中在以下几个方面。

(1)海洋中成药的研究:是在中医药理论的指导下,应用现代的提取、分离、纯化技术,并配伍其他药物,按照国家新药审评的一系列要求进行研究开发。其目标主要是国家二类、三类新药。

(2)海洋现代药的研究:按照天然药物研究的思路和方法,利用现代药物研究技术,对海洋生物进行生物活性物质的筛选、提取、分离和结构改造,最终研制出疗效确切、并能以合成或半合成的方法生产的国家一类新药。

(3)海洋生物工程技术产品的研究:海洋药物的研究与处于现代科技前沿的生物工程技术结合,是获取海洋生物活性物质行之有效的现实途径。

(4)海洋保健品及生物卫生材料的研究:以海洋生物为原料,研制生产保健食品及医药卫生材料制品,如具有抗衰老、益智功能的保健食品,高效止血敷料、药用膜剂、人造皮肤、消毒剂、杀虫剂等。

化学——提供药物的巨无霸

人类应用动物植物和矿物等天然产品防治疾病已有数千年的历史,而药物与化学的最早结合则来源于古代的炼丹术。在古代中国,欧洲与阿拉伯,都有炼丹家们制备各种富有争议和神奇色彩药物的记录。如晋代葛洪著的《抱朴子·内篇》中就有关于晋前炼丹方法的完整资料(图 1-4)。阿拉伯人伊本·西那将蒸馏方法广泛地应用于其实验中,英国人 Roger.Bacon 著有《炼丹术原理》阐述了炼金术的一些基本方法和目的。炼丹(金)术为利用化学制备药物的方法起到了奠基石的作用,但这只是原始的、近乎荒诞的和简单的,而且缺乏科学依据。

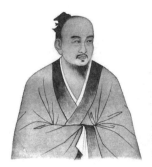
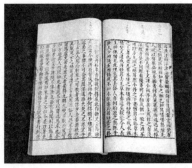

图 1-4　葛洪与《抱朴子·内篇》

　　19 世纪以后随着自然科学技术的发展,化学在药物科学的应用得到广泛发展,当时主要是利用化学方法提取天然药物中的有效成分,许多药物开始涌现,如吗啡、可卡因、士的宁、奎宁、阿托品等,通过对天然药物中有效成分的研究,不仅可以更准确地进行药理试验和临床应用,而且还能精确的测定其理化性质和化学结构,从而为以后的大量化学合成制备化学药奠定了基础。19 世纪中期以后,由于化学工业的发展,许多药物开始以煤焦油产品或染料工业的中间体或副产品为原料,进行大规模的生产,促进了化学在药物学领域的极大发展。20 世纪以来磺胺类药物用于临床治疗细菌感染,开创了现代化学治疗的新纪元,1940 年青霉素的疗效得到了肯定,是治疗学上的一个极其重要的发现,从此以青霉素为代表的抗生素以及此后的半合成抗生素的研究得到蓬勃发展。

　　在药物中,常用的无机药物很少,而绝大多数是有机药物。现代化学尤其是有机化学的发展打破了过去药物研究中主要凭经验和家传秘方的神秘色彩,为药物的研究开辟了一个崭新的天地。依靠有机化学理论和实验方法,可以研究药物的物理化学性质,合成制备工艺,化学结构与生物活性的关系等,从本质上认识药物,因而可以在实验室里合成进而在现代化的工厂内进行生产,如今 95％的药品都来自于化学合成,化学的发展带来了药学的发展和现代医学的飞跃。因此可以毫不夸张地说,化学是提供药物的巨无霸。

二、种类繁多的药物

草药

药物可分为天然药物、化学药品和生物制品三大类，天然药物是指人类在自然界中发现并可直接供药用的植物、动物或矿物，以及基本不改变其药理化学属性的加工品。"中药""草药"和"民族药"除极少数（如铅丹等）为人工合成药外，绝大多数均属天然药物范畴。

（1）中草药的分类：中草药的种类很多，根据近年的初步统计，总数在8 000 种左右，常用中草药亦有 700 种左右。我国最早的药书——《神农本草经》把当时常用的 365 种药物按照毒性强弱和用药目的不同分成上、中、下三品：上品是延年益寿药，无毒，多服久服不伤人；中品是防病补虚药，有毒无毒根据用量用法而定；下品是治病愈疾的药物，多有毒性，不可久服。到明代李时珍编《本草纲目》一书，他采用了根据以前本草的分类方法略加修改，把药物分为水、火、土、石、草、谷、菜、果、木、器、虫、鳞、介、禽、兽、人等十六部外，又把各部的药物按照其生态及性质分为六十类。这种分类方法有助于药材原植物（或动物）的辨认与采收，对于澄清当时许多药材的混乱情况起了很大作用。

现代记载中草药的教科书所采用的分类方法，根据目的与重点而有不同，主要有下列四种：按药物功能分类，如解毒药、清热药、理气药、活血化瘀药等；按药用部分分类，如根类、叶类、花类、皮类等；按有效成分分类，如含生物碱的中草药、含挥发油的中草药、含苷类的中草药等；按自然属性和亲缘关系分类，先把中草药分为植物药、动物药和矿物药，动植物药材再根据其原植物原动物的亲缘关系来分类和排列次序,如麻黄科、木兰科、毛茛科等。

(2)中草药的识别与辨认:可用"看""嗅""摸""尝"的方法来综合判断。看就是看植物的叶、茎、花、果的特点。例如天仙藤、何首乌的叶子都是心形;紫花地丁的叶形像犁头。薄荷的茎是方形的。忍冬藤是绕藤本,茎向左,花初开时白色,以后变黄,一株同时见黄花、白花,所以叫金银花。嗅就是揉碎叶子,剥开果实,切开根茎,用鼻子嗅一嗅,根据不同的气味来区别外表类似的品种。如薄荷、藿香都有香味;鱼腥草有鱼腥味。摸就是用手触摸、揉捻的方法来观察植物。如蒲公英摘叶揉碎后流出白色乳状液。尝就是用嘴尝药以辨别味道,嚼后即吐出。如酢浆草的叶子很酸;挂金灯的果实很苦。一般尝微量药是不会中毒的,但对剧毒药草要特别注意。

采集中草药,应掌握好季节,这对于提高药物的疗效有密切的关系,如:采用根和根茎的药物,以秋末春初为好,因为此时植物的养料大都贮集在根和根茎内。采用叶或全草的药物,应在植物生长的全盛时期或半花期采集。花类药物以含苞待放或初放时为最好。采用皮的药物,以春夏之交为好,因为此时长势旺盛,皮和木质部也容易剥离;但用根皮的药物,以秋后采集为佳;采集果实的药物,有些宜初熟或未熟时摘取;但有些则须充分成熟后摘取。此外,采集时还应注意气候,时间和方法。例如根茎一类药物,须在晴天采集,因泥土疏松,易于挖掘。花、叶、果实一般不能在下雨或露水未干时摘,否则容易霉烂,难于保藏。

(3)中草药的加工与炮制:一般采用晒干、阴干和烘干的方法,对于特殊药物通常采用蒸、煮、漂等等方法加工。

(4)中草药的合理用药:首先要弄清病情,根据病人的具体情况,辨证施治。其次了解药物的性能,按中医传统的理论来说,药物的性能有四气和五味。另外要掌握配方原则,单味药往往不能达到治好的目的,这时必须选择多种药物配伍,顾及全面,增加疗效。中药学把阴阳学说应用到疾病中,把疾病分为寒证和热证,把中草药分为寒凉性药(具有清热、降毒、凉血、泻火、滋阴、安神、抗惊等作用)和温热性药(祛寒、温里、助阳、补气等作用),把中草药的药性概括为四气(寒、热、温、凉)、五味(辛、酸、甘、苦、咸)、升降沉浮、归经及七情(单行者、相须者、相使者、相畏者、相恶者、相杀者、相反者)、十八反、十九畏等。中药配伍的一般原则为增效、减毒,避免配伍禁忌;相反相成,阴阳配合;主次药有机配合。按主(君)药、辅(臣)药、佐药、使药的原则配药,针对疾病的主因和主症的药物即主药,配以对主药起协同作用、加强主药功能和提高疗效的即辅药,对主药起治疗或缓解消除主药烈性、毒性或协助主药治疗某些次要疾病的即佐药,引导药物直达病所的引药或方剂中的次要药物(如调和、赋形等)即使药。

矿物药

原矿物药的加工是将采集的矿物加工成药材的第一步工作。主要目的是分离并去掉非药用部分以提高药材质量。从历代记载及临床应用看,炮制是使中药发挥应有疗效的加工过程。炮制方法不同,其疗效就不完全一样。例如,据历代记载,龙骨生用潜阳镇惊,安神;煅后收敛涩精,生肌。因此,若想使每首方发挥立方时原有的疗效,方内的各种药物须按立方时的炮制方法进行。矿物药的炮制方法包括煅法、醋淬法、水飞法等。

(1)矿物药的鉴定:

① 外表特征鉴定法。形态:指单个矿物个体的形状,或矿物集合体、聚集体的整体的形状,还包括化石的形态。如黄铁矿质自然铜个体形状为立方体——反映它内部结构 Fe^{2+} 和 S^{2-} 呈等轴晶系结晶,可作为鉴别特征。物理性质:包括颜色、条痕、光泽、透明度、硬度、解理和断口、密度、韧性等。

② 显微镜鉴定法。按原矿物的透明度不同,对透明者利用透射偏光显微镜、对不透明者则利用反射偏光显微镜观察其形态、光学性质和测试某些必要的物理常数。

③ X 射线分析方法。是研究结晶物质的重要手段之一。

④ 热分析法。热分析法是测量物质在等速变温条件下,其物理性能与温度关系的一类技术。包括差热法、热重法。

⑤ 化学分析。包括简易化学试验、光谱分析、极谱分析、火焰光度法、化学全分析、物相分析等。

(2)各类矿物药与西药合用时的配伍禁忌:含镁、铅、铁、铝等离子的矿物药及其制剂不宜与芦丁、四环素族、左旋多巴类、红霉素、氯丙嗪等药同用,避免形成络合物,不易被肠道吸收;不宜与抗酸药、抗胆碱药同用,以免

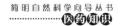
降低胃内酸度,影响药物吸收;不宜与含同种金属离子的西药制剂同用,离子过量产生毒性。

常见的含镁的中药有滑石、阳起石、青礞石、琥珀等。常用的含铝的中药有明矾、赤石脂等。常用含铁的中药有代赭石、阳起石、禹余粮、绿矾、自然铜、磁石等。常用含钙的中药有石膏、寒水石、珍珠、龙骨、牡蛎(三者为动物药)、钟乳石、鹅管石、紫石英、花蕊石、海浮石、石燕等。含钙的中药及其制剂,除具有以上所述配伍禁忌外,还不宜与强心苷同用,钙离子与强心甙对心脏有协同作用,二者合用增强强心甙对心肌的作用和毒性,引起心律失常和传导阻滞;不宜与铁剂同服;不宜与磷酸盐或硫酸盐同用;不宜与庆大霉素同用。

含汞的中药及其制剂,不宜与碘化钾、碘化钠、溴化钠、溴化钾、亚硝酸盐、硫酸亚铁、碳酸氢钠等具有还原性的西药同服,否则可以产生可溶性汞盐,加重对肝肾的毒性,并引起药源性肠炎;不宜与含苯甲酸钠的药物同服,会产生可溶性苯汞盐,导致汞中毒;服含汞制剂时应限制食盐摄入量,食盐可增加汞吸收引起中毒;不宜与酶类制剂同服,使酶活性受到抑制。含汞的中药有朱砂、轻粉、白降丹、红粉等。

常见的含砷的中药主要是雄黄,另外还有雌黄和信石。不宜与亚铁盐、亚硝酸盐同服,雄黄中的硫化砷与其会生成硫化砷酸盐,降低效用;不宜与硝酸盐、硫酸盐同用,这些药物产生的微量硝酸和硫酸会使硫化砷氧化,毒性增加;不宜与酶制剂合用,因砷与酶的酸性基团结合,形成不溶性化合物,使酶活性及药物吸收降低,影响药效。常见含砷的中成药有牛黄解毒丸、牛黄消炎丸、六神丸、安宫牛黄丸、至宝丹等。

动物药

药用动物在我国有悠久的历史。早在 3 000 多年前,中国就开始了对蜜蜂的利用,而珍珠、牡蛎的养殖最早也见于中国,已有 2 000 多年的历史了。明代李时珍编著的《本草纲目》收载药物 1 892 种,其中有动物药 444 种,约占 1/4,现代出版的《中药大辞典》收载药物 5 767 种,其中动物药有 740 种。当前中医临床常用的动物药有 200 多种,其中列为"细料药"的有几十种,如牛黄、犀角、羚羊角、珍珠、鹿茸、熊胆、琥珀、玳瑁、麝香、猴枣、马宝、蛇胆、海狗肾、蛤蚧、白花蛇、海马、海龙等等。因动物药往往具有独特的疗效，一般毒性低、副作用少、容易被人体吸收。因此，动物药早已成为祖国医药学宝库中的重要组成部分，近年来动物药提取制剂有了一定发展，如研制出人工牛黄、"新阿胶"、犀角代用品等。

中国的药用动物种类繁多，资源丰富。按入药的部位来划分，全身入药的，如全蝎、蜈蚣、海马、地龙、白花蛇等；部分的组织器官入药的，如虎骨、羚羊角、鸡内金、海狗肾、乌贼骨等；分泌物、衍生物入药的，如麝香、蜂王浆、蟾酥等。排泄物入药的，如五灵脂、望月砂等；生理、病理的产物入药的，如紫河车（人的胎盘）、蛇蜕为生理的产物，牛黄、马宝为病理的产物等。按药用动物的物种来划分，我国已知可作药用的动物已达900余种，跨越了动物界中的8个门（按近代对动物界的分类可达11门）。从低等的海绵动物到高等的脊椎动物都有。从分布来看，从东到西，自北向南；从高山到平原；从陆地到海洋，均有分布。特别是我国海岸线长，海洋药用动物无论从种类到产量，都有很丰富的资源。而且像金丝猴、大鲵、黑颈鹤、华南虎等，不仅属于国家珍稀动物，并且也有很高的药用价值。

随着中药科学技术的发展，药用动物的研究不断得到深化和完善。大量药用动物品种得以肯定，或提出一些动物药的鉴定方法，虎骨、豹骨、熊胆、麝香、哈士蟆、蛤蚧、牛黄，以及贝类药材、蛇类药材等的鉴定。又通过理化分析和药理、临床的研究，在扩大药源，寻找类同品方面也取得了很大成绩，如水牛角与犀角，狗骨与虎骨，珍珠层与珍珠，藏羚羊角与羚羊角的比较研究等。在药用动物驯化、养殖方面，不少药用动物已变野生为人工养殖，如人工养麝，活体取香，鹿的驯化和鹿茸的生产，蛤蚧、金钱白花蛇、全蝎、地鳖虫的人工养殖，河蚌的人工育珠，以及人工养熊，活体引流胆汁：以熊胆粉代替药材熊胆，和人工培植牛黄、羊黄等都已取得成功，有的并已有了商品药材供给市场。

动物药化学成分复杂，大多为大分子化合物，分离分析难度较植物药大。动物药的活性成分包括蛋白质（酶）、多肽及氨基酸类、生物碱类、多糖、萜类、酚、酮、酸类等。动物药一般具有对神经系统作用、抗肿瘤作用、免疫调节作用、对循环系统的作用、性激素样作用等。临床应用于治疗癌症、妇科病和其他疾病。由于药用动物的活性成分有作用强、使用剂量小、疗效显

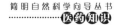

著而专一等优点,加以其毒副作用低,药物来源及使用广泛,随着科学技术的不断发展,药用动物在防病、治病中也有着广阔的前景。世界卫生组织(WHO)认为 21 世纪将是动物药研究的世纪,药用动物的研究和应用将进一步得到发展。

中药材为何要加工炮制

中药材、中药饮片、中成药是中药行业的三大支柱,中医在临床用以治病的物质是中药饮片和成药制剂,通过一定的加工炮制制成中药饮片,供应配方和制剂,中药的疗效并非原药材的疗效,实际是饮片的疗效,因此中药饮片处于三大支柱的中心地位。

中药炮制是根据中医药理论,依照辨证施治用药的需要和药物自身性质以及调剂、制剂的不同要求,所采取的一项制药技术,是中医药学的一大特色。是药物在应用前或制成各种剂型之前根据临床需要和制剂的要求而进行的必要的加工处理过程。由于中药材大都是生药,其中不少药材必须经过特定的炮制处理后,才能符合治疗的需要,药效才能充分发挥。药物效力的充分发挥,除了药物本身的作用以外,正确的炮制也有直接的关系。炮制的目的大致有以下几点。

(1)纯净药材,除去杂质和非药用部分,保证药材品质和用量准确或矫正药物的臭、味以便于服用。如一般植物药的根和根茎当洗去泥沙,拣去杂质,枇杷叶要刷去毛,蝉蜕去头足,以利于患者服用。

(2)改变药物的某些性状,以便于贮藏和制剂。如一般饮片的切片,矿物、动物甲壳、贝壳及某些果子药物的粉碎处理,能使其有效成分易于溶出,并便于制成各种剂型。有些药物在贮藏前要进行烘焙、炒干等干燥处理,使其不易霉变、腐烂等。

(3)降低或消除药物的毒副作用,保证用药安全,如巴豆、续随子泻下作用强烈,宜去油取霜用。

(4)增强药物的作用,提高临床疗效,中药炮制时,有时需加入一些辅助药料拌和,这些药料被称为"辅料",其中常用的辅料有土、沙、滑石粉、米、麸、酒、醋、盐水、蜂蜜、姜汁、胆汁等,添加辅料的目的各异,但主要目的是用于增强药物的作用,从而提高药物的治疗效果,而且大部分辅料本身就是药物,都具有很重要的临床治疗作用,它们与药物的某些作用之间存在着协同配伍关系。如酒炒当归、川芎,能增强温经活血作用。

（5）改变药物的性能或功效,使之更能适应病情的需要。药物的某些性味功效,在某种条件下不一定适应临床应用病情的需要,但经过炮制处理后,在一定程度上可改变药物的性能及功效以适应患者病情的需要。如地黄生用凉血,若将其制成熟地黄则性能微温,而以补血见长。

炮制是否得当,直接关系到药效,而且有些毒性或烈性药物的合理炮制,更能确保用药安全的重要措施。正如前人所说:不及则功效难求,太过则性味反失。

使用单味中药的利与弊

在我国,应用单味中药防病治病的历史悠久,并有"一味中药气死名医"的传说。其意思是说,有些名医治不好的疾病,用单味中药有时会起到药到病除的奇效。因药物单一,每有奇效,前人又将单味中药治病的称为"奇方",为中医药的一大特色。宋代欧阳修治疗泄泻（暴发性痢疾）,仅用一味"车前子"即治愈;《伤寒论》治疗少阴咽痛只用一味"甘草汤";治疗久病或暴病之元气虚衰而出现虚极欲脱、脉微欲绝之证者,历代医家均用"独参汤",且屡试屡验。这些例子无一不证明单味中药治疗某些疾病确有神奇疗效,因为单味中药疗法具有适应证明确、调配简单、药力单一、疗效确切等优点,为历代医药学家及普通民众所推崇。

单味中药制剂是通过提取中药的有效成分制成成药,这对加强疾病治疗用药的针对性,减少中药所含其他化学成分对有效成分药效的发挥及对人体的不利影响,从而发挥中药高效、速效的治疗作用有着重要的价值。效专力宏是单味中药成药化的重要目的,同时单味中药成药化,不仅可以有效利用中药资源,节约药材;同时还可利用药物残渣发展造纸化纤等工业,发挥一药多用,变废为宝的作用。按照中医理论和现代药理知识将单味中药成药化,制成不同剂型及规格的成药,不仅可在中医理论指导下应用于临床,而且还可运用西医理论指导临床治疗,从而为中医、西医、中西医结合工作人员运用中成药提供了方便将会对药物的更新换代提出越来越高的要求。

　　我国中成药品种、剂型繁多,但多以复方制剂为主,而单味中药成药化者寥寥无几。在中成药的复方制剂中,处方多根据药物性味归经、主辅关系组合而成。目的是使多味中药发挥协同作用,增强临床疗效。复方制剂药味多,加之每味中药化学成分复杂,以致中成药的临床作用多向,同时不同药物之间还可能发生多种化学反应,使某些有效成分因化学变化而致治疗作用相互拮抗,削弱了单味中药的固有疗效,甚至会出现因药物间的化学反应产生毒性较大的物质。因此,部分复方中成药削弱了对疾病治疗的针对性,有时甚至出现严重的不良反应。如黄连和黄芩分别含小檗碱和黄芩苷,共煎时因化学反应而产生沉淀,使两药有效成分遭到破坏,失去其应有的治疗作用。这不仅浪费了药材,同时给药物的质量标准控制和临床使用等造成了极大的困难。

　　传统单味药材制剂包括:① 单味药材合剂。单味中药分别煎煮后,按处方调配兑服。② 散剂。单味中药打成细粉,按处方调配,适宜煮散的应用。③ 药物颗粒。单味中药打成粗粉,装入袋内,适宜袋泡的应用。④ 浸膏颗粒。按处方调配,适宜免煎汤剂,即冲服汤剂的应用。

　　随着新工艺、新技术的应用,中药制剂的现代化发展也相当迅速。目前中药的提取、分离和精制技术已日趋成熟,对许多中药已经可以获得成分明确的有效成分单体或有效部位的混合物,这使得可以运用新型的药物载体制备药物制剂,既保留中药汤剂的优点,又能在传统基础上前进一步。有很多中药具有很强的抗癌活性,同时也有一定毒性,以具有靶向性、缓释性的脂质体或纳米粒作为药物载体,可以降低药物的毒性和提高药物作用的稳定性。例如紫杉醇(paclitaxel)是从红豆杉科红豆属植物中提取的抗肿瘤药物,也是目前同类药物中最畅销的,制备成紫杉醇单室脂质体或紫杉醇纳米粒后,具有靶向、长效的特点,且毒性明显降低,能够更好地发挥中药的独特疗效。有些中药的有效成分或有效部位难溶于水,可以选用合适的乳化剂将其制成乳剂,给药后靶向于肝、脾、肺,静注水包油型(O/W)乳剂还可以使药物蓄积于炎症部位,乳剂还具有类似于脂质体的体内分布。总之,单味中药中有效成分经提取分离可成为较"纯净"的单体,结构和物理化学性质明确,可以像化学药物那样选择合适的辅料制备相应的剂型。使单味中药成药化,不仅可以避免药物间不同化学成分的相互拮抗,同时还可以充分利用

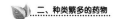

药材资源,有针对性地选择高效、速效、长效的药物运用于临床。

中药配伍的协同与拮抗

中药配伍,是指两种或两种以上的药物,按照中医的四诊八纲、辨证论治的原则,针对病情有机地组合而成的方剂,是与单味药相对而言。由于疾病的病程和性质复杂多变,往往寒热交错,虚实并见,一时一身而数病相兼,只凭单味药难以照顾全面,故须将多种药物适当配合,利用其相互间的协同或拮抗作用,提高疗效或减少不良反应,以适应复杂病情的治疗。中药复方既包括千百年来临床证实疗效确切的古方(经典方),也包括目前临床常用的新复方(经验方)。一个好的中药复方,绝不是简单的药物堆砌,它不仅包含着中医学独特的医理和思辨,其药物的选择还蕴涵着一定的配伍规律。

中药配伍有两层含义:一是指中药学中的配伍,即按病情需要和药性特点,将两种以上药物配合使用;二是指在方剂学中的配伍,即药物按君臣佐使的法度加以组合并确定一定的比例。方剂是药物配伍的发展,配伍是中医用药的主要形式。药物通过配伍,能增效、减毒、扩大治疗范围,适应复杂病情及预防药物中毒,将诸药按照一定规则进行组合,达到针对病证形成整体综合调节治疗的目的。可为中医对病治疗,提高临床疗效开辟新途径。方剂配伍方法有多种,七情配伍是中药配伍的基本形式,君臣佐使是方剂配伍的主要规则。

药物君臣佐使的差异性说明药物之间存在相须、相使、相乘、相恶等或协同、或制约、或拮抗的关系的客观存在,以及不同药味在复方中地位的主次不等。如对四逆汤配伍规律研究发现,附子虽有一定的强心作用,但并不强,配以强心作用并不强的干姜后,能明显增强心肌收缩力,扩张冠脉,这与"相须"之论是一致的。而且,二药配伍后附子的毒性大大降低。说明附子为方中主药,它和干姜配伍即有君臣关系,干姜在方中能助附子增效,又有佐制作用,包括辅佐及制约附子之毒性。

中药复方配伍产生的作用:中药配伍以后,可产生不同于单味中药的特殊作用。表现为:同一药物,由于配伍不同,作用迥异;或同一方剂,具有双向性治疗作用。究其原因,可能是由于药物配伍组合成方后,其相互之间产生协同、拮抗或相乘作用,生成了新的物质或络合物,则整体作用发生改变。

此外,中医学认为,阴阳平衡为常,阴阳失调为变,协调阴阳也就成为制方的基本原则。且物极必反,故要"无使过之",汗而毋伤,下而毋损,凉而毋凝,温而毋燥,补而毋滞,消而毋泛。在方剂配伍上,就出现两种性质相对、功用不同的药物组合——双向配伍原则。如寒与热、升与降、收与散、动与静、补与泻等等。二者相反相成、对立统一,起到补偏救弊,调整阴阳的作用。

中药疗效背后一只无形的手

中药化学成分一般分为有效成分、辅成分和无效成分,有效成分具有一定的生理活性、药理作用。

疾病和治疗疾病的药物是矛盾对立统一体的两个方面。例如高血压病,血压升高是主要矛盾,所以中药复方中降血压成分应视为主要有效成分,而镇静和利尿等有助于高血压治疗和康复的成分应视为次要有效成分。解决问题的关键在于能否找到复方降血压成分以及镇静、利尿的有效成分。

中药复方中,君药常为一种,其主要的有效成分可能只有一种或几种化合物,而臣药或佐使药中的次要有效成分可能多些,诸种次要成分对主要有效成分的药理作用起到协同、相加、拮抗影响,最后表现出来的综合效应就是该复方的药理作用,而其他具有生物活性的化学成分则不能视为该方特定药理作用的有效成分。另外,不能被吸收和无复方特定的药理作用的许多化学成分都不应视为有效成分。

临床上使用的中药,其吸收入血产生药效的有效成分大致有以下四个来源:药材固有的化学成分;加工炮制和煎煮过程产生的产物;肠内菌代谢产物;吸收入血经过肝脏"首过效应"的代谢产物。中药方剂用水煎煮时,由于方剂合煎时的高温以及溶液中复杂的化学环境,可能在溶液中发生固有物质间的络合、水解、氧化还原反应,从而生成溶液中原来没有的某些新物质,这些新物质对全方产生增效、减毒或改性等药效作用,这些新成分主要包括配位络合物、分子络合物和化学动力学产物。一些成分在口服后都要被肠内菌代谢成新的代谢物,其中某些肠内菌代谢物是其真正产生疗效的有效成分。有些化合物经门静脉吸收入肝脏后被肝脏代谢成新的化合物。可见,原药材中的化合物乃是前体药物。

中药活性成分的"黑匣子"可能在血清中,无论是药材中的固有成分、煎煮过程产生的成分,还是经肠内菌和肝脏代谢产生的成分,绝大部分有效成分(除某些局部性用药)都要在吸收入血后才能产生治疗作用。

近年来对中药有效性成分的研究取得了丰硕成果,已从190余种中草药中分离出500多种活性单体,这些单体成分的药理作用得到公认,并在临床上发挥了重要的作用。豆科槐属植物包括苦参、苦豆子、苦竹根、山豆根等,大都具有清热、燥湿、杀虫等功效,但是往往都有不同程度的毒性,限制了这些药物的临床适用范围,上世纪80年代开始从这类植物中提取有效成分苦参素、苦参总碱等,纯度达到50%～70%,其中药制剂,如苦参素注射液、山豆根注射液、妇炎栓等等,在解除癌痛、升白细胞、抗寄生虫、治疗肝炎等方面发挥了良好的作用。90年代后,苦参碱的纯度提升至97%左右,证实氧化苦参碱是豆科槐属植物中产生药性的主要成分,现在氧化苦参碱被证实对于乙肝病毒有明显的抑制作用,同时具有较好的保肝降酶退黄作用,现已成为我国治疗乙肝的主要药物之一。另外,如川芎嗪、丹参酮、黄杨宁扩张冠状动脉,改善心肌营养,防治冠心病、心绞痛;钩藤碱降压;青黛中的靛玉红治疗慢性粒细胞性白血病;仙鹤草酚驱绦虫;丁公腾碱治青光眼等等。活性成分的研究,说明了中药药效的物质基础,而且发现了中药的新效能,如五味子酯甲、垂盆草苷降低转氨酶;斑蝥素治疗肝癌;杜鹃素祛痰镇咳等,都是发现中药有效成分后,对中药性能赋予的新的临床价值。目前我国从中药有效成分及其衍生物研制出新药190余种,占全国各类新药的1/3左右。

中药有效成分的揭示使中药更具有科学的含义和国际认可的条件,中药有效成分及其衍生物制剂作为新药不仅得到中医的普遍认可,现代医学也普遍确认,目前我国通用的权威性临床药物著作和手册都普遍收录了中药有效成分制剂,并且在全国各个医疗机构广泛使用,这些中药制剂丰富了中药的内涵,在临床上发挥了巨大作用。中药有效成分制剂同样受到国际医学界的关注和认可,青蒿素是一个国际公认的我国自己的创新药物,2000年青蒿素和其衍生物蒿甲醚被世界卫生组织正式列为国际药典和国际基本药物目录。

民族医药——药物宝库的奇葩

我国是一个多民族的国家,各民族在长期与疾病的斗争中积累并形成了各具特色的民族医药体系，是中国乃至世界医药学的重要组成部分。由于我国少数民族大多聚居于西南、西北、边疆和贫困地区，使当地的民族医药和民间医药得到宽容宁静的藏身之地。以云南省为例，云南地处祖国西南边陲，居住着26个民族，海拔从1 000米到2 000米，蕴藏着6 559种中药和民族药资源。特别是具有热带气候特点而又不受台风影响的西双版纳，有丰富的南药资源，如稀有的龙血树（血竭）、儿茶、诃子、苏木等。近些年来又引种成功了砂仁、丁香、肉桂、白豆蔻、胖大海等，砂仁产量已占全国产量80%以上。云南的道地药材三七，属五加科植物，除有类似人参的作用外，还有降血脂、降胆固醇、降血压、软化血管、预防癌症、延缓衰老等作用，产量占全国的80%以上。优质的天麻、云茯苓、云当归、云木香、云黄连都是传统的出口品种，在国内外享有盛名。云南的猪苓、山慈菇、石斛、重楼、灵芝等都是著名的野生优质药材。其中很多是傣药、彝药、藏药等民族药，正在成为许多学者研究开发新药的目标。在我国西部其他民族地区，特别是藏、蒙、新、桂、宁5个民族自治区和贵、川、青等多民族省，都有和云南相似的特点，民族医药开发利用的潜力很大，西藏、青海都把民族医药的开发列为本地区的支柱产业和新的经济增长点。贵州省近几年民族药（主要是苗药）的生产已占全省医药生产的40%以上。苗族，位于贵州省东南部及中西部广大地区，属温带向亚热带过渡气候。所用药物达数千种之多，常用者约400种。代表药物主要有大血藤、小血藤、腊梅根、见血飞、海桐皮、接骨木、白龙须、骨碎补、马鞭草、杠板归、抱石莲、三角枫等。

青藏高原蕴藏着极其丰富的藏药资源，储量大，而且大都为青藏高原所独有。据初步掌握，在青藏高原地区有藏药植物191科682属2 200多种；其中，菌类14科35属50种；蕨类30科55属118种；苔藓类5科5属5种；还有藏药动物57科111属159种；藏药矿物80多种。为了发挥藏区的藏药优势，先后在西藏、青海、甘肃成立了藏药制药厂30多家，年产值达5亿多元。有些藏药产品已经远销日本、印度等10多个国家。其中青海金诃藏药集团开发的"七十味珍珠丸"等4种藏药成为我国唯一获得美国食品与药品管理局（FDA）认可的产品。这就让世界走近藏医药，让藏医药走向世界，并对其进行有益的探索开启了充满希望的大门。

蒙药是在蒙古民族传统医药学基础上，汲取了藏、汉等民族以及古印度医药学理论的精华而形成的具有民族风格的、独立的医药体系,在我国民族药中占有重要地位。历史上,蒙古族涌现出许多优秀的蒙医药学家和著名的蒙药典籍,其中较有影响的有18世纪的《识药晶鉴》是蒙药的奠基篇,收载蒙药390种。同时代的《药物识别》,全书分为四部,共收集药物678种。19世纪初,古布拉通尔吉用藏文编著《本草图鉴》,收载蒙药879种,成为今天学习和研究蒙药的主要经典。现代蒙药发展较快。据统计,我国现有蒙药2 230种。

中国民族医药是一个伟大的宝库,随着我国民族医药事业的发展,必将促进我国医学科学的百花齐放和百家争鸣,促进我国医药文化的繁荣和医药产业的兴旺,同时为各国替代医学提供更广泛的选择,为世界传统医学的发展提供经验,为人类的医疗保健作出更大的贡献。

生物碱与有机酸

生物碱又称植物碱。生物体内的碱性含氮有机化合物。大多数存在于植物体中,个别存在于动物体内。多具环状结构,难溶于水,与酸可形成盐,有一定的旋光性与吸收光谱,大多有苦味,呈无色结晶状,少数为液体。

生物碱有几千种,由不同的氨基酸或其直接衍生物合成而来,是次级代谢物之一,对生物机体有毒性或强烈的生理作用。含有生物碱的植物有100多个科,双子叶植物中的茄科、豆科、毛茛科、罂粟科、夹竹桃等所含的生物碱种类特多,含量也高。单子叶植物中除麻黄科等少数科外,大多不含生物碱。真菌中的麦角菌也含有生物碱(麦角碱)。生物碱存在于植物体的叶、树皮、花朵、茎、种子和果实中,分布不一。一种植物往往同时含几种甚至几十种生物碱,如已发现麻黄中含7种生物碱,抗癌药物长春花中已分离出60多种生物碱。

植物体内生物碱含量虽少,但许多生物碱是治病良药,如毛茛科黄连根茎中的小檗碱是黄连的主要成分,有抗菌消炎作用;萝芙木中的利舍平能降血压;石蒜中的加兰他敏对小儿麻痹后遗症有疗效;罂粟果皮中所含的吗啡碱是著名镇痛剂;奎宁碱是有价值的解热药;三尖杉碱和长春碱是治癌良药;秋水仙碱能人工诱变产生多倍体。有的生物碱可用来制作农业用的杀虫剂。人们在脊椎动物和无脊椎动物体内也分离到了生物碱,其中某些动物的生物碱与它们所摄取食用的植物有关,蟾蜍、蝾螈和某些鱼类中发现的生物碱是动物代谢产物。

有机酸类指植物中含有的具有羧基(—COOH)结构的成分,另外还有一些类型的化合物如黄酮类、蒽醌类、苯丙素酚类,因为分子中酚羟基结构,也显示一定的酸性。此类化合物的性质:① 具有酸性,可以溶于碱水;② 分子中由于酚羟基及羟基的存在能够与铁、钙、铝、铜、镁等金属离子发生络合反应。许多有机酸是生物代谢的重要物质,一些有机酸对某些疾病具有治疗作用。因此,这类化合物对医药及生命科学具有重要意义。

有机酸在中草药的叶、根、特别是果实中广泛分布,如乌梅、五味子,覆盆子等。常见的植物中的有机酸有脂肪族的一元、二元、多元羧酸如酒石酸、草酸、苹果酸、枸橼酸、抗坏血酸(即维生素 C)等,亦有芳香族有机酸如苯甲酸、水杨酸、咖啡酸等。除少数以游离状态存在外,一般都与钾、钠、钙等结合成盐,有些与生物碱类结合成盐。脂肪酸多与甘油结合成酯或与高级醇结合成蜡。有的有机酸是挥发油与树脂的组成成分。

一般认为脂肪族有机酸无特殊生物活性,但有些有机酸如酒石酸、枸橼酸作药用。苹果酸、枸橼酸、酒石酸、抗坏血酸等综合作用于中枢神经。有些特殊的酸是某些中草药的有效成分,如土槿皮中的土槿皮酸有抗真菌作用。咖啡酸的衍生物有一定的生物活性,如绿原酸为许多中草药的有效成分。有抗菌、利胆和升高白细胞等作用。

随着天然产物化学和药理学研究的深入及分析手段的发展,中药有机酸类成分的研究引起了国内外许多学者极大的兴趣。我国天然有机酸资源丰富,在中药中已经发现了较多种类和数量的有机酸类成分,如桂皮酸、熊果酸、齐墩果酸、咖啡酸、阿魏酸、绿原酸、原儿茶酸、当归酸、琥珀酸、丁香酸、甘草酸、没食子酸及丹酚酸等。越来越多的研究证明,中药中的有机酸类成分具有抗肿瘤、抑菌、抗血栓、抗艾滋病毒等广泛的生物活性。因此,中药有机酸类成分的研究开发具有非常大的潜力,有望成为一类应用广泛、疗效好、作用强的药物。

青蒿素—天然产物的明星

疟疾对世界来讲是常见病,在中国还是一种古老的疾病,早在公元前12

世纪就有记载。全球至少有 3 亿疟疾患者,每年大约 100 万人死于疟疾,90％的死亡在非洲,疟疾死亡占非洲 5 岁以下儿童死亡率的 20％。化学药物抗疟百年了,为什么还有这么多患者? 除了重复感染的因素外,最主要的是治疗策略失当,单纯用氯喹治疗,结果产生抗药性,使得 90 年代非洲疟疾患病者翻一番,而且抗性株的传播很快。

20 世纪 60 年代越南战火纷飞,疟疾也大肆流行。当时,疟原虫对抗疟药氯喹产生了抗药性,致使全球疟疾的年发病人数达到数亿,病人死亡率急剧上升。为此寻找新结构类型的抗疟药成为全球棘手的热点和难点,人们对此进行了大量工作,但一直未获得满意结果。

中药青蒿治疗疟疾最早见于公元 340 年间的东晋医学家和炼丹化学家葛洪的《肘后备急方》。我国科技工作者于 1969 年开始青蒿抗疟疾的科学研究,1971 年 10 月取得中药青蒿抗疟筛选的成功,1972 年从从菊科植物黄花蒿 *Artemisia annua* L. 叶中提取分离到抗疟有效单体,命名为青蒿素(artemisinin),证明对鼠疟、猴疟的原虫抑制率达到 100％,临床试验显示对疟疾"高效、速效、低毒"的特点。我国科学家对青蒿素在菊科(主要是蒿属)植物中的存在,以及青蒿的本草学、生物学、资源学、道地性等进行了系统研究,取得了具有重要科学意义的结果。虽然青蒿广泛分布于北温带许多国家和民族地区,遍查世界传统医药体系和民间草药记载,只有中医有用青蒿抗疟的记载,国产蒿属植物约 200 种,但只有青蒿一种含青蒿素,也只有青蒿一种具有抗疟作用。青蒿及蒿属植物中有好几百种化学成分,但只有青蒿素具有抗疟作用。青蒿素是一种具有过氧桥的倍半萜内酯类化合物,在青蒿素基础上又开发出了多种衍生物双氢青蒿素(dihydroartemisinin)、青蒿琥酯(artesunate)、蒿甲醚(artemether)、蒿乙醚(arteether),均有抗疟、抗孕、抗纤维化、抗血吸虫、抗弓形虫、抗心律失常和肿瘤细胞毒性等作用。

2004 年 12 月 21 日世界卫生组织驻中国代表处代表 Dr Henk Bekedam 在北京祝贺复方蒿甲醚片(coartem)10 周年生日,感谢中国对世界疟疾治疗做出的重大贡献。蒿甲醚是青蒿素的衍生物,复方蒿甲醚片则是蒿甲醚与本芴醇的复方制剂。青蒿素具有全新结构和独特抗疟活性,是中国医药工作者从青蒿中获得的自主创新成果,从而改写了只有生物碱成分抗疟的历史。

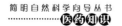

青蒿素及其衍生物是我国科学工作者发掘祖国医药学宝库研究开发的一类抗疟新药,具有自主知识产权,目前广泛应用于疟疾的治疗。青蒿素类药的7天疗程给药方案被WTO采纳为治疗恶性疟疾和体内敏感测定的标准方案。青蒿素类药以快速、安全、高效、抗药性低等优点备受国内、外学者关注,但其作用机制、毒副作用和应用等方面还有待更深入的研究,以为青蒿素类药注入新的活力。

中药现代化

中医药学以其丰富独特的理论和确实可靠疗效,生存发展至今,已为人类的健康事业做出了巨大的贡献。时代发展与科技进步,为古老的传统中医药注入了全新的活力,中医药现代化已成为国内外医药界的一大热点,引起了各方面的关注。

中药现代化是一个系统工程,其核心是标准化、国际化,就是将传统中医药的优势特色与现代科学技术相结合,按照国际认可的标准规范进行研究、开发、生产、管理和应用,从药源上保证中药的质量。中药的出路在于现代化,但中药现代化绝不是西药化,中药国际化也绝不是西方化。实现中药现代化,应当实施以下对策:

第一,建立一批优质中药材种植基地。中药材的种植、采摘、加工、制备、贮藏运输等过程,都要符合GAP的要求。建立符合中医用药规律和特色的检测、评价、控制中药质量的分子水平的标准规范和方法系统,在分离和提取技术上下气力研究、对其进行改进和提高,充分运用先进的分离及鉴定技术,如高效液相色谱、层析技术、气—质及液—质联用、核磁共振及毛细管电泳指纹图谱等,对中药活性成分进行分离纯化、结构测定及定性、定量分析。在研究方法和思路上,鼓励创新,倡导多学科、多角度、多方法地研究中医药理论。中药质量标准规范体系,既要保持中医药特色,又要充分考虑国际惯例,从而使中医药研究成果为国际社会所接受。

第二,应当加快推行GLP、GCP、GMP步伐,严格药品研究和生产的监督管理工作。开展GLP规范下的中药安全评价和毒理学研究,建立高水平的符合GLP要求的中药安全性评价研究中心和中药药理实验室,培养一批从事药品安全性评价的专业人员和GLP专家,提高药品试验的准确性和完

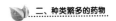

整性。同时,中药临床试验必须规范化,临床研究应重视运用流行病学和循证医学的方法,严格实施 GCP 标准,药品生产企业应按 GMP 标准要求执行。

第三,对于中药的开发研究,必须重视中医药理论,中药的四气、五味、归经、升降浮沉、君臣佐使等是中药理论中的重要内容,在细胞、分子和基因水平上研究中药四气、五味、归经等理论,并提供操作性强的研究路线。不可脱离中医药的理论而单纯搞中药研究。

第四,重视中药复方的研究,优选传统古方、验方进行二次开发。中药复方研究,要在多环节、多途径、多靶点、多效性研究上下功夫。以科技创新为动力,充分运用高新技术,促进中药研究进程。中药现代化,除结合中医药特点,借鉴和学习国际上西药制药的先进技术和经验外,更要运用一切新技术、新方法、新思路,如分子生物技术、基因、纳米技术及血清药理学等。

第五,解决中药生产工艺技术的落后状态,特别要致力于提取和分离技术的完善和提高。在制药工业中,亟须推广超临界 CO_2 萃取技术、大孔树脂吸附分离技术、膜提取分离技术。这些技术在国内中药生产企业中已建立示范性基地,将为中药有效成分的提取、分离、浓缩、纯化一体化工程难点的解决,提供了技术上的保证,这些高新技术的推广和应用,也将极大地提高中药生产企业的整体水平。

百年老药—阿司匹林

在公元前 400 年,西方医学之父希波拉底在为一位乡村产妇接生时意外地发现,当地人让将产妇咀嚼柳树皮可以大大减轻疼痛。直到 1838 年,人们才从柳树皮中分离出那种具有缓解疼痛作用的有效活性成分——水杨酸,由此解开了这个千古之谜(图 2-1)。由于水杨酸对胃肠道刺激性大,1898年,德国 Bayer 药厂从一系列水杨酸衍生物中发现,乙酰水杨酸不仅解热镇痛作用优于水杨酸,且副作用低。1899 年德国 Bayer 公司药厂正式生产这种药品。当时负责研发的费利克斯·霍夫曼和临床医师海因里希·德雷泽为乙酰水杨酸起了个商品名,即阿司匹林(aspirin)。

阿司匹林自从 1899 年问世,临床应用至今 100 余年仍不失为有效的解热镇痛和抗风湿药,广泛用于治疗感冒、头痛、发热、神经痛、关节痛及急性和慢性风湿痛等。那么阿司匹林为什么能够产生这样神奇的效果呢？直至该药应用了90多年后，科学家才逐渐揭开其药效的秘密，并且不断发现它的新作用。

原来阿司匹林能够阻止前列腺素的合成，正是这种前列腺素能够参与机体炎症，升高体温和增加疼痛感，使血液凝固并参与机体的其他生理功能。通过对阿司匹林作用机制的研究，科学家们普遍认为阿司匹林能够对抗某些前列腺素引起的血小板聚集，从而阻止可能引发心肌梗死、中风的血栓形成。因此，临床医生应用小剂量阿司匹林帮助心脑血管疾病患者防止血栓生成。除此之外，阿司匹林还有许多新的用途：

（1）治疗"老烂脚"和久治不愈的下肢静脉曲张引起的溃疡，其机制与阿司匹林干扰人体血小板凝聚及前列腺素合成有关。

（2）治疗习惯性流产，韩国汉阳大学医学院采用适量的阿司匹林治疗，使一些患习惯性流产的妇女成功生育。阿司匹林在人体内水解生成水杨酸和醋酸，这两种酸性产物有抑制胚胎流产、防止胎儿畸形。

新中国成立后，我国医药卫生事业取得了很大发展，其中阿司匹林的生产已跃居世界首位。其中山东新华制药厂等一大批医药骨干企业已成为国际阿司匹林的主要供应商。阿司匹林这个百年老药至今不仅以其卓越的功效服务于广大患者，而且成为我国医药行业出口创汇的重要品种。

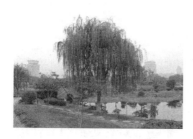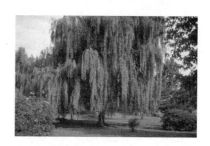

图 2-1　阿司匹林最初由柳树中提取而来

药物发展史的里程碑—青霉素

亚历山大·弗莱明（图 2-2）是英国的细菌学家。1928 年，47 岁的弗莱明在英国圣玛丽学院担任细菌学讲师。由于葡萄球菌是一种分布广、对人类健康威胁最大的病原菌，如伤口化脓就是它在作怪。因此，弗莱明当时还兼做这种病菌的研究工作。弗莱明在几十个细菌培养皿中接种上葡萄球菌,进行人工培养,待葡萄球菌大量繁殖后,再通过实验观察各种药物对葡萄球菌的作用效果,从中寻找杀灭葡萄球菌最理想的药物。时间一天天地过去了,一次又一次地培养、试验,但却未收到满意的结果。

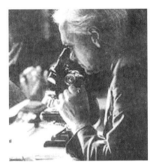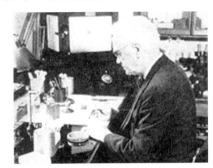

图 2-2　弗莱明

　　1928 年秋天的一个早晨,弗莱明像平常一样准时来到实验室。他偶然发现,有一只细菌培养皿中的培养基发霉了,长出一团青绿色的霉花。细心的弗莱明将这只培养皿放在显微镜下观察时,奇迹出现了:在霉花的四周葡萄球菌死光了。弗莱明和助手一起小心翼翼地培养繁殖这种霉菌,再把培养液加以过滤,滴到葡萄球菌中去。几个小时后,葡萄球菌果然死光了。后来,弗莱明又把霉菌培养滤液加 10 倍甚至 100 倍水稀释,杀菌效果仍然很好。接着他又着手在动物身上做试验,充分证明它不仅杀菌能力强而且无毒性。

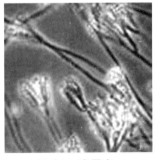

　　弗莱明把青霉菌分泌出来的有强大杀菌能力的物质,叫做"青霉素"(图 2-3)。但是由于青霉素性质不稳定,无法将液体培养基中的青霉素提取出来,因而无法在临床实践中运用。

图 2-3　青霉素

　　第二次世界大战的来临,促使人们更关心以往各种抗菌药物。1938 年,英国牛津大学病理学家弗洛里和德国生物化学家钱恩从期刊资料中找到了有关青霉素的文献。1939 年他们得到了英国和美国的有关组织和基金会的支持。经过一年多的努力,弗洛里和钱恩终于提纯得到了青霉素结晶。

　　1940 年,青霉素进入临床试验阶段,经过对 5 位受试者的临床观察证明青霉素具有较好的效果。1943 年青霉素药物完成了商业化生产并且正式进入临床治疗。青霉素对猩红热、梅毒、白喉、脑膜炎和淋病等疾病都有明显的治疗效果。青霉素的发现使得人们能治疗在当时人类束手无策的疾病，如流行性脑脊髓膜炎、大叶性肺炎、人体各组织器官的感染、手术和外伤后的感染等。千百万人的生命因此而得到挽救，而且使人类的平均寿命增加了 10 岁。弗莱明、弗洛里和钱恩共同获得 1945 年的诺贝尔生理医学奖。20 世纪 80 年代以后，青霉素类的抗生素已有数十种之多，并且在临床实践中得到广泛的应用。

喹诺酮类抗菌药

喹诺酮类属化学合成的抗菌药物，自从 1960 年合成出第一代喹诺酮类药物萘啶酸后，又于 1973 年合成了第二代喹诺酮药吡哌酸等，1978 年合成了第三代喹诺酮药物。第三代喹诺酮类药物的共同特点是在化学结构的 7 位上连上哌嗪环，6 位又引入了氟原子，从而大大提高了菌活性，扩大了抗菌谱，提高了疗效，同时减少了副作用。因第三代喹诺酮类药物的结构中均有氟原子，故又称氟喹诺酮类（fluoroquinolones）。也有人根据喹诺酮类药物的抗菌作用、副作用等将其分为四代。

第一代喹诺酮类（1962～1969 年）：以萘啶酸和吡咯酸为代表，它们对大多数革兰阴性菌有活性，但对革兰阳性菌和铜绿假单胞菌无效。

第二代喹诺酮类（1970～1977 年）：以吡哌酸和西诺沙星为代表，与第一代药物相比，这类药物对革兰阴性菌有活性，对铜绿假单胞菌也有一定作用，特别是对萘啶酸和吡咯酸有高度耐药性的菌株也有活性。这类药物体内代谢稳定，除治疗泌尿道、胆道和肠道感染外，还用于耳和鼻等部位的感染。

第三代喹诺酮类（1978～1984 年）：代表药有诺氟沙星、氧氟沙星、环丙沙星和诺美沙星等，其抗菌谱大大增加，对革兰阳性菌、革兰阴性菌和葡萄糖非酵解菌有效，应用广泛。

第四代喹诺酮类（1986 年以后上市的药物）：与前几代相比，在抗菌谱方面进一步扩大，如对葡萄球菌、肺炎球菌、脆弱类杆菌、支原体、衣原体和军团菌等都有很好活性，甚至有些药对结核分枝杆菌的活性是第三代喹诺酮的3～30倍,与异烟肼和利福平相当。这类药物由于吸收迅速、分布良好、血药浓度大、半衰期长及生物利用度高,所以临床可应用于泌尿感染、呼吸道感染、消化道感染、皮肤和软组织感染、眼、耳、鼻、喉科、口腔科等感染。

目前这类药物在临床上主要用于泌尿道感染、消化道感染、呼吸道感染、结核、淋病、皮肤及软组织感染、急慢性骨髓炎及脑膜炎等,几乎占了抗感染药物的半壁江山。

从偶氮染料到磺胺类抗菌药物

磺胺药是现代医学中常用的一类抗菌消炎药,其品种繁多,已成为一个庞大的"家族"。可是,最早的磺胺却是一种偶氮染料。在磺胺问世之前,西医对于炎症,尤其是对流行性脑脊髓膜炎、肺炎和败血症等,都因无特效药而感到非常棘手。1932年,德国化学家合成了一种名为"百浪多息"的红色染料,曾被用于治疗丹毒等疾患。然而,它在试管内却无明显的杀菌作用,因此没有引起医学界的重视。同年,德国生物化学家杜马克(图2-4)在试验过程中发现,"百浪多息"对于感染溶血性链球菌的小白鼠具有很高的疗效。后来,他又用兔、狗进行试验,都获得成功。这时,他的女儿得了链球菌败血病,奄奄一息,他在焦急不安中,决定使用"百浪多息",结果女儿得救。

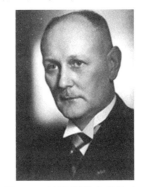

图2-4 德国科学家杜马克

令人奇怪的是"百浪多息"只有在体内才能杀死链球菌,而在试管内则不能。巴黎巴斯德研究院的特雷富埃尔和他的同事断定,"百浪多息"一定是在体内变成了对细菌有效的另一种物质。于是他们着手对"百浪多息"的代谢产物进行分析,分离出"磺胺"。其实,早在1908年就有人合成了这种化合物,可惜它的医疗价值当时没有引起人们的重视。从此,磺胺的名字很快在医疗界广泛传播开来,随之科学界展开了对磺胺的研究热潮。

1937年制出"磺胺吡啶",1939年制出"磺胺噻唑",1941年又制出了"磺胺嘧啶"……这样,医生就可以在一个"人丁兴旺"的"磺胺家族"中挑选适用于治疗各种感染的药物了。1939年,杜马克获得诺贝尔生理医学学奖。

磺胺药(sulfonamides)具有抗菌谱广、可以口服、吸收较迅速、较为稳定和不易变质等优点,有的药物如磺胺嘧啶还能通过血脑屏障渗入脑脊液。磺胺药单独应用,微生物易产生耐药性,甲氧苄啶的出现,加强了磺胺药的抗菌作用,使磺胺药的应用更为普遍。据 1950 年统计,合成的磺胺类衍生物已达 6 000 种以上,其中在临床上使用的约有 20 多种,主要分为全身感染用磺胺(如磺胺甲噁唑和磺胺嘧啶等)、肠道磺胺(如磺胺脒、琥磺噻唑、酞磺噻唑和酞磺醋胺等)、外用磺胺(如磺胺醋酰钠、甲磺灭脓和磺胺嘧啶银等)。

镇痛药吗啡:神灵还是魔鬼

鸦片又称"阿片",俗称"大烟""鸦片烟""烟土"等,是英文名 Opium 的音译。它是罂粟未成熟的蒴果(图 2-5)划破后流出的白色浆汁干燥后形成的棕黑色膏状物。阿片具有镇痛效果,民间用于治疗牙痛等病症。至少在公元前两世纪的古希腊名医加仑(Galen),就记录了鸦片可以治疗的疾病,如头痛、目眩、耳聋、癫痫、中风、弱视、支气管炎、气喘、咳嗽等疾病。

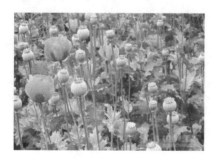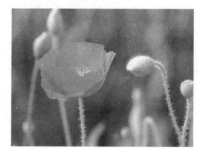

图 2-5 罂粟花

17 世纪的英国医生、临床医学的奠基人托马斯·悉登汉姆(Thomas Sydenham)歌颂道:"我忍不住要大声歌颂伟大的上帝,这个万物的制造者,它给人类的苦恼带来了舒适的鸦片,无论是从它能控制的疾病数量,还是从它能消除疾病的效率来看,没有一种药物有鸦片那样的价值。没有鸦片,医学将不过是个跛子"。这位医学大师因此也获得"鸦片哲人"的雅号。

然而人们发现,长期吸食鸦片极易上瘾,因此欧洲的许多医药学者对此进行了大量的研究和试验,其中法国的第赫斯诺和塞甘,德国的弗雷德里希·塞图内尔于 1804 年分别从鸦片中离析提出了吗啡。他们发现,吗啡对人的中枢神经有一种奇特的作用,先给人一个短暂的刺激,然后,使大脑持续地麻痹一段时间,在这段时间里,人就会感到飘飘然而不觉任何痛苦。因此用希腊神话中的睡眠之神吗啡斯(Morphys)的名字将该物质命名为"吗啡"(图 2-6)。

在医学上,吗啡为麻醉性镇痛药,药用其盐酸盐、硫酸盐、醋酸盐和酒石酸盐。具有镇

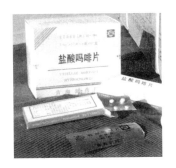

图 2-6　吗啡

痛及镇静作用,其镇痛作用是自然存在的化合物中无可匹敌的,因而一直被视为解除剧痛最有效的止痛药。一般可用于创伤剧痛、肾绞痛和胆结石、转移癌所致的剧痛及其他镇痛药无效的疼痛。吗啡的镇静作用,可保护机体因外伤性休克、内出血、充血性心力衰竭及某些消耗性疾病(如伤寒的某些型)所引起的衰竭。吗啡最通常的给药方法是注射,以便迅速生效,但口服亦有效。用药后可见欣快感及呼吸系统、循环系统和肠胃系统的不良反应。此外,吗啡还有催吐作用。但吗啡最大的缺点是容易成瘾。

吗啡会引起恶心、呕吐,还可以使瞳孔缩小。中毒时瞳孔极度缩小,被称为针尖样瞳孔,是诊断吗啡中毒的重要体征。吗啡一般副反应有头晕、嗜睡、恶心、便秘、排尿困难等。吗啡中毒主要特征为意识昏迷、针尖样瞳孔、呼吸深度抑制、发绀及血压下降。吗啡有强大的镇痛作用,但它却比阿片更易使人上瘾,因而成为毒品。通常连续用药一周以上即可上瘾。有的人仅用药几天就可成瘾。吗啡成瘾者常用针剂皮下或静脉注射,寻求欣快感,或避免断药后的痛苦。从静脉注射吗啡,初始感觉为一阵欣快感或激动的心境体验,此种状态持续数秒到几分钟不等。它有一种强烈的飘飘欲仙的欣快感,这种药理学特性,是产生滥用和成瘾的主要根源。可见吗啡既是良好的镇痛药和又是易成瘾的毒品,是一把既为人类造福又能带来灾祸的双刃剑。

为了克服吗啡的成瘾性,科学家们在吗啡结构的基础上又陆续研发出了一系列中枢镇痛药,如哌替啶、美沙酮等。这些药物有吗啡样的镇痛作用,长期应用也能产生成瘾性。

古柯叶、可卡因与局部麻醉药

在麻醉药发明之前,对于必须做外科手术的病人而言无异于受一次酷刑。据文献记载,东汉名医华佗曾发明一种"麻沸散"的药物为病人进行腹部手术,但药方已经失传。现代临床医学所用麻醉药还要从被古印第安人奉为"圣草"的古柯叶说起。

据文献记载,生活在安第斯山的土著印第安居民很早就发现咀嚼古柯叶可以提神醒脑,消除疲劳,增加体力等。1860年德国化学家尼曼从古柯叶中分离出可卡因(图2-7),到20世纪初,可卡因的功效越来越被人们所熟知后,滥用的情况也逐渐增多,以后很快发展为一种震撼世界,尤其是欧美国家的毒品。

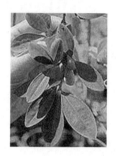
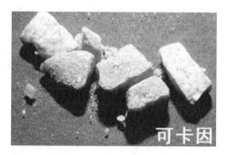

图 2-7 古柯叶及可卡因

由于可卡因对人体有局部麻醉作用,1884年,美籍奥地利眼科医生柯勒首次用可卡因作为眼部手术的表面麻醉药,从而开创现代局部麻醉的新纪元。但由于可卡因盐酸盐的不稳定性,表面局部麻醉会引起角膜混浊,因此科学家们在可卡因结构的基础上进一步研究,发现许多疗效高、毒副作用小的麻醉药取代了可卡因,如盐酸普鲁卡因、利多卡因等。

目前这一类局部麻醉药主要作用于局部神经末梢或神经干周围,能暂时、完全和可逆性地阻断神经冲动的产生和传导,在意识清醒的条件下可使局部痛觉等感觉暂时消失,同时对各类组织无损伤性影响。

抗过敏老药——扑尔敏

每年的春天,许多人常常因为花粉、柳絮等导致季节性过敏性鼻炎。引

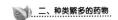

起这类过敏的原因很复杂,其过敏症状主要是由于机体分泌释放组胺等物质,刺激身体产生过敏症状。临床上应用抗过敏的药物主要也是切断组胺产生的过敏反应,因此也称为抗组胺药。

扑尔敏的学名叫做氯苯那敏,是家喻户晓的抗组胺药。该药于1947年合成,美国先灵(Schering)公司生产,1949年首次上市。我国于1959年开始生产。扑尔敏抗过敏作用强、用量小、副作用少,儿童也适合使用等诸多优点,加之价格低廉,是临床和家庭中最常用的抗过敏药。

虽然新型抗过敏药物层出不穷,但是扑尔敏还是在抗过敏药物中"久经考验"、独树一帜。它被广泛地用于治疗皮肤黏膜的过敏疾病,如过敏性鼻炎、荨麻疹、药疹、湿疹、接触性皮炎,并能缓解虫咬所致的皮肤瘙痒和水肿。它还能与解热镇痛药配伍,制成的复方制剂用于治疗感冒。

随着制药工艺的不断改进,目前除了最常见的片剂以外,扑尔敏的糖浆剂、滴丸也相继问世,它口感好、服用方便,非常适合儿童服用。此外,一些新剂型如缓释胶囊、外用喷剂、涂剂等等也极大地方便了患者。可以说,老药"穿上"新包装,满足了更多患者的需要。

不过,扑尔敏最常见的不良反应是引起嗜睡。它容易透过血脑屏障,影响中枢神经系统,导致注意力不集中、嗜睡、头晕等,因此服药期间不宜驾驶车辆、进行高空作业以及从事精细工作。不过由于扑尔敏对大脑具有镇静效果,因此适合过敏性哮喘病人使用。这是因为当哮喘发作时,病人往往呼吸困难,精神高度紧张,甚至会有濒临死亡的感觉,这会进一步加重哮喘。而此时使用扑尔敏则有助于患者恢复平静,缓解病情。由于中国地区之间经济差距较大,对于多数不发达地区而言,扑尔敏作用强,见效快,价格廉,仍是最合适的选择。

来自南美丛林部落的肌松药

南美亚马孙河流域的印第安人在打猎时,常将箭毒(图2-8)涂在箭头上,虽然命中猎物的伤口也很浅,但中箭动物很快四肢麻痹而轻易就擒。一般箭毒为树脂状团块,呈暗棕黑色,有柏油似的气味。箭毒制品按其所用容器分为三类:有用陶瓶装命名的"壶箭毒";有用竹筒装命名的"筒箭毒",还有用葫芦装命名的"葫芦箭毒"。这些制品中均含药理作用相似的数种化学成分,其中最主要的就是筒箭毒碱。

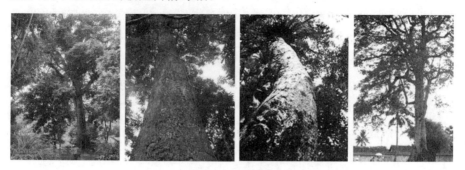

图 2-8 箭毒植物

当西班牙人入侵南美之后,也尝到了箭毒的厉害,在以后的几百年的岁月中一直想解开箭毒的秘密。1800 年,在南美委内瑞拉探险的德国博物家冯·博尔特首先阐明了箭毒的配制过程和部分特性。1850 年,法国生理学家贝尔纳通过实验证明,箭毒能使动物的肌肉麻痹。箭毒的最大特征是不论多大程度的剧毒,也不能被消化器官吸收。所以,吃被箭毒射杀动物的肉,对人类无害。同样,即使喝了箭毒,人也不会中毒。

现代临床医学中,筒箭毒碱主要在腹部外科手术中用作肌肉松弛剂。它能作用于骨骼肌的神经肌肉接头,使肌肉张力下降而导致骨骼肌松弛。临床上曾用于治疗震颤麻痹、破伤风、狂犬病等,但有麻痹呼吸肌的危险,现已少用。

维生素 A 与夜盲症

早在 1 000 多年前,唐朝孙思邈在《千金方》中记载动物肝脏可治疗夜盲症。1913 年,美国科学家发现鱼肝油可以治愈干眼病。并从鱼肝油中提取出一种黄色黏稠液体,1920 年英国科学家曼俄特将其正式命名为维生素 A。现在维生素 A 已成为公认的必需营养物质,缺乏后会导致夜盲症。

维生素 A 是脂溶性的醇类物质,食物中有两种来源。一种是维生素 A 醇,它只存在于动物性食物中,是最初的维生素 A 形式;另一种是胡萝卜素,可从植物性和动物性食物中摄取,可在体内转变为维生素 A 的前体物质。维生素 A 的计量单位有美国药典单位(USP 单位)、国际单位(IU 单位)、维生素 A 醇单位(RE 单位)等 3 种。

维生素 A 可防治夜盲症和视力减退,有助于多种眼疾的治疗(维生素 A 可促进眼内感光色素的形成);此外维生素 A 还有以下功能:抗呼吸系统感染;有助于免疫系统功能正常;保持组织或器官表层的健康;有助于祛除老年斑;促进发育,强壮骨骼,维护皮肤、头发、牙齿、牙床的健康;外用有助于粉刺、脓包、疖疮,皮肤表面溃疡的治疗;有助于对肺气肿、甲状腺功能亢进症的治疗。

然而近年来,食用过量维生素 A 导致严重副作用和中毒的现象也时有发生。不过,美国科学家认为,由于胡萝卜素是在人体内部根据人体的需要量转变成维生素 A 的,因此大量食用不会造成损害。

维生素 C 与坏血病

维生素 C 又称为抗坏血酸,是最早发现人体缺乏的维生素之一。大多数动物都可以在体内合成维生素 C,而人、猴子和豚鼠却必须从食物中摄取。

维生素 C 的发现以及被叫做"抗血坏酸"的来历,要从 1740 年英国海军上将 G. A. Anson 的环球远航说起。当时,他带领 6 艘船、近 2 000 名海员,同时带足了耐保存的罐头食品。就这样在四年枯燥的时间里,他们天天吃着这些经过高压高温处理过的鱼、肉和菜,只有部分粮食是可临时煮的。然而从第 4 个月开始,就有船员病倒了,症状都是牙龈出血、皮肤干燥、不断的感冒、全身无力。到返航时,只剩下一半的船员活着回到家乡。当时,人们以为水手们得了瘟疫,并根据症状起名坏血病。后来,人们发现长期吃不到新鲜蔬菜的居民也有类似的疾病。3 年之后,有科学家发现,用橘子和柠檬汁可以很好的治疗和预防这种病(坏血病)。而这些食物的有效成分是抗坏血酸,也就是后来的维生素 C。

1907 年挪威化学家霍尔斯特首次在柠檬汁中发现维生素 C,1934 年才获得纯品。维生素 C 易溶于水,水溶液呈酸性,化学性质较活泼,遇热、碱和重金属离子容易分解,所以炒菜不可用铜锅和加热过久。维生素 C 具有还原性,能帮助人体完成氧化还原反应,提高人体抗菌能力和解毒能力,有增强免疫力,预防感冒,抗炎症,促进伤口愈合等多种功效。长期缺少维生素 C 会患坏血病及其他各种疾病。因此维生素 C 可以用于坏血病的预防及治疗,以及肝硬化,急性肝炎及砷,汞,铅等慢性中毒时肝脏损伤的治疗等。

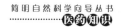
过去国际市场的维生素 C 主要由国外大公司生产。我国的医药科技工作者经过多年努力,开发出具有自主知识产权的两步发酵法生产工艺,大大减少了生产过程的环境污染。目前我国的维生素 C 生产工艺已居世界领先地位,产量居世界之首,产品也远销世界各地。

维生素 D 与软骨病

打开电视,经常看到广告上宣传孩子要补钙,然而如果补钙产品中缺乏维生素 D,仍然能够导致小儿佝偻病的发生。佝偻病是 2 岁以下小儿最常见的营养性疾病,主要是由于缺乏维生素 D,使小儿无法吸收食物中的钙,因此引起骨骼畸形。

维生素 D 是一种脂溶性维生素,种类很多,对健康关系较密切的是维生素 D_2(麦角骨化醇)和维生素 D_3(胆骨化醇),鱼肝油中所含的为维生素 D_3。在所有的维生素中,维生素 D 是最特殊的一个,它只存在于少数几种天然食物中,而且主要是人体的皮肤经阳光中紫外线的照射产生。所以,维生素 D 又被称为"阳光维生素"。

早在 1800 年人们就知道佝偻病与日光照射有关,直到 1922 年,科学家发现在热鱼肝油中通入氧气仍有抗佝偻病作用,从而发现了维生素 D。1930 年科学家成功分离得到维生素 D_2,维生素 D_3 则在 1932 年被分离得到。

维生素 D 可以提高肌体对钙、磷的吸收。促进生长和骨骼钙化,促进牙齿正常发育。缺乏维生素 D 对身体极其有害。因此它对骨骼健康也非常重要,可预防儿童佝偻病和老年骨质疏松。

目前一般认为,当摄入的钙、磷量合适时,每天摄入 100 国际单位(相当于 2.5 μg)维生素 D 就能预防佝偻病。中国营养学会 2000 年提出的每天膳食中维生素 D 的参考摄入量:从出生至 10 岁为 10 μg/d,11 岁至成年人为 5 μg/d,中期和晚期孕妇、乳母和 50 岁以上的老年人为 10 μg/d。

维生素 E 与衰老

现在很多人相信服用一种脂溶性维生素能够抗衰老,预防心血管疾病,甚至还有人说它可以增进运动技能和性能力。这种维生素就是维生素 E。

维生素 E 又称抗不育维生素,生育酚,是一类脂溶性维生素。天然存在的有 8 种。他们各具不同程度的维生素 E 活性,而 α-生育酚为活性最高者,在铅、铁环境下容易被氧化,受紫外光照射后也会自行分解。

维生素 E 由于极易被氧化,可作抗氧化剂。动物体内不能合成维生素 E,所需的维生素 E 都从食物中取得。维生素 E 作为药物主要用于防治不育症和习惯性流产。作为一种抗衰老药物,维生素 E 对延缓衰老有一定作用。作为一种抗氧化剂,在浓缩鱼肝油中略加维生素 E,可保护鱼肝油中的维生素 A 不被氧化破坏,以延长维生素 A 的贮存期。

近年来,维生素 E 特别受中老年人的喜爱,他们用维生素 E 防治心脑血管疾病、防癌抗癌和抗衰老,但该药并非多多益善。

维生素 K 与凝血

维生素 K(图 2-9)分为两大类,一类是脂溶性维生素,即从绿色植物中提取的维生素 K_1 和从微生物中提取的维生素 K_2。另一类是水溶性的维生素,由人工合成即维生素 K_3 和 K_4。最重要的是维生素 K_1 和 K_2。丹麦科学家达姆(Henrik Carl Peter Dam)因发现了维生素 K 而荣获 1943 年诺贝尔生理医学奖。美国化学家多伊西(E. A. Doisy)则发现了维生素 K 的化学性质(图 2-10)。

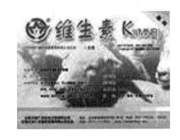

图 2-9　维生素 K

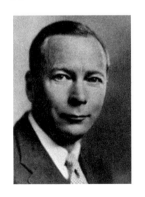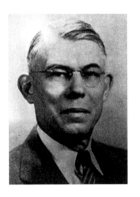

图 2-10　丹麦科学家达姆及美国化学家多伊西

维生素 K 是参与血液凝固的一种重要物质。人体血液有一套自我保护的凝血系统,主要包括 13 个凝血因子。当机体发生损伤出血时,它们便依次激活,使血液凝固。这些因子需互相配合,共同作用才有效,少了哪一个也不行。这些因子中有 4 个必须在维生素 K 参与下才能在肝脏合成,如果人体缺乏维生素 K,就等于缺乏凝血因子,就容易出血,或出血难止。

人体自身不能制造维生素 K,只有靠食物中天然产物或肠道菌群合成。含有维生素 K 的食物主要是:鱼、鱼卵、肝、蛋黄、奶油、酸奶酪、紫花苜蓿、红花油、大豆油、鱼肝油、海藻类、绿叶蔬菜、黄油、干酪、肉类、奶、水果、坚果、蔬菜及谷物等。在一般的多种维生素制剂中不含维生素 K。对于维生素 K 缺乏症,最有效的预防方法是多吃深色绿叶蔬菜。

肝素与血栓症

抗凝血药是一类是阻止血液凝固的药物,主要用于血栓栓塞性疾病的预防与治疗,临床应用主要以肝素类产品为主。

1916 年欧洲人在动物的肝脏中首次发现该类物质,于是取名为"肝素"。1936 年肝素用于临床,1940 年被正式列入美国药典,至今已有 60 多年的历史,我国在上世纪 70 年代末引进了该项技术。肝素是一种非常有效的抗凝血药物,我国生产的肝素主要出口美国、日本、欧洲等国家。

肝素,又叫肝素钠,研究认为它是一种天然的多糖类物质,分子量为 3 000～30 000,广泛存在于哺乳动物的肠、肺等组织中。药用肝素是从猪小肠、肠黏膜和牛肺中提取而来的。肝素起效迅速,在体内外均有抗凝作用,目前仍是最有效的抗凝药物,也是防止血栓栓塞性疾病的首选药物。

喝咖啡为什么会兴奋

传说东非埃塞俄比亚地区,一位牧羊人发现山羊吃了一种浆果后行动敏捷。出于好奇,这位牧羊人自己也尝试着吃了一点,果然精神焕发。很快这个消息就在当地流传开来。修道士们听说后便将这种浆果烘干后运到远处的修道院,然后再用水浸泡并喝下浸泡过的水,以便延长祈祷的时间。这种神奇的浆果就是咖啡豆(图 2-11)。

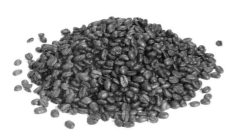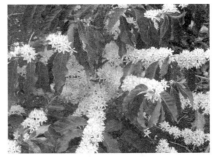

图 2-11　咖啡豆及咖啡树

1820 年，林格（Runge）首先从咖啡豆中提取到咖啡因，并证实它就是能使人兴奋神奇物质。后来经研究发现在茶叶、可可豆中也有该成分。1895～1899 年由易·费斯歇（E. Fischer）及其学生首先完成合成过程。我国于1950 年从茶中提得，1958 年采用合成法生产。

咖啡因的作用极为广泛，适量的咖啡因能够刺激大脑皮层，振奋精神，改善思维活动，解除疲劳感，增进工作效率，提高对外界的感应性。咖啡因也可减轻肌肉疲劳。大剂量则可兴奋延脑呼吸中枢和血管运动中枢，增加呼吸频率和深度。该药在临床上主要与其他药制成复盐用于呼吸抑制，一些治疗感冒的非处方药中含有咖啡因，如咖啡因与阿司匹林，对乙酰氨基酚等合用，能增强镇痛作用，用于治疗一般性疼痛；与麦角胺合用，治疗偏头痛。

咖啡因虽有良好的提神功效，但长期过量服用反而会带来许多不良副作用。例如有研究认为咖啡因过量服用可能会降低女性的生育率，加剧高血压与心脏病，还有的研究认为咖啡因可能造成焦虑、耳鸣、腹泻，甚至心悸。有些饮料如可口可乐中也含有咖啡因，因此饮用咖啡和含咖啡因的饮料时应当注意。

另外咖啡因虽然不是易成瘾的"毒品"，但有可能产生耐受性。如许多人喜欢将咖啡因视为"良性兴奋剂"，并有长期饮用的习惯。因此使用时应注意适应证，并控制剂量。目前咖啡因已被作为国家管制的一类精神药品，《刑法》357 条明确规定，咖啡因同海洛因、鸦片、冰毒、可卡因都为毒品。由此可见，咖啡因虽然能帮助人们提神，但服用时也应当注意。

金鸡纳、奎宁与抗疟疾药

疟疾曾是热带、亚热带地区猖獗流行的疾病,曾夺走成千上万人的生命。而居住在南美洲的印第安人则发现金鸡纳树(图 2-12)的树皮能治疟疾病。但他们严守"金鸡纳"的秘密,不准将这个秘密泄露给外族人。

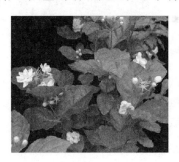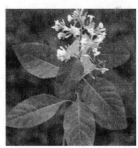

图 2-12　金鸡纳树

据说在 17 世纪有一位西班牙伯爵和他心爱的妻子一起来到秘鲁首都利马。不幸是他的妻子在当地染上了疟疾,只好请当地一位印第安姑娘看护。这位心地善良的印第安姑娘不忍心看到她的病情日益加重,于是决定悄悄为她治病。然而她的所作所为却被伯爵看在眼里,反而误认为印第安姑娘要谋害他的妻子。最后印第安姑娘才不得已讲出了"金鸡纳树"的秘密。从此"金鸡纳"的秘密才传到欧洲。后来,瑞典纳尤斯对这种植物的树皮进行了认真的研究,提取了其中的有效成分,起名为"奎宁"。奎宁这个词在秘鲁文字中是树皮的意思。

奎宁传入中国还要从康熙皇帝说起。据说当时这位皇帝病了,御医用药后,效果不佳,仍高烧不退。当时法国传教士则认为是疟疾,服用西药金鸡纳霜(奎宁)即可痊愈。康熙后来不顾御医阻拦,服用了金鸡纳霜,真的痊愈了。金鸡纳霜从此进入中国。

随着医学上对奎宁需要量的增长,人们希望天然药物能以人工方法制造出来。英国化学家霍夫曼设想奎宁可能从煤油的衍生物中制造出来,结果没有成功。直到 1945 年,奎宁才实现了人工合成。科学家经过研究,又陆续开发出氯喹、乙胺嘧啶等其他类型的疟疾药。这些药物与奎宁一样,使用一段时间后疟原虫会产生抗药性。

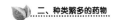

新中国成立后，党和政府非常重视疟疾的防控工作。20世纪70年代，我国的医药工作者从菊科植物青蒿中发现了一类新结构类型的抗疟疾新药—青蒿素。随后我国的科技工作者又在青蒿素结构的基础上开发出蒿甲醚等具有自主创新成果的抗疟疾药。2004年12月，世界卫生组织驻中国代表处代表在北京祝贺复方蒿甲醚片10周年纪念日上，感谢中国对世界疟疾治疗的重大贡献。

如何驱除肚子里的蛔虫

人类肠道寄生虫病较多，在我国常见的有蛔虫病、钩虫病、鞭虫病、绦虫病等，易造成消化功能紊乱等不良症状，危害人类的身体健康。

为了治疗肠道寄生虫病，科学家们研制了许多驱虫药，肠虫清就是我们目前常用一种广谱驱虫药。它的主要成分为阿苯达唑，主要用于治疗蛔虫、蛲虫、鞭虫、美洲钩虫、十二指肠钩虫、引起的单独或混合感染，也可以用于绦虫与上述肠虫引起的混合感染。此外，肠虫清还具有杀灭人体内的虫卵和幼虫的功效。

肠虫清治疗肠道寄生虫病的原理主要是该药可选择性、不可逆地抑制虫体摄取葡萄糖，使虫体内源性糖原耗竭而逐渐死亡。

一般情况下，口服药的剂量是按照体重来计算的，但肠虫清的剂量却规定凡是两岁以上的儿童都服用两片。这是因为肠虫清口服后有95%不会被人体吸收，24小时内即随粪便排出体外。而被人体吸收的5%还要经过肝脏代谢，然后才能起到杀灭组织内寄生虫的幼虫、肠道内的成虫和虫卵的作用。临床使用肠虫清时，往往采用单剂量一次顿服，而且不需要按体重计算剂量，成人与两岁以上的小儿服用相同的剂量也就不难理解了。

服用肠虫清时，可以咀嚼，也可吞服或与食物共同服用。但需要注意的是，孕妇和哺乳期妇女应禁用，两岁以下的儿童应慎用。

胰岛素与糖尿病

胰岛素是治疗糖尿病的常用药物之一，人类接受胰岛素治疗糖尿病已经有90多年的历史。胰岛素的发现及临床应用与人类对糖尿病的认识也是分不开的。因此，当我们谈到胰岛素及其历史时，就不可能不讲到糖尿病的历史。

早在公元前1550年人们就已经认识糖尿病了。但是直到公元17~18世纪人们才发现,糖尿病患者尿中有糖,而尿糖的出现是由于血糖水平升高所引起的。19世纪,欧洲的两名科学家将一只狗的胰脏摘除,结果这只狗出现多吃、多喝、多尿、血糖升高和尿糖的症状。因此证实胰脏和糖尿病有关,胰脏可能分泌一种降低血糖物质,但这降低血糖的物质是什么呢?

19世纪后半叶,德国学者发现在胰腺中有许多小的、分散的细胞团块,它们聚集在一起,像小岛一样分散在胰腺中,他将这些小岛称为(即胰岛)。随后,一名比利时医生又进一步发现胰岛可以分泌降低血糖水平的物质,随即将这种物质命名为胰岛素(insulin)(图2-13)。

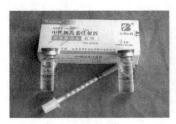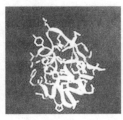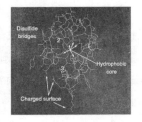

图2-13 胰岛素及其分子模型

1921年,加拿大多伦多(Toronto)大学的生理学教授Macleod与临床医生Banting一起,从狗的胰腺中提取了胰岛素并进行提纯。随后首次给一名14岁的男孩注射了这种胰腺提取物,令人高兴的是,男孩的血糖下降到了正常水平,尿糖及尿酮体消失了。这一简单的治疗实验从此奠定了应用胰岛素治疗糖尿病的基础。1923年,诺贝尔奖金委员会决定授予Banting和Macleod生理医学奖,以表彰他们对人类战胜疾病所作出的巨大贡献。限于当时的条件,人们对胰岛素的结构也没有研究清楚。后来发现胰岛素是由胰岛细胞分泌的一种含51个氨基酸的蛋白激素,属于多肽类化合物。1954年桑格(Sanger)经过数年研究才描绘出胰岛素的分子结构,因此获得了1958年诺贝尔化学奖。

在临床应用中,医学工作者也发现使用动物胰岛素能产生胰岛素抗体,影响治疗效果。针对上述情况,科学家们不断努力,希望实现了人胰岛素完全的化学合成。我国的科学家在胰岛素完全合成工作中走在世界前列,于

1965 年首次人工合成了具有生物活性的结晶牛胰岛素而为全世界所瞩目；1969 年霍奇金（Hodgkin）和其同事用 X-射线结晶学的方法阐明了胰岛素立体结构。随着基因克隆技术的发展，人们已成功地用 DNA 重组技术开发出人胰岛素，用于治疗糖尿病。

幽门螺杆菌与胃溃疡

胃溃疡到底是由什么引起的？在 20 世纪 80 年代初期，压力和生活方式等还被视为导致胃溃疡的主要原因。当时的医学界对这种慢性病束手无策，后来提出的"无酸无溃疡"理论主要针对减少胃酸对胃黏膜的破坏，研发的药物也主要是针对减少胃酸分泌，如西咪替丁、奥美拉唑等。

1982 年，澳大利亚学者巴里·马歇尔和罗宾·沃伦发现了幽门螺杆菌，并证明该细菌感染胃部会导致胃炎、胃溃疡和十二指肠溃疡。但当时医学界普遍认为由于胃中强酸性环境不可能存在细菌，胃溃疡是一种慢性疾病，因此两位科学家的新理论一度被视为荒诞不经。身体健康的马歇尔为证明幽门螺杆菌是胃病"罪魁祸首"，一下子喝了含有幽门螺杆菌的培养液，从此大病一场患了胃炎。这位澳大利亚的科学家用自己"以身试菌"的壮举最终证明自己理论的正确与否，并于 2005 年和沃伦一起获得了诺贝尔生理医学奖。诺贝尔奖评审委员会评价说，马歇尔和沃伦的发现，使胃溃疡从原先人们眼中的慢性病，变成了一种"采用短疗程的抗生素和胃酸分泌抑制剂就可治愈的疾病"。

现在临床医学一般采用抗菌药与抗胃酸药联合用药的三联疗法根治幽门螺杆菌。根除这个溃疡的"幽灵"，将加速溃疡愈合，减少复发，因此胃溃疡这一过去曾被认为不可治愈的疾病终于被现代医学征服了。

从神经毒气到化疗药物

只看到文章的标题，大家一定不会明白为什么神经毒气能和药物联系起来。然而在历史上，特别是两次世界大战期间对毒气弹芥子气的研究，促进了现代肿瘤化疗的形成。

芥子气是第一次世界大战期间使用过的一种十分阴毒的化学武器。它作为是一种毒气，可引起皮肤、黏膜、眼睛及肺部发炎，严重的能导致死亡。

由于芥子气是糜烂性毒剂代表,因此有"毒气王"的称号。日本军国主义者在侵华战争期间就对中国军民多次使用这种毒剂,犯下了滔天罪行。

然而有的研究者后来发现芥子气有明显的生物活性,尤其对淋巴癌有一定的治疗作用,但由于其选择性不高,再加上其严重毒性不能直接作为药用。1941年英国科学家在此基础上合成了芥子气的衍生物氮芥(nitrogen mustard)。1946年,动物实验证实氮芥能明显抑制血细胞生长,可应用于白血病及淋巴瘤的治疗。因此谁也没想到,这个在战争中发展出来的毒气副产品竟然开启了癌症化学疗法的新纪元。

此后的20年,研究者开发出了一系列化学结构类似于氮芥但毒性较小的化学药物—氮芥类烷化剂(alkylating agents)。这类化合物能与细胞核中的DNA结合,使DNA烷化,导致细胞停止生长分裂,从而产生抗肿瘤作用。氮芥类药物现在仍被用来治疗某些类型的淋巴瘤。

化疗——攻克癌症的双刃剑

癌症是威胁人类健康的三大疾病之一,也是目前致死率最高的疾病之一。在癌症治疗过程中经常提到"化疗",就是化学治疗的简称,是指应用化学药物治疗肿瘤的方法。具体来说,就是用通过口服、静脉注射等方法让化学药物在体内杀死或抑制肿瘤细胞的方法。化疗在多种肿瘤治疗方法中占有重要地位,是公认的最传统的有效治疗方法之一。近50年来,随着各种抗癌新药的不断发现,以及联合用药和化疗方案的不断改进,化学治疗进展很快,已成为一种肿瘤治疗的主要手段。单用化学药物,即可使10多种恶性肿瘤获得治愈的机会,使20种以上的恶性肿瘤得到缓解,明显延长患者生命或缓解症状。而且化学治疗具有全身治疗,消灭微小病灶,不需要昂贵设备,便于普及等优点。

但是,化疗药物在杀伤、杀死肿瘤细胞的同时,对机体正常细胞也会产生一定的影响和损伤。所以,在治疗的同时,会产生一些毒副反应,尤其是大剂量服用抗癌药的时间。

脱发是化疗过程中常见的不良反应之一。脱发与用药剂量及用药途径有关。口服用药及一般剂量用药时,只导致毛发变稀、枯黄;大剂量冲击疗法后,脱发明显。脱发的原因是什么呢,中医认为"发为血之余",由于化疗

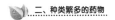

引起的血虚,毛发失营养滋润,故多枯萎、脱落。由于发根部毛囊没有被破坏,在化疗结束后,头发通常都可以重新长出,而且可能长得比治疗前更粗更茂密。如果在化疗时,辅之以养血、补气、滋补肝肾的中药以及具有该功效的食品,有保护毛发的作用。

抗癌药新星—紫杉醇

1967 年美国化学家首先从太平洋紫杉树皮中提取出来的具有独特抗癌活性的紫杉醇(图 2-14)。由于其独特的抗癌机制和广谱高效的抗癌活性,紫杉醇成为近年来抗肿瘤药物研究热点。

紫杉醇是一种高效细胞毒素,具有独特的抗癌机制。它作用于微管蛋白。微管是真核细胞的一种纤维蛋白,与细胞的有丝分裂紧密相关,对于迅速分裂的肿瘤细胞,紫杉醇"冻结"有丝分裂纺锤体,从而使肿瘤细胞停止在 G2 期和 M 期,直至死亡。紫杉醇表现出广谱而高效的抗癌活性,对人的卵巢癌、乳腺癌、宫

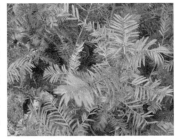

图 2-14 紫杉

颈癌、肺癌、CNS 癌、黑色素瘤、肝癌和白血病细胞系等有细胞毒作用。其抗癌活性高于噻唑呋啉、顺铂、依托泊苷、阿霉素和氟尿嘧啶等常用抗癌药物。然而紫杉醇在使用过程中出现了两个主要问题:

第一个问题是产量太低。红豆杉属植物全世界仅有 11 种,生长缓慢,种群密度小,自身繁殖度低。紫杉醇主要从树皮中提取,但含量极低,而树皮剥去后树木将死亡,使来源受到限制。据估计,仅用于其他药物治疗无效的癌症,全世界每年需要紫杉醇 70 千克。如果考虑到药物配伍应用等其他方面,年需求量可能超过 300 千克,约合 75 万株树木/年。以目前的提取分离方法,这样大的供应量无疑会威胁到红豆杉属植物的长期存留和地区分布。因此,采用各种手段寻找紫杉醇及其类似物的替代资源已成为当前的研究热点。

另一个问题是紫杉醇水溶性很差,难以制成合适制剂。因此一些大的制药企业纷纷开始化学合成或寻求其他紫杉醇的来源,以及开发新的制剂类型。希望不久的将来,科学家们能解决上述问题,使紫杉醇能最终造福于

广大癌症患者。

来自于中国的抗癌药—喜树碱

喜树碱是从中国特有珙桐科植物喜树(图 2-15)中提取有效成分。珙桐(*Oavidia involucrate*),又名鸽子树,因其下垂的头状花序基部具有两个白色的大苞片,像飞鸽的翅膀而得名,是闻名于世的观赏树种。珙桐属蓝果树科,该科只有 1 属(珙桐属)1 种。早在第三纪(2 000 万～6 000 万年前),珙桐科植物广泛分布于世界各地。到第四纪冰川时期(150 万～200 万年前),该科所有物种除珙桐外皆已灭绝。珙桐分布于湖北、湖南、陕西、四川、贵州、云南等省,模式标本采自四川宝兴。20 世纪初,珙桐被引种到东亚及欧美等国作为庭园树种。

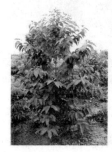
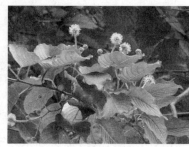
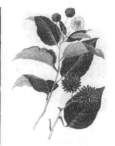

图 2-15 喜树

现代医学研究发现,喜树碱及其衍生物能够通过抑制拓扑异构酶,阻断肿瘤细胞染色体 DNA 的复制,从而导致肿瘤细胞无法合成蛋白质而死亡。

尽管喜树碱具有显著的抗肿瘤和抗白血病活性,但它在水和有机溶剂中几乎不溶,给临床应用带来了困难。因此寻找毒副作用小、抗癌谱广的喜树碱类似物的研究备受人们的关注。最近某些喜树碱的类似物以及基于喜树碱的半合成和合成药物,比如拓扑替康和依立替康以及其他产品,已经用于癌症的治疗,并已经在临床上取得了满意的治疗效果。

我国作为喜树的原产国,是原料喜树碱的主要供给国。但是相关的研究仅局限于提高喜树碱的产量和喜树碱生产技术等前期基础与应用研究,在喜树碱半合成衍生物的合成以及相关活性筛选方面尚未展开工作。因此我们对喜树碱的研究还任重而道远。

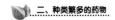

阿托品与有机磷农药中毒

有机磷农药多属于有机磷酸酯类,它们与体内胆碱酯酶结合后,使胆碱酯酶失去水解乙酰胆碱的能力,造成乙酰胆碱在体内大量积聚,引起一系列的中毒症状。有机磷杀虫药中毒的治疗最理想是胆碱酯酶复活药与抗胆碱药物阿托品合用。

阿托品是从颠茄(图 2-16)中分离出的药物。颠茄的根作为镇痛药已经有几百年的历史了。中世纪将颠茄作为毒药使人致死。古代西班牙妇女则用此植物煎剂滴眼,引起瞳孔扩大而显得漂亮。体内脏器痉挛引起的绞痛也可以用颠茄来缓解,口服颠茄解除腹痛效果很好,成为历史悠久的民间治疗方法。与颠茄成分相似的植物还有莨菪和曼陀罗,在我国已经有很长的使用历史。

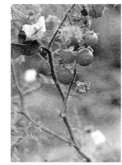

图 2-16　颠茄

阿托品从颠茄中分离出来后,经过研究发现可以松弛平滑肌,解除平滑肌痉挛,抑制腺体分泌;解除迷走神经对心脏的抑制,使心跳加快;散大瞳孔,使眼压升高;兴奋呼吸中枢。因此临床常用于抢救中毒性休克,有机磷农药中毒;治疗内脏绞痛;包括胃肠痉挛引起的疼痛,肾绞痛、胆绞痛;眼科用来放大瞳孔。但该药也有不少副作用,如口干、眩晕、皮肤潮红、心跳加快、兴奋,因此青光眼病人禁用。

多巴胺、乙酰胆碱与帕金森病

帕金森病是 1817 年由英国医师 Parkinson 首先发现,是一种影响运动的进行性发展的神经系统疾病,也是当前中老年人最常见疾病。一般在 50～65 岁开始发病,且随年龄增长而发病率也增加。症状主要表现为运动障碍、震颤和肌肉僵直。美国至少有 150 万帕金森病人,是继中风和癫痫之后的第三种最常见的神经系统疾病。

帕金森病是由于大脑内黑质—纹状体的神经细胞被破坏引起的。黑质—纹状体的神经细胞主要通过多巴胺传递信息。当黑质细胞死亡时,就不再能产生和释放多巴胺,这样,运动信号就不能传递。大脑中的另一种称为乙酰胆碱的化学物质与多巴胺一起调节黑质—纹状体功能。多巴胺和乙酰胆碱两种化学递质在相应的神经细胞之间有一种相互制约的关系,帕金森病患者的脑组织中乙酰胆碱的含量是正常的,只是由于多巴胺的含量降低,导致胆碱能神经细胞的功能相对亢进,并引起了一些帕金森病的症状。

至今为止,对帕金森病均系对症治疗,尚无根治方法可以使神经细胞变性恢复。现代医学治疗帕金森病,一是增强多巴胺的作用,二是降低乙酰胆碱的作用,以使二者的相互作用达到一种新的平衡状态。相应的药物主要有两类,一类为抗胆碱受体药,另一类为补充多巴胺,常用为左旋多巴。病人服用的左旋多巴是多巴胺的前体,在大脑中可以转化为多巴胺发挥作用。

一氧化氮——一把打开生命科学大门的钥匙

卡罗林斯卡研究所的诺贝尔奖委员会决定,将1998年的诺贝尔生理医学奖联合授予罗伯特·F·弗奇戈特、路易斯·J·伊格纳罗和弗雷德·穆拉德,以表彰他们发现氧化氮是心血管系统的一种信号分子。一氧化氮(NO)是一种在组织间传递信号的气体,细胞产生NO作为信号分子传递信号,透过细胞膜调节另一个细胞的功能,是生物系统信号传导的一种全新的原理。一氧化氮参与机体抵御细菌过程,可在心血管系统中以及脑神经细胞之间起到传递信号(信使)的作用,用吸入一氧化氮的方法可治疗新生儿肺动脉高压症,还可通过令血管扩张使阴茎勃起。他们的研究成果对于研制治疗心血管疾病的药物有重要意义,而西地那非(伟哥,VIAGRA)则是他人运用这一研究成果获得的"副产品"。

一氧化氮(nitric oxide,NO)1992年被美国《科学》杂志评为明星分子,它具有独特的理化性质和生物活性:分子小,呈气态;易被氧化,极不稳定,半衰期仅3～5秒;具有脂溶性,能通过生物膜快速扩散,因而在细胞间较广泛地起作用,在神经系统内具有类似神经递质的信息传递功能;在免疫系统发挥杀灭肿瘤细胞和细菌的细胞毒因子作用;它还是自由基。人们早就发现哺乳动物硝酸盐及亚硝酸盐类的排出量超过摄入量,但直到20世纪80年代初才由Green等证实哺乳动物本身能合成这类化合物,并与巨噬细胞有关。巨噬细胞具有合成一氧化氮的酶即一氧化氮合酶(nitric oxide synthase,NOS),在该酶的作用下L-精氨酸(L-Arg)经氧化生成NO及瓜氨酸,

NO 可进而代谢成亚硝酸盐及硝酸盐。研究表明巨噬细胞杀灭细菌的作用主要与 NO 有关,同样,上世纪 80 年代初人们也开始认识到 NO 在心血管系统的作用。1980 年 Furchgott 和 Zawadzka 报道乙酰胆碱、缓激肽(bradykinin)和 ATP 等引起的血管舒张作用依赖于血管内皮细胞的存在,并由一种不稳定的体液因子介导。他们将这种因子称为内皮源性舒张因子(endothelium-derived relaxing factor,EDRF)。1986 年弗奇戈特等提出 EDRF 可能就是 NO 的假设。他们用药理学方法对 EDRF 与 NO 进行比较,发现两者的作用十分相似,它们都能引起血管松弛,抑制血小板聚集,减少血小板的黏附,并能使聚集的血小板解聚。它们的半衰期都很短,都可被血红蛋白及亚甲蓝(methylene blue)所抑制,都是通过激活鸟苷酸环化酶使 cGMP 含量增加而发挥作用。此外,用化学方法直接测定 NO,证明缓激肽可引起 NO 的释放。这些结果都支持弗奇戈特的假设。进一步的研究表明 NO 在哺乳动物的作用并不仅限于免疫及心血管系统,它的作用几乎涉及到所有的器官。1988 年 Garthwaite 等证明兴奋性氨基酸 NMDA 可使大鼠小脑细胞 cGMP 水平升高,并伴有一种血管内皮源性舒张因子样物质的释放。Garthwaite 等及 Bredt 和 Synder 进而发现大鼠小脑中 NMDA 引起的 cGMP 水平的升高可被 L-Arg 加强,被 NOS 的制剂 N-单甲基-L-精氨酸(N-monomethyl-L-arginine,L-N MMA)所拮抗。该结果提示 NO 可能作为一种信息传递物质在神经系统起作用。由此激起了许多神经科学工作者对 NO 的极大关注,NO 在神经系统的作用相继被发现。正常情况下,神经元合成和释放适量 NO,参与多种神经功能,但若合成和释放过多,则会诱发细胞毒作用,导致细胞损伤,加速神经元凋亡或死亡。

总之,一氧化氮在生物体系中的许多特殊生理功能,已被科学家们所证实。尽管这一领域仍有许多问题等着人们更进一步的深入研究,但是,一氧化氮作为打开神秘生命科学大门的一把钥匙,为人类展示了十分美好的前景。

高血压与药物治疗

心脑血管疾病是严重危害着人类健康的常见病、多发病,随着人类生活水平的提高和社会人口的老龄化,发病率日益上升。而高血压是其中最主要的疾病,也是我国心脑血管疾病中最多发的一种。对人类的健康威胁很大,而且会造成生活质量的下降。

根据世界卫生组织建议,如果成人收缩压≥140 mmHg,舒张压≥90 mmHg即可判定为高血压。

高血压在临床上常见的症状有头痛、头晕、耳鸣、健忘、失眠、乏力、心悸等一系列神经功能失调的表现,同时可造成心、脑、肾等重要脏器的缺血性病变。症状的轻重和血压的高低不成比例。这些都严重影响了病人的正常生活。

目前临床上用于治疗高血压的药物主要有:利尿药如氢氯噻嗪等,β受体阻断药如普萘洛尔等,钙拮抗药如硝苯地平等,血管紧张素酶转化酶抑制药如卡托普利、伊那普利等,α受体阻断药如哌唑嗪等,血管紧张素受体阻断药如氯沙坦等,其他类药物如可乐定、肼屈嗪等。

治疗白血病的新武器——砒霜

砒霜的化学名是三氧化二砷,属于无机砷化合物之一。但一般大众对它的认识则来源于电视和文学作品,因为在从古至今的文学作品中砒霜都是被作为毒药用于各种阴谋诡计,被害人则七窍流血状,惨不忍睹。因此如果说砒霜能治病,大家都不会相信。

其实早在19世纪中叶,三氧化二砷就被广泛用作治疗风湿病、哮喘等症以及外用杀灭(皮肤)寄生虫的药物。在1915年出版的第2版《英国药典》中收载亚砷酸钾溶液可用于医治恶性贫血症。20世纪30年代以后,医学界认为砷有致癌作用,故此后砷化合物不再被用作临床用药。

斗转星移,到了20世纪90年代上海瑞金医院陈竺教授通过研究发现,三氧化二砷注射剂可用来治疗其他药物无效的急性早幼粒细胞白血病。这一医疗新成果在美国权威医学刊物《新英格兰医学杂志》披露后,在西方医学界引起极大震动。随后,美国医生迅速组织三氧化二砷注射剂治疗急性早幼粒细胞白血病的临床验证试验。几十名用其他常规化疗药治疗无效的白血病病人分别注射三氧化二砷,绝大部分病人在2~4周内症状缓解,其中部分病人痊愈出院。

陈竺教授的成果已被国外同行所公认,美国相关医药公司也开始生产

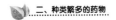

该类药物。2003年瑞金医院血液科治疗急性早幼粒细胞白血病又创奇迹,率先在国内外采用全反式维甲酸联合三氧化二砷给药,治疗66例初发患者,经26个月随访无一例复发。有关专家目前认为,这一国际首创的临床研究成果开创了一条全新的治疗白血病的道路。

单宁及其用途

单宁又称单宁酸、鞣质,存在于多种树木(如橡胶树和漆树)的树皮和果实中,也是这些树木受昆虫侵袭而生成的虫瘿中的主要成分。单宁不是单一化合物,化学成分比较复杂,一般为黄色或棕黄色无定形松散粉末,在空气中颜色逐渐变深,有强吸湿性。

单宁长期以来仅被我国人民用来鞣制生皮使其转化为革。自20世纪50年代后,单宁能与蛋白质、多糖、生物碱、微生物、酶、金属离子反应的活性以及它的抗氧化、捕捉自由基、抑菌等作用被揭示后,其应用前景和范围迅速扩大。目前它在食品加工、果蔬加工、贮藏、医药和水处理等方面已取得重要突破,并且在化妆品生产中也崭露头角。

目前的研究发现单宁在红葡萄酒中含量较多,有益于心血管疾病的预防。葡萄酒中的单宁一般是由葡萄籽、皮及梗浸泡发酵而来,或者是因为存于橡木桶内而萃取橡木内的单宁而来。单宁的多少可以决定酒的风味、结构与质地。缺乏单宁的红酒质地轻薄,没有厚实的感觉,薄酒莱红酒就是典型代表。单宁丰富的红酒可以存放经年,并且逐渐酝酿出香醇细致的陈年风味。当葡萄酒入口后口腔感觉干涩,口腔黏膜会有褶皱感,那便是单宁在起作用。

抗生素

抗生素(antibiotics)原称抗菌素,是微生物的次级代谢产物。是一种在低浓度下具有抑制或杀死其他微生物的化学物质。1929年英国学者弗莱明首先发现了青霉素,其后人们相继发现了链霉素、头孢菌素、四环素、红霉素、氯霉素等一系列抗生素和半合成抗生素。目前所用的抗生素大多数是从微生物培养液中提取的,有些抗生素已能人工合成。由于不同种类的抗生素的化学成分不一,因此它们对微生物的作用机制也很不相同,有些抑制蛋白质的合成,有些抑制核酸的代谢,有些则抑制细胞壁的合成。

抗生素可使95%以上由细菌感染而引起的疾病得到控制,除在临床上广泛用于控制细菌引起的各种感染外,目前还用于抗肿瘤、抗病毒和免疫调节功能。还被广泛应用于家禽、家畜和农作物等病害的防治等等。抗生素还应用于食品保存,如四环素应用于肉类等的保存,制霉菌素应用于柑橘等的保存。利用四环素能与肿瘤组织结合的特性,可将这种抗生素作为载体以提高抗肿瘤药物的药效。抗生素虽然能有效地防治人类的疾病,但在临床使用上还存在着微生物对抗生素的耐药性问题,如某些地方耐药的金黄色葡萄球菌已达80%～90%,有些用药者对抗生素会产生过敏反应。对于这些问题有待于今后研究解决。

抗生素与抗菌药是一回事吗

抗生素是否等于抗菌药?是抗生素包含抗菌药,还是抗菌药包含抗生素?许多行业内人士也说不清楚,那么,到底二者是怎么回事呢?抗生素和抗菌药都是指抑制或杀灭微生物或细菌的药物,在日常生活和临床使用中,这两个名词常被混用,但从严格的专业角度讲,这两个名词是有明显区别的。

抗生素原意是指这样的一种化学物质,它由某种有机体(一般来说是某种微生物)所产生,在稀释状态下,对别种微生物有抑制或杀灭作用。抗生素依据它们的作用对象以及功能的不同,可分为抗细菌作用、抗病毒作用和抗真菌作用等。比如由青霉菌属所产生的青霉素,以及头孢菌素和链霉素等是抗细菌的抗生素;治疗单纯性疱疹的阿糖腺苷是抗病毒的抗生素药;两性霉素B是有抗原生动物感染的抗生素。

抗菌药(antibacterials)是指一类对细菌有抑制或杀灭作用的药物,除部分抗生素外,还包括合成的抗菌药,比如磺胺类和喹诺酮类等。

抗生素和抗菌药都是化学药物,同属于抗微生物类药(antimicrobial drugs)或抗感染药(anti-infective drugs)。抗生素是抗菌药不太恰当的旧称。虽是如此,国内外都有人认为,如此将抗生素和抗菌药进行严格区分已无多大意义,因为原来来源于微生物的抗生素现在大都来源于人工合成或半合成,因此主张凡是抑制细菌生长繁殖或杀灭细菌的药物都可称之为抗

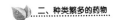

生素或抗菌药,比如不列颠百科辞典就把喹诺酮类列为抗生素。但早期抗菌药磺胺类一般按习惯仍称为抗菌药,而不称抗生素。也有人主张,只要母体结构与自然抗生素相近,不论天然、合成还是半合成抗微生物药,都可称为抗生素,否则为非抗生素。

抗生素的种类

自 1940 年青霉素开始应用于临床以来,到目前为止抗生素的种类已达几千种,而在临床上常用的亦有几百种。其分类有以下几种:

(1)β-内酰胺类:包括青霉素类和头孢菌素类,其分子结构中均含有 β-内酰胺环。近年来又有较大发展,如硫霉素类(thienamycins)、单内酰环类(monobactams),β-内酰酶抑制剂(β-lactamadeinhibitors)和甲氧青霉素类(methoxypeniciuins)等。

(2)氨基糖苷类:包括链霉素、庆大霉素、卡那霉素、妥布霉素、丁胺卡那霉素、新霉素、核糖霉素、小诺霉素和阿斯霉素等。

(3)四环素类:包括四环素、土霉素、金霉素和强力霉素等。

(4)氯霉素类:包括氯霉素和甲砜霉素等。

(5)大环内酯类:临床常用的有红霉素、白霉素、无味红霉素、乙酰螺旋霉素、麦迪霉素和交沙霉素等。

(6)其他抗生素:作用于革兰阳性菌的抗生素,如林可霉素、氯林可霉素、万古霉素和杆菌肽等;作用于革兰阴性菌的抗生素,如多黏菌素、磷霉素、卷霉素、环丝氨酸和利福平等;抗真菌抗生素,如灰黄霉素;抗肿瘤抗生素,如丝裂霉素、放线菌素 D、博莱霉素和阿霉素等;具有免疫抑制作用的抗生素,如环孢霉素。

头孢菌素分代是怎么回事

头孢菌素类(cephalosporins)是应用头孢菌培养得到的天然头孢菌素 C 作为原料,经半合成改造而得到的一类抗生素。常用药物约 30 种,按其发明年代的先后和抗菌性能的不同而分为一、二、三、四代。

(1)第一代头孢菌素:是 60 年代初开始上市的。从抗菌性能来说,对第一代头孢菌素敏感的菌主要有 β-溶血性链球菌和其他链球菌、包括肺炎链球菌(但肠球菌耐药),葡萄球菌(包括产酶菌株)、流感嗜血杆菌、大肠杆菌、克雷伯杆菌、奇异变形杆菌、沙门菌和志贺菌等。但是,第一代头孢菌素对革兰阴性菌的 β-内酰胺酶的抵抗力较弱,因此,革兰阴性菌对这一代抗生素较易耐药。常用品种有头孢唑林、头孢氨苄、头孢拉定、头孢羟氨苄和头孢克罗等,除头孢唑林只能供注射外,其他口服,也称口服头孢。

(2)第二代头孢菌素:对革兰阳性菌的抗菌效能与第一代相近或较低,而对革兰阴性菌的作用较为优异,具有抗酶性能强和抗菌谱广等优点。第二代头孢菌素的抗菌谱较第一代有所扩大,对奈瑟菌、部分吲哚阳性变形杆菌、部分枸橼酸杆菌和部分肠杆菌属均有抗菌作用。主要品种有头孢孟多、头孢呋辛和头孢替安等。

(3)第三代头孢菌素:对革兰阳性菌的抗菌效能普遍低于第一代(个别品种相近),对革兰阴性菌的作用较第二代头孢菌素更为优越。第三代头孢菌素的抗菌谱比第二代又有所扩大,对铜绿假单胞菌、沙雷杆菌、不动杆菌、消化球菌以及部分脆弱拟杆菌均有效,耐酶性能强。因此,对第一代或第二代头孢菌素耐药的一些革兰阴性菌株有效。

(4)第四代头孢菌素:近年来发现一些新品种如头孢匹罗(cefpirome)等,不仅具有第三代头孢菌素的抗菌性能,还对葡萄球菌有抗菌作用,称为第四代头孢菌素。

你知道大环内酯类抗生素吗

大环内酯类抗生素是由链霉菌产生的弱碱性抗生素,因分子中含有一个内酯结构的 14 或 16 元环而得名。红霉素是这类药物中最典型的代表。大环内酯作用于细菌核糖体蛋白 50s 亚单位,阻碍细菌蛋白质的合成,属于生长期抑制剂。这类药物的抗菌谱主要为革兰阳性菌及某些革兰阴性球菌,包括葡萄球菌、粪链球菌、脑膜炎球菌、炭疽杆菌、淋球菌、白喉杆菌、百日咳杆菌、产气梭状芽孢杆菌、布氏杆菌、弯曲杆菌、军团菌、钩端螺旋体、肺炎支原体、立次克体和衣原体等。大环内酯类药物之间有密切的交叉耐药性存在,因而非诱导耐药性的大环内酯类药物的开发受到重视。

共同特点为:① 抗菌谱窄,但比青霉素略广,主要作用于需氧革兰阳性菌和阴性球菌、厌氧菌,以及军团菌、胎儿弯曲菌、衣原体和支原体等;② 各药之间有不完全交叉耐药性;③在碱性环境中抗菌活性较强,治疗尿路感染时常需碱化尿液;④口服后不耐酸,酯化衍生物可增加口服吸收;⑤血药浓度低,组织浓度相对较高,痰、皮下组织及胆汁中明显超过血药浓度;⑥不易透过血脑屏障;⑦主要经胆汁排泄,进行肝肠循环;⑧毒性低。口服后的主要不良反应为胃肠道反应,静脉注射易引起血栓性静脉炎。

不良反应:①肝毒性。在正常剂量下,肝毒性较小,但酯化红霉素则有一定的肝毒性,故只宜少量且短期应用;②耳鸣和听觉障碍;③可致药物热、药疹、荨麻疹等过敏反应;④因有局部刺激性,不宜肌注。静滴可引起静脉炎,故滴液宜稀(0.1%);⑤可抑制茶碱的正常代谢,导致茶碱浓度升高而至中毒,甚至死亡,因此联合应用时应进行血浓度监测,以防意外。

抗生素使用四大误区

抗生素应用于临床已经有半个多世纪了,对治疗感染性疾病起到了巨大的作用。但是,由于我国在抗生素使用中管理不严,现已成为世界上细菌耐药最严重的国家之一。这主要是由于利益的驱使,加之消费者医药知识匮乏,使抗生素的使用出现了4个误区。

误区一:许多人认为抗生素是退烧药,随意使用。的确,病人发生细菌感染时会伴有发热,经过使用抗生素使得炎症消退,体温自然恢复正常。但是,不是所有的发热都是由细菌感染引起的,一般常见的伤风感冒是由病毒所致,虽然也出现发热,但用抗生素毫无用处,而服用对症中药及解热镇痛药多可以奏效。

误区二:抗生素越新、越贵,疗效就越好。不少病人时常向医生点名要求使用新的、贵的抗生素。殊不知,每一种抗生素都有各自的特点,医生应针对病情选用对致病菌作用强、药物在感染部位浓度较高的品种,才能取得最佳的疗效;执业药师更应依据病人的病因配一些对症的抗生素。盲目选择新的、贵的抗生素是不理智的。

误区三:不少人认为应"谨慎"为妙,随意应用抗生素预防细菌感染。哪怕是皮肤外伤、手术清除表浅的小囊肿等无菌手术,有人也一律使用抗生素;如果不幸遭遇脑出血或者休克,那更要大动干戈,连续注射抗生素。事实上,如此滥用非但预防不了感染,反而会引起诸多不良反应。

误区四：患有细菌感染，立即使用抗生素。有些人只要患有细菌感染，就会立即使用抗生素，如果疗效不佳，则更换药物，车轮大战，根本不重视必要的细菌培养。如果临床医生不能明确致病菌，用药很容易盲目，还会延误了治疗和抢救的时机。

可喜的是，这些严重的后果引起了有关部门的高度重视。目前，国家医药卫生行政部门正积极制定和实施合理应用抗生素的指南，规范临床用药。合理应用抗生素和防止出现耐药性，绝不是医疗单位和医药流通部门就可以完成的，它需要良好的大环境。我们应该让全社会一起珍惜人类的宝贵财富—抗生素。

青霉素 G 过时了吗

青霉素 G 是最先得到的天然青霉素，距今已有半个多世纪的历史。青霉素 G（就是普通青霉素）以它高效、低毒和价廉深受广大病人和医务工作者的欢迎，随着医药科技的高速发展，很多新型青霉素、头孢菌素以及其他抗生素相继问世，形成了庞大的抗生素阵容。但是，青霉素以它独有的特点，仍无法为其他抗生素所全部替代。

有人说："青霉素 G 太老了，都耐药了。"这不能一概而论，我国幅员辽阔，经济发展很不平衡，在经济落后地区没有用过青霉素 G 的人还有很多，就是在沿海发达地区没有用过青霉素 G 的人也不是少数。再者，不是从前用过青霉素 G，以后再用就不管用了；也不是青霉素 G 抗菌范围之内的细菌都易耐药，只有金黄色葡萄球菌对它最易产生耐药性。青霉素 G 主要用于球菌及某些阳性杆菌的感染，如链球菌、肺炎球菌、葡萄球菌、淋病双球菌、类杆菌和奇异变形杆菌等。这些细菌所致的感染性疾病最普通、最常见，对这些感染性疾病冲锋陷阵的当数青霉素 G，没有青霉素 G 把好这第一道防线，那就容易出大毛病，轻者可致高热不退，感染加重；重者可引起菌血症和败血症，甚至危及生命。所以，我们不能小瞧青霉素 G 的威力。有些医疗单位受经济利益的驱动，往往忽视了这一点，不管感染轻重，也不管细菌与疾病的关系，动辄头孢菌素，一代的不用用三代的，国产的不用用进口的，其价格每支少则十几元，多则几十元甚至上百元，一个普普通通上呼吸道感染，有的要花几百元甚至数千元。青霉素作为第一道抗菌防线的保护神，如果不能固守,病情严重,选用其他抗生素还是可以的,如不是这样那是不对的。

青霉素 G 犹如百年老药阿司匹林,常用不衰。它成了百姓抗菌消炎的当家药。据统计,青霉素 G 的用量相当于其他抗生素的总和。我国是青霉素原料生产的大国,年产量逾万吨,除了半合成青霉素外,更多的还是青霉素 G,以此看,青霉素 G 仍是抗菌消炎的主力军。

什么是生化药物

谈到生化药物,还要从生物化学说起。生物化学,就是用化学和物理的方法研究生命体的物质组成及其新陈代谢的一门科学。在生物化学的基础上我们可以了解到,人体有很多生命基本物质如蛋白质、核酸、糖类、脂质等,它们是生命活动的物质基础。这些基本物质在生命活动中不断进行着复杂而又有规律的化学变化,即新陈代谢。从某种意义上来说,人体就像一个复杂、精细、高级的化工厂。人们平时的食物和饮料就像是工厂的原料,在外界条件的刺激下,在各种器官及酶、激素等的作用下生产出人体需要的物质,消除人体不需要或对人体有害的物质。比如,人感冒的时候,有病毒或细菌侵入人体,人体就会运作起来,生产出一种叫做抗体的物质,消灭掉入侵的有害物质,并将其排泄出来。

有一些科学家发现有些身体强健的人得病后不用吃药,会自然康复,开始设想如果把这些在人体内起作用的活性物质分离出来,像体外药物一样正常的服用,就能治好很多还未能通过化学药物解决的疾病。于是在科学家的努力下产生了生化药物。生化药物是指从生物体提取、分离、纯化的可以预防、诊断、治疗疾病的一大类活性物质,如氨基酸、多肽和蛋白质、核酸及其衍生物、酶、激素、糖类和脂质等。这类药物,本身是人体内所固有的生物活性物质,但不可能完全从人体内得到,于是人们想到可以间接地从其他动植物身上获得或通过化学、微生物及现代生物技术的方法合成。同时,人们也开始对这些生命基本物质进行结构变化,以期获得更多更有效的药物。随着制药技术的飞快发展,生化药物也在以前所未有的速度得到研究开发与应用。由于其针对性强、不良反应小、疗效明显等优点,在人们的日常生活中广泛应用。

氨基酸类药物

氨基酸是生物体内构成蛋白质分子的基本单位,与生物的生命活动有着密切的关系。作为生物大分子的各种蛋白质,之所以在生命活动中表现出各种各样的生理功能,主要取决于蛋白质分子中氨基酸的组成、排列顺序以及形成的特定空间结构。蛋白质和氨基酸之间的不断分解与合成,在机体内形成一个动态平衡体系,任何一种氨基酸的缺乏或代谢失调,都会破坏这种平衡,导致机体代谢紊乱乃至疾病。氨基酸类药物是治疗因蛋白质代谢紊乱和缺乏所引起的一系列疾病的生化药物,有着广泛的临床疗效。氨基酸缺乏可导致机体生长迟缓、自身蛋白消耗、生理机能衰退、抵抗力降低以及一系列临床症状。

(1)具有营养作用的氨基酸:氨基酸类药物是具有高度营养价值的蛋白质补充剂。急慢性感染和一切消耗性疾病,需要的营养物质特别是氨基酸比正常人多,如果补充不足,就可导致重度营养不良而使病情加重,甚至引起死亡。因此,补充氨基酸,尤其是体内不能合成或合成的速度达不到机体的需要量的必需氨基酸(如:缬氨酸、蛋氨酸、异亮氨酸、苯丙氨酸、亮氨酸、色氨酸、苏氨酸和赖氨酸),是最佳的辅助治疗手段。

现在用于补充营养的氨基酸药物主要有氨基酸输液、氨基酸口服液等。他们的特点是含有高氨基酸(高氮量),可以有效地补充氮源;含有必需氨基酸和近十种非必需氨基酸,各种必需氨基酸有维持人体正常发育的保健营养作用,可以更好地调节代谢并符合生理要求。

现在由多种氨基酸组成的复方制剂在现代静脉营养输液以及"要素饮食"疗法中占有非常重要的地位,对维持危重病人的营养、抢救患者生命起积极作用,成为现代医疗中不可少的医药品种之一。在复方氨基酸制剂中配以适量的糖类等,则可减少氨基酸作为能源物质被消耗,提高其利用率。在复方氨基酸制剂中,应优先考虑提供充足的必需氨基酸。如赖氨酸,体内不能合成,在食品中含量不足,且烹调过程中易受破坏,补充应占首要地位,成年人每天需要量为 12 mg/kg 体重,婴幼儿为 180 mg/kg 体重,因而补充赖氨酸对婴幼儿的生长和发育有特殊意义。

(2)能治病的氨基酸:除可补充营养外,氨基酸还可以治病。有些氨基酸本身可以治病,例如,谷氨酸、精氨酸、天门冬氨酸、胱氨酸、L-多巴等氨基酸单独作用治疗一些疾病,主要用于治疗肝病疾病、消化道疾病、脑病、心血管病、呼吸道疾病以及用于提高肌肉活力、儿科营养和解毒等。有些氨基酸可以与其他的药物一起应用来治疗疾病,如赖氨酸可作为利尿剂的辅助药物用以治疗因血中氯化物减少而引起的铅中毒现象,可与酸性药物(如水杨酸等)生成盐来减轻后者的不良反应,还可与甲硫氨酸合用辅助治疗重症高血压。谷氨酸与维生素 B_6 合用可辅助治疗妊娠呕吐。

此外,氨基酸衍生物有可能成为一类治疗癌症的药物。不同癌细胞的增殖需要消耗大量某种特定的氨基酸,寻找这种氨基酸的类似物即代谢拮抗剂被认为是治疗癌症的一种有效手段。天冬酰胺酶能促进体内天冬酰胺的分解代谢,从而能阻止需要天冬酰胺的癌细胞(白血病)的增殖。天冬酰胺的类似物 S-氨甲酰基-半胱氨酸经动物试验证明对白血病有明显的治疗效果。目前已试制的氨基酸类抗癌物有 10 多种,如 N-乙酰-L-苯丙氨酸、N-乙酰-L-缬氨酸等,其中有的对癌细胞的抑制率可高达 95% 以上。

作用强大而特异的激素类药物

人体的细胞可以比作社会中的人。人除了要直接与其他人接触外,还要通过电话、网络、邮件等方式与人交往以协调自己和社会的平衡与相容。细胞也是这样,除了直接接触交换小分子、协调代谢反应、决定组织分化外,还要进行远距离的联系,因此必须由某种细胞外物质起信号作用。激素就是这样一类由细胞产生的起信号转导作用的重要的调节分子。通常激素由机体的特殊腺体合成和释放,通过循环系统,到达特异性受体,并与其专一性地结合,作用于受体的微量化学信息分子,起到信号传递的作用。

如果激素缺乏或激素传递途径异常,会导致某些功能的障碍,并导致疾病。例如,糖尿病,是由于某种原因引起胰岛功能不全或抑制,引起的胰岛素的缺少或抑制,从而造成了糖代谢紊乱,以至血糖过高、尿糖出现。

微量的激素就能起到强大的调节作用。众所周知,胰岛素在人体内发挥着重要的降血糖作用。但其在正常人体血浆内含量空腹时仅在 5～25 mU/L,进餐后增加 5～10 倍。如此微量的胰岛素如果缺失,却会引起严重的糖尿病。

激素的作用有特异性。激素仅与特定的受体结合,然后发挥生物学效应。好多糖尿病人胰岛素水平不低,但是体内缺乏与胰岛素结合的受体,胰岛素在这类病人体内也发挥不了作用,从而引起糖尿病。这就像一把钥匙只能打开一把锁,进入一扇门,如果钥匙不对是打不开锁的,也就进不了门。

激素之间相互协调影响,共同调节人体。例如降钙素和甲状旁腺素:当人体血钙浓度过高时,降钙素就会分泌增加,而降低血钙;血钙浓度低于正常值的时候,可刺激甲状旁腺素分泌增加,并反馈性的抑制降钙素的分泌而使血钙升高。降钙素与甲状旁腺素这两种激素相互的协调与制约,共同维持血钙的平衡状态。

调节细胞生长的因子

在研制动物组织培养物的过程中,发现多种多肽或蛋白质(如集落刺激因子,CSF)能够刺激或抑制特定类型细胞的生长,称为细胞因子。细胞因子通常量微,它们通过与靶细胞的表面受体结合来发挥作用。不同的组织细胞有其特异的生长调节因子,例如:表皮细胞有表皮生长因子、血管细胞有血管内皮生长因子、神经细胞有神经生长因子、骨细胞有骨生长因子等。细胞因子按功能可分为白细胞介素(IL)、干扰素(IFN)、集落刺激因子(CSF)、肿瘤坏死因子(TNF)、趋化因子(CK)等。

现在已经发现有很多类这样的因子,有些已经作为药物在临床应用。例如,促红细胞生成素(EPO)是一种刺激红细胞生长的因子,在临床上主要用于治疗肾性贫血以及肿瘤等各种慢性疾患所伴发的贫血。贫血是高发的综合征,不仅意味着各种恶性病治疗结果的不良预后,可能还与对肿瘤的放疗和化疗产生的抗性有关,EPO 可以解决这个难题。由于 EPO 能促进血液中红细胞数量的增加,从而提高血液的载氧能力,EPO 也被某些耐力项目(如长跑、自行车、游泳、划船等)运动员滥用借以提高体能,而长期使用可造成健康的严重危害。1989 年,国际奥委会医学委员会将 EPO 正式列为禁用药物。

神经生长因子能促进神经细胞的再生,就像一只灵巧的手,可以巧妙地缝补好神经组织中破损老化的地方。在临床除用于治疗外伤的神经损伤、视神经病变、角膜溃疡等神经性疾病外,对帕金森病和老年性痴呆

(Alzheimer's disease)也有疗效。沉默的杀手——帕金森病主要是由于一种叫做黑质神经元的神经细胞大量死亡，不能传递多巴胺神经递质造成的。神经生长因子可以促进神经细胞的再生，从而对该病有疗效。

肿瘤坏死因子(TNF)是人体内一种对肿瘤细胞具有直接杀伤作用的细胞因子。肿瘤坏死因子主要通过诱导肿瘤细胞凋亡产生抗肿瘤作用。像电影《童梦奇缘》中神奇的药水使人很快成熟衰老死亡一样，肿瘤坏死因子能使肿瘤细胞加速死亡。它的优点是特异性针对肿瘤细胞，而对正常细胞没有影响。但是天然的肿瘤坏死因子不良反应严重，目前，主要应用重组肿瘤坏死因子进行临床治疗。

研究人员正在尝试用表皮生长因子治疗白内障。

目前已知的生长因子至少有 50 余种，其中相当一部分有潜在性临床应用价值，但目前应用于临床的生长因子屈指可数。进一步弄清楚各种生长因子在疾病防治中的作用，并努力将更多更有应用价值的生长因子用于临床，是一项重要的任务。

多肽和蛋白质药物

蛋白质是生命舞台上的主要生化物质，是构成一切细胞和组织的基本材料，是生命的物质基础。可以毫不夸大地说，蛋白质参与一切生命活动的过程：作为结构物质，它构成生物体的基本骨架；作为激素，它调节生物体的代谢过程；作为抗体，是生物有机体防御体系的效应分子；作为受体，它参与细胞间的通讯和交流。

荷兰化学家马尔德在 1939 年首先使用"Protein"这个词，它是由希腊文转化而来的，意思是"最原始的"、"第一的"、"最重要的"，中文译为蛋白质，可见蛋白质在发现之初就很重要。

蛋白质是由二十种大小不同的氨基酸按照不同的比例和排列顺序连接在一起而构成的，并形成的特定的空间结构。多肽也是由氨基酸组成的，一般由 2 到 50 个氨基酸残基组成，含有多于 50 个氨基酸残基的就称为蛋白质。

各种不同的蛋白质不仅组成不同，其分子的立体结构、理化性质和生理功能也各不相同。作为药物应用于临床的蛋白质至今已有 60 多种，主要是从动物脏器或组织包括人的血液中分离制得的。近年来,随着分离技术的进步,采用各种分离纯化新技术新方法,对植物活性蛋白质的研究和临床应用也取得了较大的成绩。

自然界存在的活性多肽,除蛋白质降解产生的活性肽段外,主要是下丘脑、垂体、胃肠道等产生的多种具有特殊生理活性的激素。从1953年人工合成了第一个有生物活性的多肽催产素以后,整个20世纪50年代主要精力集中于脑垂体所分泌的各种多肽激素的研究。

目前除了从生物体分离纯化多肽和蛋白质作为药物应用以外,还能利用生物工程技术制备天然存在量微或难以获得的多肽和蛋白质,甚至能用蛋白质工程技术制备自然界不存在的多肽和蛋白质。因此,多肽和蛋白质类药物将在疾病的防治方面发挥越来越重要的作用。

(1)能够抑制酶活性的多肽和蛋白质:多肽和蛋白质不仅可以直接作用于人体发挥重要的生理功能,还可以通过抑制人体重要的酶而调节人体生物反应,从而预防或治疗某些疾病。

人体中的酶能恰到好处地发挥作用,是由于体内存在天然的一些多肽或蛋白质,在适当的时候可以抑制反应或进行反应或继续反应。这些多肽和蛋白质就像是一个塞子:当体内某酶的产物过多时,把塞子塞到酶上,就会阻塞酶与其他物质的结合,从而抑制了它所催化的反应。当体内缺乏某酶的活性或产物时,就拔掉塞子,酶就会继续催化反应进行(遗憾的是,有的塞子一旦和酶结合就不能拔下来了,这时如果需要就必需产生新的酶)。

如果体内缺乏这些多肽和蛋白质,那么酶促反应一旦进行,就会源源不断地生成某种产物,导致大量无用物质堆积在体内,阻碍人体正常的运作,从而引发某些疾病。既然如此,我们就可以人工补充这些多肽和蛋白质以治疗某些疾病。

目前常用的这类药物有抑肽酶。抑肽酶是从牛肺或牛胰中提取制得的广谱蛋白酶抑制剂,通过酶上的丝氨酸活性部分,形成抑肽酶—蛋白酶复合物,从而对胰蛋白酶、纤溶酶、糜蛋白酶、凝血酶、激肽释放酶起抑制作用。本品用于预防和治疗各种纤维蛋白溶解亢进引起的出血和各型胰腺炎,在妇产科(意外大出血、胎盘早剥)、泌尿科(前列腺术后长时间渗血)、普通内科(过量使用溶栓剂,如用链激酶)等均有应用。本品也用于白血病、肝硬化

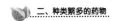

和癌肿引起的出血、弥散性血管内凝血、慢性阻塞性肺疾病、骨关节炎、类风湿性关节炎、心肌梗死、各种严重休克、术后肠粘连预防、心脏直视手术保护体外循环的血液等,还用于治疗死胎综合征及妊娠后期子宫收缩无力(如果在应用首剂后 7 h 内分娩迹象仍不明显时,即有剖宫产指征)。

随着生物科学和生物技术的发展,人们对生物体内酶的研究逐渐深入,会发现越来越多的此类多肽和蛋白质,更好地为人类健康事业服务。

(2) 伸出"天线"的蛋白质(糖肽与糖蛋白类药物):多肽、蛋白质与糖结合可分别形成糖肽、糖蛋白,糖肽、糖蛋白在信号传导过程中起着重要的作用。例如,膜上的糖蛋白可以作为信号传导中的受体,接收来自于体内的生物信号,并且将信号传导到体内,引起生物效应。这就像收音机上的天线,可以接收广播电台的无线电波,然后转变成声音被人们听到。不同的收音机可以接收中高低不同波段的无线电波,这就像各种各样的糖蛋白分别识别并接收各自的信号,引起特异的生物学效应。

在体内,这样的糖蛋白有很多。像胰岛素受体、表皮生长因子受体,生长激素受体、干扰素受体等,它们分别与不同的递质及酶相互作用,而将信号传导到体内,引起生物反应。

糖蛋白上的糖链与细胞识别信号系统及细胞信息传导系统有关,因此在癌变发生和发展过程中起着重要作用。有些糖链是一些黏附分子的配基,与肿瘤转移密切有关,可作为肿瘤转移的标志物,在肿瘤疾病的诊断和治疗中有较大的实用价值。

目前 80% 以上的药物蛋白是糖蛋白。蛋白质的糖基化可大大增强蛋白在体外、体内的稳定性,并影响蛋白类药物的生物活性、药代动力学、免疫原性、剂量需求以及产品功效。与快速增长的市场需要相比,糖蛋白在世界范围的生产能力因技术瓶颈的限制而明显不足。其他糖类药物的研究与开发尚处于初期阶段,发展的潜力也很大。

生物体内的催化剂

据《左传》记载,我们的祖先在 2 500 多年以前,就懂得利用麦曲治病,实质上是利用在谷物中生长的各种微生物所产生的酶类治疗疾病。1894 年,日本的高峰让吉从米曲霉中制得淀粉酶,用于治疗消化不良,说明酶在医药方面的应用具有悠久的历史。20世纪后半叶,生物科学和生物工程飞速发展,酶在医药领域的用途越来越广阔。

酶存在于所有的活体细胞中,控制着细胞以至生物体的代谢过程。生物体内一切化学反应,几乎都是在酶的催化下进行的,只要有生命活动的地方,就有酶在起作用,生命不能离开酶的存在。按照其化学组成,可以将酶分为蛋白类酶(P酶)和核酸类酶(R酶)两大类别。蛋白类酶主要由蛋白质组成,核酸类酶主要由核糖核酸(RNA)组成。

酶催化下的反应都是在比较温和的条件下进行的。而同样一个反应,用化学的方法则需要高温或高压、强酸或强碱条件才能进行。

生物体内的代谢活动,是由无数错综复杂的反应所组成的,这些反应都是有一定顺序性和连续性的,反应之间彼此配合有条不紊地进行,这是由于有许许多多的酶受到多方面因素的调节和控制,才能组成有规律、有组织的酶系来完成复杂的代谢活动。酵母菌利用糖发酵成酒精的过程要经过十二步反应,在十二种酶组成的酶系催化下进行。因此酶就是生物体内进行新陈代谢不可缺少的、受多种因素调节控制的、具有催化能力的生物催化剂。只要有生命活动的地方,就有酶在起作用,生命不能离开酶的存在。因而,酶也可以作为药物用于疾病的治疗。

(1)帮助消化的酶:随着社会日新月异地变化,人们生活节奏逐渐加快,工作压力也越来越大,越来越多的人有时会觉得腹胀腹痛。为什么呢?其实是因为体内的消化酶分泌不足。正常情况下人体会分泌一部分酶帮助消化,但是长期精神紧张、饮食失调,就会导致胃肠功能紊乱,影响酶的分泌,这时就需要服用酶类药物来帮助消化。

利用酶作为消化促进剂,改善胃肠道功能早已为人们所采用,这类酶主要有胃蛋白酶、胰酶、淀粉酶、纤维素酶等。酶的作用就是消化和分解食物中淀粉、脂质和蛋白质,使之变成简单且易于被胃肠道吸收的物质,用来治疗体内消化酶分泌不足或其他原因引起的消化不良。

儿童正处于生长发育时期,由于一些器官和组织发育还不完全成熟,身体抵抗力弱,饮食不当或生病后易致脾胃功能失调,引起消化不良、食欲不振等。如因过食肉、蛋、豆类等高蛋白食物引起消化不良或疾病后恢复期消化功能减退者,应选服胃蛋白酶片、胰酶片等能够帮助蛋白质消化吸收的药

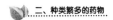

物。因吃米、面、红薯等含淀粉较多的食物引起消化不良者,应选用多酶片、胖得生等含淀粉酶的药物,促使淀粉尽快分解。

通常人体都会有一些乳糖酶,用于乳糖的消化吸收,后来发现有色人种缺乏乳糖酶,婴幼儿经常在摄取牛奶时不易消化而下痢,因此有时在消化酶中也包括了乳糖酶。

各种酶常混合制成不同剂型,如片剂、肠溶片、多层片、胶囊等。例如,我们经常吃的多酶片就是由胰蛋白酶、胰脂肪酶和胰淀粉酶等组成的复合酶制剂。消化酶的改进方向是将上述各种酶以合理的配比做成有一定稳定性的胶囊。

（2）溶栓消炎的酶:你有过口腔溃疡吗？你得过鼻窦炎吗？那你知道是什么物质在控制着我们口腔鼻腔的卫生吗？在我们的唾液中有一种溶菌酶,它能有效地杀灭口腔、鼻腔中的绝大部分细菌,溶解黏痰,消除炎症。当人体的溶菌酶含量降低时,人便极易得鼻炎、咽炎、口腔溃疡等疾病。

消炎酶主要是蛋白酶。蛋白酶作为消炎药的使用最初是 1952 年,Znnerfield 用胰蛋白酶静脉注射,治疗静脉血栓取得了成功。当时是想用胰蛋白酶溶解血栓,但进行种种实验后,却发现对炎症有作用,以后蛋白酶便作为消炎药而应用了。

目前最重要的消炎酶是溶菌酶,其次是胰蛋白酶、菠萝蛋白酶、木瓜蛋白酶、凝乳蛋白酶等。蛋白酶之所以有消炎作用,是由于它能分解炎症部位纤维蛋白,清除伤口周围的脓疮、腐肉、碎屑,并能分解脓液中的黏蛋白,达到清洁疮口、排脓抗炎及消肿的目的。它们可以通过口服、注射、外敷、喷雾等方法来治疗各种溃疡炎症、血肿、肺炎、慢性支气管炎、支气管扩张和哮喘等病症。

（3）疏通血管的酶:在我们的机体内有一条传送营养和氧气的管道,那就是血管。血管中的血液携带着各种营养物质在人体内来回穿梭。如果血管阻塞,就会导致身体某个部分缺乏营养而不能正常工作。比如,当大脑中的血管阻塞时,大脑缺血部位细胞就会因为缺氧而死亡,并进而影响所控制肢体的功能而引起部分或全身瘫痪。什么是血栓？血栓是血管腔中血液凝固或血液中某些成分互相黏集,形成的固体质块。血栓性疾病是一种常见的心脑血管病,常表现为心肌梗死、缺血性脑梗死、静脉血栓栓塞。每年每

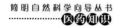

千人中有1~3人发生不同形式的血栓性疾病,严重影响人类健康。近年来,我国人口老龄化程度日益加剧,血栓性疾病的发生率不断上升,抗血栓药物需求量越来越大。

抗血栓酶有纤溶酶、葡激酶、尿激酶与链激酶。与凝血酶类相反,它们都能促使血块溶解,防止血栓的形成,但它们的作用机制有所不同。纤溶酶主要是使不溶性的纤维蛋白原转变为可溶的纤维蛋白,尿激酶和链激酶的作用是使无活性的纤溶酶原转化为有活性的纤溶酶,使血液中纤维蛋白溶解,防止血栓生成。尿激酶是一种高效抗血栓的碱性蛋白酶,主要存在于人和其他哺乳动物尿液中,因此可从人尿中分离得到。

纳豆激酶是从日本的传统食品纳豆中分离得到的一种蛋白酶,是由纳豆生产过程中所用的纳豆杆菌生成的,也可以通过纳豆杆菌发酵生产。纳豆激酶可以催化血纤维蛋白水解,同时可以激活纤溶酶原成为纤溶酶,所以具有显著的溶解血栓的功效。而且其相对分子质量较小(约为2 700),可以通过肠道黏膜进入人体,故采用口服给药方式也可达到溶栓效果。

蛇毒降纤酶是一种从蝮蛇等蛇毒中提取分离得到的蛋白质水解酶,临床上用于治疗血栓性疾病和微循环系统疾病。它具有强大的降纤效应,很小剂量就可使血液中纤溶蛋白的量降低到极低的水平。

组织纤溶蛋白酶原激活剂是常用的纤溶酶原激活剂,是一种丝氨酸蛋白酶。它可以催化纤溶酶原水解,生成具有溶纤活性的纤溶酶,从而溶解已经形成的血栓。

蛇毒降纤酶、蚓激酶、组织纤溶酶原激活剂是近期研究成功的有效抗栓剂。蚓激酶已经成为世界十大抗血栓药物之一,占市场很大的份额。

这类酶的主要副作用是在使用剂量过大时可引起出血,因此应该在监护下使用。

(4)止血的酶:当我们的身体不小心划开口子时,血液就会流出来。但是一般伤口不深时,血流不久就会自动停止。这是为什么呢?这是因为在人体内有一种酶,叫凝血酶。后来人们将这种物质分离出来,用于治疗各种出血性疾病。

凝血酶是一种催化血纤维蛋白原水解生成不溶性的血纤维蛋白,从而促进血液凝固的蛋白酶。可以从人或者动物血液中提取分离得到,也可以从蛇毒中分离得到，从蛇毒中获得的凝血酶称为蛇毒凝血酶。通常采用牛血、猪血生产。凝血酶可以用于各种出血性疾病的治疗。

从动物血液中生产的凝血酶作为局部止血药物使用，主要用于创伤性出血和消化道出血等的治疗。治疗创伤性出血时，直接将凝血酶溶液或粉末喷涂在创伤表面，即可起到止血效果；治疗消化道出血时，将凝血酶溶液口服或者局部灌注。动物凝血酶严禁注射，使用时也不得与酸、碱、重金属离子混用，否则会使凝血酶失活，而丧失止血功能。

蛇毒凝血酶主要用于预防和治疗各种内出血，如咯血、胃出血、视网膜出血、鼻出血、肾出血、手术前后毛细血管出血等。使用时可以采用皮下肌肉注射或者静脉注射，但是要严格控制剂量，每次 1～2 单位。

不论何种给药方式，都可能产生过敏性反应，当有过敏性反应时，应立即停药。

（5）防治冠心病的酶：冠心病由于其发病率高、死亡率高、严重危害着人类的身体健康，从而被称作是"人类的第一杀手"。冠心病的发病随年龄的增长而增加，程度也随年龄的增长而加重。有资料表明，自 40 岁开始，每增加 10 岁，冠心病的患病率增加 1 倍。男性 50 岁、女性 60 岁以后，冠状动脉硬化发展比较迅速，同样心肌梗死的危险也随着年龄的增长而增长。

世界卫生组织对冠心病分类如下：原发性心脏骤停、心绞痛、心肌梗死、缺血性心脏病中的心力衰竭、心律失常。吸烟者患这种疾病的可能性比不吸烟者至少高 2 倍，且与每日吸烟支数成正比。常进较高热量的饮食、较多的动物脂肪、胆固醇者易患本病，食量多的人也易患本病。

导致冠心病最直接的原因是高血脂，其并发症是高血压，胰弹性蛋白酶对其有治疗作用。胰弹性蛋白酶，又称为胰肽酶 E，可以在动物胰脏中分离得到。弹性蛋白酶是一种催化弹性蛋白质水解的蛋白酶，并有类似脂蛋白酶的作用，能降低血脂、增加脂类从粪便中的排泄，还能增强血管弹性、降低血压、扩张血管、提高心肌血流量等作用，主要用于治疗高脂血症，预防脂肪肝和动脉粥样硬化等。

激肽释放酶是一种催化激肽原水解、释放出激肽的丝氨酸蛋白酶。激肽释放酶有舒张血管、增强毛细血管通透性的功效，所以激肽释放酶又称为血管舒缓素。激肽释放酶可以从猪颌下腺、猪胰脏等动物组织器官中提取

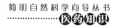
分离得到,临床用于治疗高血压、动脉硬化、心绞痛和微循环障碍等。

(6)能抗癌的酶:酶能治疗某些癌症,如 L-天冬酰胺酶,是第一个用于治疗癌症的酶,它能选择性地消耗某些类型瘤组织的营养成分(L-天冬酰胺)而治疗多种癌症,特别是对治疗白血病有显著疗效。

L-天冬酰胺酶的作用是催化天冬酰胺水解,生成 L-天冬酸和氨。人体正常细胞内由于有天冬酰胺合成酶,可以合成 L-天冬酰胺而使蛋白质合成不受影响。而对于缺失天冬酰胺合成酶的癌细胞来说,由于本身不能合成 L-天冬酰胺酶,外来的天冬酰胺又被 L-天冬酰胺酶分解掉,因此蛋白质合成受阻,从而导致癌细胞活活饿死。如来自大肠杆菌的 L-天冬酰胺酶能选择性的水解肿瘤细胞生长所需的天冬酰胺,使肿瘤细胞缺乏营养而受到抑制,正常细胞自身可合成天冬酰胺而不受影响。

注射天冬酰胺酶时,可能出现过敏反应,偶尔还可能出现过敏性休克,但停药后这些副作用会消失。因此,在注射 L-天冬酰胺酶之前,应做皮下试验。在一般情况下,注射该酶可能出现的过敏性反应包括发热、恶心、呕吐、体重下降等,对比起可怕的白血病来说,这些副作用是轻微的痛苦,在未找到其他更好的治疗方法之前,是可以接受的。

此类药物还有 L-精氨酸酶、L-组氨酸酶、L-蛋氨酸酶、谷氨酰胺酶等。另外,神经氨酸苷酶是一种良好的肿瘤免疫治疗剂,米曲溶栓酶也能治疗白血病和肿瘤。

核酸类药物

所有生物体内都有一种非常重要的物质,由于它首先在细胞核里被发现又具有酸性所以人们叫它——核酸。核酸分为 DNA 和 RNA 两种类型。DNA 主要分布在细胞核内而 RNA 主要分布在细胞浆内。大多数生物包括我们人类都是靠 DNA 来一代一代地繁衍、进化,而有些微小的病毒则是靠 RNA 来向后代传递他们的遗传信息。所以说,核酸是生物体的遗传物质。这种遗传信息首先通过 DNA 传递到 mRNA,然后再由 mRNA 传给蛋白质。我们知道,许多生命现象和生理活动往往都是通过蛋白质来实现的,所以如果功能大分子——蛋白质出现问题我们的身体就会不舒服或者生病。

传统的医疗方法是针对致病的蛋白质采取措施,但是随着科学技术的进步,我们发现疾病的根源其实是与蛋白质密切相关的核酸。从宏观上看,核酸决定着机体的新陈代谢、生长发育以及组织分化。所以,核酸可以作为药物来防治疾病,比如增强身体的免疫力使我们保持健康,有效缓解肿瘤等一些顽症的症状等等。

(1)有效的基因封条——反义核酸:基因治疗的目的是用正常的基因矫正或弥补有缺陷的基因,以治疗由基因缺陷引起的疾病。但是,治疗由基因缺陷引起的疾病并不一定非用正常的基因,目前科学家可以利用一种技术设计出与有缺陷的基因互补的 DNA 或 RNA 片段,使之像封条一样封闭这些缺损的基因不让它发挥作用,这种核酸片段就叫做反义核酸,这种技术就叫做反义技术。

反义核酸的作用原理并不难理解。如果把双链 DNA 比作我们衣服上的拉链,那么组成 DNA 的两股单链就可以看做是组成拉链的左右两条链,而组成每条单链的四种碱基就是拉链上的小齿,他们相互作用使两股单链紧密地结合在一起。如果把有缺陷的基因当做拉链的一半,设计出的 DNA 或 RNA 片段看成拉链的另一半,这两条链完全吻合且反向平行,四种碱基按照碱基互补的原则相互结合使拉链合拢,这样有缺陷的基因就被封闭了。这就是反义技术,那条设计出的与基因互补的 DNA 或 RNA 片段即"单链"就是反义核酸。根据碱基互补的原则,同样可以设计出封闭合成蛋白质的模板——mRNA 的反义核酸,从而使致病的蛋白质不能合成。也就是说,反义核酸不像传统药物那样直接作用于致病的蛋白质,而是作用于产生致病蛋白的基因,从源头治疗疾病。

反义核酸药物可以作为研究工具,用于对一些特定蛋白和基因的生理功能的研究,也可作为治疗药物用于病毒性疾病、心血管系统疾病、癌症和感染性疾病等许多疾病的治疗。第一个反义核酸药物福米韦(Fomivirsen)于 1998 年 10 月在美国问世,用于治疗艾滋病患者的视网膜炎。随着反义技术的日趋成熟,这种被称作"基因封条"的反义核酸药物在防治疑难疾病等方面的作用显得越来越重要。近年来,国际著名的大型制药公司纷纷以各种方式介入反义技术研究,并且有多个反义核酸药物进入三期临床试验,这些都表明反义核酸技术及其产品的发展前景十分广阔。以肿瘤为例,其发病机制可能与细胞内某些致癌基因的激活有关,在基因治疗中就可以应用反义技术设计出与致癌基因互补的 RNA 片段封到致病基因上，这样便可以特异阻断它的作用，达到缓解症状、治愈疾病的目的。不过，反义核酸药物的发展一直受到许多因素的影响，比如它在体内不稳定、容易降解、服用剂量大、价格昂贵等。因此，科学家一直在不懈的努力研制更加有效、安全、可靠的反义药物。

（2）有效的基因开关——小干扰 RNA：在细胞这样小小的空间里有着成千上万的基因，这成千上万的基因开关程序中，每一次错误的操作都会导致生物病变或者畸形的产生。因此，生物体需要一种精确而高效的管理者来控制、协调数量庞大的基因，通过一定的命令和程序使各种基因有序地活动。经过科学工作者的不断研究，人们发现这个管理者就是 RNA 家族的小 RNA。

作为 RNA 家族的一员，小 RNA 充当的角色是细胞里的园丁。下面就让我们看看它是怎么工作的吧。我们知道，生物的遗传信息是从 DNA 传递到作为"信使"的 RNA，然后再传到蛋白质，可以说，RNA 是联系 DNA 和蛋白质的重要"桥梁"。小 RNA 与某些酶和蛋白质结合后会形成一种叫做沉默复合体的物质，该复合体可以识别与小 RNA 碱基序列相同的 mRNA，并在特异的位点将该 mRNA 切断，这样一来，指导蛋白质合成的 RNA 被粉碎，基因就会"沉默"，不起作用，这就像人不说话不表达自己的意见了一样。小 RNA 就是通过这种方式来控制细胞的生长、发育，就像辛勤的园丁在修剪树木、调节花期一样。

试想，如果把这个思路用于医疗，使致病的基因"沉默"下来，不就可以治好许多疾病吗？科学家们正是根据这个原理，开发出了 RNA 干涉技术。目前，RNA 干涉技术已经成为开发药物的有效途径之一。利用这种技术，我们就可以针对要干扰的 mRNA 设计合成一段小干扰 RNA（通常把由外部进入细胞中的小 RNA 叫做小干扰 RNA），将其导入细胞，然后这段小干扰 RNA 就会像细胞里一把精巧的小锤子，精确地敲在那个 mRNA 上面，使其相应的基因完全丧失功能。要知道，小干扰 RNA 的作用远比体内的小 RNA 要强烈得多！用这种方法与传统的以毒攻毒的医疗方法截然不同，小干扰 RNA 是通过加强细胞的自我管理技能来治愈疾病，不存在化学药物的毒害作用。

作为基因疗法的一种新方法,RNA 干扰技术正以飞快的速度发展。目前,利用小干扰 RNA 干扰导致肿瘤的异常基因、乙肝病毒、SARS 病毒、艾滋病病毒等致病基因方面已经显示出了令人欣喜的应用前景和巨大的新药开发潜力。美国诺华医药公司曾表示小干扰 RNA 比起基因疗法成功率要高得多,不久前一个美国研究小组表示小干扰 RNA 可以阻止感染 SARS 病毒的猴子病情的发展。相信,随着 RNA 干涉机制研究的不断深入和 RNA 干涉技术的日趋完善,小干扰 RNA 将会成为一种便捷实用的基因治疗药物广泛地应用于临床疾病的治疗。

(3)以假乱真干扰核酸代谢的核酸衍生物:通过对疾病的研究,科学家们发现病毒的致病机制就是由于其核酸侵入机体细胞,肿瘤细胞的生存繁殖也伴随大量核酸的合成。

当病毒侵入了我们的身体或者肿瘤细胞在体内产生后,便在我们的体内驻扎。为了扩张势力范围和提高影响力,它们迫切地需要壮大队伍,但由于它们自带的"口粮"有限,所以就要利用我们身体里的物质来生长繁殖。于是科学家们将计就计,设计出了与核酸结构极为相似但功能却不同的以假乱真的物质,他们会被病毒或肿瘤细胞误认为正常的营养物质而大肆利用,结果导致他们不能正常的复制与扩增,最终全军覆没!

这些以假乱真的物质叫做核酸衍生物。这类化合物的化学结构与细胞生长繁殖所必需的代谢物质如叶酸、嘌呤碱、嘧啶碱等相似,能竞争与酶结合,从而以伪代谢物的形式干扰核酸的代谢。它们也可以取代相应的正常核苷酸参与核酸的合成,这样一来新合成的掺假的核酸(DNA 或 RNA)就不能再辅之扩增或失去其功能,从而阻止了病毒的繁殖或肿瘤细胞的分裂繁殖。所以它们又被称为抗代谢药。

目前作为药物应用的核酸、核苷衍生物主要有:治疗消化道癌症的氟尿嘧啶、治疗白血病的巯嘌呤等,它们能通过干扰肿瘤细胞的 DNA 合成,从而抑制肿瘤细胞的存活和复制,所以核酸衍生物是一类重要的抗癌药物。此外,病毒主要是由蛋白质和核酸组成的,因此核酸类衍生物也可作为抗病毒药物来抑制病毒在人体内的生长繁殖,如 5-碘尿苷、阿糖胞苷、阿糖腺苷等。

由于核苷类似物的结构容易改造,使得许多新的具有抗癌、抗病毒活性的核酸衍生物不断涌现,各种各样的分子作用靶点也可以让它通过更多的途径产生抗癌、抗病毒活性，这些都将使核酸衍生物具有广阔的发展前景！

糖类药物

糖类物质，无论在数量还是种类上，都称得上是地球上最大的有机物质家族。100多年前，德国科学家Fisher就开始研究糖，但直到20世纪60年代人们才对糖类物质多方面的生物活性研究有了突破性的认识。

从结构上看，糖类可以分为结构最简单的单糖（如机体的能量来源葡萄糖、重要的营养物质半乳糖）、由2～6个单糖组成的寡糖（如食物中常见的蔗糖和麦芽糖）、由更多单糖组成的多糖（如高等植物中储备的淀粉、动物体内储存的糖原、自然界最丰富的有机物质纤维素、海藻中的琼脂、虾蟹昆虫甲壳中的几丁质、存在于眼球玻璃体中的透明质酸、软骨中的硫酸软骨素还有抗凝血的肝素），此外还有与蛋白质、脂类等物质连接而成的多糖复合物（如糖蛋白、蛋白聚糖、糖脂、脂多糖）。

由此可见，糖的种类繁多、结构多变，这也决定了糖在生物体内有着复杂的多方面的生物活性和功能。糖除了作为人和大多数生物最重要的"生活资料"、构成生物骨架的重要材料外，还担负着重要的生理功能，比如它是机体免疫功能的调节者，是区分人的血型的重要标志，是细胞接收信号的"天线"，是某些蛋白质发挥功能的有力保障。

近20年，人们对糖类研究的兴趣日益高涨，越来越多的研究发现糖类在抗肿瘤、抗炎、抗病毒、降血糖、抗衰老、抗凝血、免疫促进等方面发挥着生物活性作用，这只"甜苹果"吸引了越来越多医药工作者研制以糖类为基础的药物。糖类药物的优势不仅在于其原料大多来自天然物质，符合当前回归自然的潮流，更重要的是多数糖类药物发挥作用的位点是在细胞外，也就是说它对细胞和机体的干扰相对较小，副作用相对较轻。综合这些优势，糖类药物可以称之为药物研究中的"甜蜜之点"。那么，糖类药物究竟在哪些方面能够给我们带来"甜蜜"呢？

（1）人体内的主要燃料——葡萄糖：我们身体从事的各种活动从睡眠到长跑都是需要能量的，就像汽车开动需要汽油、电灯照明需要通电一样，没有能量的供给，我们身体这架精密的机器是没有办法运转的。那么，能量是从哪里来的呢？

能量的主要来源就是葡萄糖。葡萄糖的分子很小且结构简单,属于糖类家族中的单糖。虽然相对于多糖这种"大块头"来说葡萄糖分子显得过于"娇小",但它却与机体的营养代谢密切相关,是机体运动时消耗的主要燃料。我们每天吃进的各种各样的食物经过消化、吸收、分解后大部分最终都转化为葡萄糖。作为能量的直接来源,葡萄糖就像煤炭一样,只要它一"燃烧",能量就会释放出来。所以,大部分的葡萄糖都会随着血液流到各个器官,为机体维持各种生理活动提供能量。此外,葡萄糖还可结合在一起以糖原的形式贮存在肝脏和肌肉中,当血液中的糖减少时他们就会水解成单糖作为补给进入血液。

维持正常的血糖水平对保证人体各组织器官特别是大脑的正常功能活动极为重要。人的大脑对低血糖比较敏感,当血糖过低时人就会感到头昏、无法从事正常的脑力和体力活动,严重时还会出现昏迷,就像手机电量不足,无法开机一样,都是能量供给不及时造成的。由于食物中的糖是血糖的主要来源,所以脑力劳动者应该注意摄入充足的糖类物质保持大脑运转正常、思维敏捷。无法进食或低血糖昏迷的病人则需要及时静脉注射葡萄糖来维持身体机能或缓解症状,也就是我们通常所说的"吊糖水"。

(2)可代替血浆的糖(扩充血容量的多糖):血液在身体里循环,给身体各个地方的细胞带去营养物质和氧气,把代谢产生的废物运走,并维持血压。正常的血容量是血液持续流动的保证之一,当机体大量失血就会引起血容量降低,导致微循环障碍甚至休克,这种情况下病人就需要迅速补足以至扩充血容量。除了输注天然的血液外,也可应用人工合成的血容量扩充剂,这时糖类物质又一次显示出了它的作用。

右旋糖酐是目前临床上最常用的血容量扩充剂。它是酵母菌和某些细菌的发酵产物,从结构上看是由多个葡萄糖连接而成的多糖。按分子量的大小右旋糖酐分为中分子(右旋糖酐70)、低分子(右旋糖酐40)、小分子(右旋糖酐10)。由于右旋糖酐的胶体性质,在注入静脉后可以通过胶体渗透压作用,从血管外的间质中吸入水分来扩充血容量、维持血压,而且此类药物分子的"个头儿"较大,所以排泄较慢可以在体内发挥持久的作用。与天然血液相比右旋糖酐有着突出的优势:它能有效地补充血浆容量而没有传播肝炎、艾滋病等疾病的危险,而且药物溶液性质稳定,来源不受限制,应用方便,价格也相对便宜。综合以上优点,右旋糖酐是扩充血容量的一类重要药物,在预防和治疗低血容量休克如出血性休克、手术中休克、烧伤性休克等疾病中发挥着重要的作用。

另外,右旋糖酐注入血管后还可以覆盖在红细胞及血小板的周围,阻止血小板相互黏附、降低血液黏稠度,从而抑制血液的凝固、降低血栓的形成,用于脑血栓、心绞痛、心肌梗死等血栓性疾病的治疗。

(3)调节免疫和抗肿瘤的糖:免疫系统是我们人体的一个专门抵御外界病原体入侵的防御体系,如果该防御体系这支部队出现问题,我们的身体就会容易感染病菌而生病。糖类物质的一个最重要的作用就是维持免疫系统的平衡。当机体的免疫系统受损或功能低下时,多糖和寡糖就会刺激各种免疫细胞,也就是防御体系中的战士的产生、成熟和分化,使机体免疫系统快速恢复平衡继续执行保卫身体健康的任务。那么,我们可以在什么食物中摄取这种糖类呢?研究表明,自然界中的许多动物、植物和微生物都含有这种能提高免疫力的多糖,比如香菇多糖、银耳多糖、枸杞多糖、甘草多糖、杜仲多糖、竹节人参多糖、虫草多糖等均有此类作用。

肿瘤对我们正常的身体来说是属于异物的,因此它是被免疫系统列为"敌人"需要"歼灭"的。糖类药物在抗肿瘤方面的作用机制就是通过刺激各种免疫细胞分化成熟,加强"部队"的"战斗力",发挥机体自身的抵抗力去清除、吞噬癌细胞。成功的例子很多,比如香菇多糖。

香菇是著名的食用菌,由于其营养丰富,味道鲜美,被视为"菇中之王"。其实,香菇同样有着很高的药用价值,这与香菇所含有的多种药效成分有着密切关系,特别是从香菇中提取的香菇多糖,其抗肿瘤活性已引起人们的广泛关注。经过药学工作者的研究和开发,香菇多糖现已在临床上作为抗肿瘤的辅助药物,临床试验证明,它与化疗药物合用后,可以减轻化疗药物的毒性,缓解癌症患者症状,提高患者低下的免疫功能,还能防止癌细胞的转移,纠正微量元素的失调。最近的研究表明,香菇多糖有抗辐射、预防糖尿病等作用,而且其衍生物还可以用于艾滋病的治疗。

(4)抗凝血和抗血栓的糖:就像前面提到过的,血液是机体这座城市的运河,它在血管中的通畅流动是保证众多营养物质、氧气、代谢废物顺利运输的关键。在血液循环系统中存在着一个凝血与抗凝血的动态平衡。凝血系统保证我们不小心割伤流血的时候能自然止血,抗凝血系统保证血液的正常流动性。两种系统相辅相成,缺一不可。

目前研究比较深入的抗凝血多糖是肝素。它的结构复杂,属于杂多糖。它是 Mclean 在 1916 年研究凝血问题时从狗的肝脏中发现的,由于当时人们认为其在肝中的含量最丰富故得名"肝素"。从那时起,肝素作为抗凝血药物受到科学家和医生的重视。

肝素是动物体内天然的抗凝血物质。试想,如果它只在生物体内发挥抗凝血作用,那么它对我们的医疗就毫无意义。幸运的是,肝素在体外同样具有强大的抗凝血活性。简单地讲,肝素可以通过两种途径抑制血液的凝固:一是通过提高抗凝血酶的活性来间接地抑制凝血,二是通过阻止能激活凝血过程的物质的合成而直接抑制血液凝固。一明一暗,双管齐下,难怪肝素在历经 70 多年的临床考验后仍然是抗凝血的主力军。

随着研究的深入,人们发现肝素的生物活性还有很多,比如调节血脂、抗炎、抗过敏等。不过鉴于肝素的不良反应,人们又开发出了低分子量肝素等类肝素,它们是与肝素有类似作用的物质,由于类肝素具有抗凝作用缓和、不良反应轻、疗效肯定等优势,大有取代肝素某些方面应用的趋势。此外,主要存在于动物的软骨中的硫酸软骨素也有缓和的抗凝血作用,可以防治冠心病和动脉粥样硬化。

大家一定听说过"中风"吧,它是一种由血栓引起的疾病。血栓是血小板等物质在血管腔内凝固形成的凝块,它就像塞子一样阻塞在血管中,导致血液无法循环流通。如果这个塞子堵住了大脑中的血管,脑细胞就会因为失去补养而无法正常工作,最终导致身体的各相应部位因失去"指挥官"而"罢工"。

目前,除了肝素等多糖外人们还从茶叶中分离得到了一种具有抗血栓活性的多糖,它可以显著延长血液凝固时间,减小血栓体积,降低血液黏度,从而起到抗血栓的作用。

(5)调血脂和抗动脉粥样硬化的糖:血液中的胆固醇、脂肪等成分异常增高就会使人患上高脂血症,如果不控制高脂饮食或不给予治疗就会导致动脉粥样硬化甚至患上更多的心脑血管疾病。这就像运河一样,如果运输货物的船太多就会导致相互碰撞,沉船会搁浅在航道中,倘若不及时清理就会使运河无法正常的通航。如果我们人体血管也出现这种情况就很危险了，多余的脂肪沉积在血管壁上会使血液循环受阻，营养物质无法及时运送到各个器官，情况严重的话还会危及生命，因此积极防治高脂血症具有十分重要的意义。

现已发现许多多糖物质都具有降低血脂的活性。比如从动物软骨中提取的硫酸软骨素（属于糖胺聚糖），它可以促进血液中的脂肪分解，从而降低血脂，用于治疗高脂血症、动脉粥样硬化等。不过，在1936年Crandal发表了硫酸软骨素对偏头痛有效后，其临床应用范围不断扩大，比如用作皮肤化妆品、滴眼剂，我国还曾把硫酸软骨素与中药制成复方用来治疗关节炎、神经痛疾病等。此外，海带多糖、褐藻多糖、甘蔗多糖、灵芝多糖、茶叶多糖、紫菜多糖、魔芋多糖等都具有降低血脂的生理活性。研究表明，这些多糖中的某些成分可以有效地溶解血栓物质，清除堵塞血管的"塞子"；某些食用菌多糖中含有特种氨基酸，它可促进脂类物质的分解、代谢，从而降低血脂；有些食用菌多糖中还含有特殊的酶类物质，它可以抑制胆酸与脂类物质结合；还有一些多糖中的某些成分能减少肠道对脂类物质的吸收。

（6）有特殊功能的多糖：艾滋病是由一种HIV病毒引起的免疫缺陷疾病，目前应用最广泛的艾滋病治疗药物叠氮胸苷（AZT）、二脱氧肌苷等，是脱氧的碱基类似物，有严重的不良反应。因此，世界卫生组织希望能开发出天然的抗艾滋病药物。糖类物质又成为研制这类药物关注的对象。

20世纪80年代以来，人们研究开发了一些天然的含硫酸根的多糖，例如从动植物中分离出来的硫酸酯化多糖在抗病毒，特别是在抗HIV方面的作用，已引起了人们的广泛关注。研究发现，硫酸化的糖类抗HIV病毒的作用机制比较复杂，它可以通过促进T淋巴细胞增殖、提高自然杀伤细胞的活性、诱生干扰素从而增强免疫应答功能；它可以阻断HIV对辅助性淋巴细胞（即CD4细胞）的黏附，起到屏蔽效应，阻止病毒进入人体细胞；它还可以进入核糖体，阻止HIV感染细胞中的蛋白质合成，没有新的蛋白质合成，HIV病毒就会死亡，从而抑制病毒在细胞内的增殖。目前药学工作者正在对一种来自褐藻的硫酸多糖进行试验研究，发现此多糖的抗艾滋病毒作用与其同病毒表面gp120结合，抑制病毒进入细胞，从而抑制病毒增殖有关；同时它对机体免疫功能的增强作用也是其发挥治疗艾滋病作用的一个重要方面。

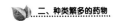

随着对硫酸酯化多糖构效关系、抗 HIV 作用机理的深入研究以及多糖硫酸酯化衍生方法的进一步改进及优化,新型的高活性、低毒性的硫酸酯化多糖有望应用于治疗艾滋病病人,从而造福人类。

(7) 以糖类物质为基础的疫苗:研究表明,寡糖(由 2~6 个单糖组成的糖)与载体蛋白制成的疫苗免疫效果十分明显。b 型流感嗜血杆菌(Hib)会在儿童中引起急性下呼吸道感染,这种流感病毒致死率高达 10%,还在 60% 的患儿中引起细菌性脊髓灰质炎(病毒引起的脊髓灰质炎会导致小儿麻痹),即使存活下来的儿童也往往带有终身残疾。在 20 世纪 90 年代人们研制出了一种由 Hib 衍生的寡糖和载体蛋白制成的疫苗,目前,在发达国家该疫苗已成为计划免疫的疫苗,这使得儿童中 Hib 的感染发病率下降了 95%。如果每个儿童都接种了 Hib 疫苗,那么妈妈眼中脆弱的宝宝就再也不怕 Hib 病菌了。

目前已经上市应用的多糖疫苗有:A 型脑膜炎球菌多糖疫苗(可供 6 个月~15 岁儿童接种)、伤寒 Vi 多糖疫苗等。

大家都知道疫苗能提高人体抵抗传染病的能力、预防传染病,医学主要依靠免疫和抗菌药征服传染病。同样,人们也想利用疫苗来对付威胁人类的恶魔——癌症。长期以来,科学家在努力,在研究癌疫苗。癌疫苗是以糖为基础的疫苗,这些疫苗是用癌细胞表面存在的寡糖制成的。法国和美国等国家相继披露了研制癌症疫苗的消息,我国首个癌症疫苗——宫颈癌疫苗也正在紧锣密鼓地进行三期临床试验。试想,如果每个人都接种了癌疫苗,癌症就不能肆虐人类了!

溶石护肝的胆酸

胆酸,顾名思义,就是胆囊中的酸。至今发现的胆酸已超过 100 种,如胆酸、去氧胆酸、猪去氧胆酸、鹅去氧胆酸、熊去氧胆酸等。胆酸的主要作用是帮助人体分解吸收摄入的脂类物质。

胆酸是胆固醇的衍生物,后者是与激素合成、神经传导等有关的重要物质。但如果体内胆固醇含量过多,就会增加血液的黏稠度,使血压升高,引起中风等诸多心脑血管疾病。胆囊中的胆固醇过多会使胆汁变得黏稠而淤积,逐渐形成颗粒状结晶,最终形成胆结石。

在肝脏中,80％的胆固醇会转变成胆酸,后者还会再转化成胆汁酸,最后与钠、钾等形成胆盐参与脂类的消化和吸收。在肠道中胆酸能被重吸收,从而又反向控制胆酸的合成,使体内的胆酸量维持在一个合适的水平。所以如果抑制胆酸的重吸收就会增加胆固醇向胆酸的转化,从而降低体内的胆固醇含量,这就是某些治疗心脑血管疾病和肝胆疾病药物的作用机制。

近年来,胆酸类药物的开发和研制取得了很大的进展,目前临床上应用较多的是去氢胆酸、鹅去氧胆酸、熊去氧胆酸等,它们都有良好的利胆和溶解胆结石的作用。

比如最早从中国黑熊胆汁中分离出来的熊去氧胆酸,它是一种亲水性、非细胞毒性的胆酸,早期作为溶石药用于伴有肝炎和胆石症的患者,治疗各型急慢性肝炎、酒精或非酒精性脂肪性肝炎、原发性胆汁性肝硬化、原发性硬化性胆管炎、妊娠肝内胆汁淤积症等。熊去氧胆酸不仅通过保护肝细胞促进病损肝组织修复、刺激肝胆分泌(促进肝细胞合成胆固醇、增加胆汁酸的分泌)、调节免疫等作用来改善胆汁淤积性肝病症状,同时还能够降低胆固醇结石患者的胆汁黏度和沉淀物含量,最近研究发现它对肝肿瘤细胞也有一定的抑制增殖及诱导凋亡的作用。

鹅去氧胆酸是从鸡、鸭、鹅胆汁中提取出的一种有效成分,是世界上用量最大的治疗胆结石的药物之一,也是合成熊去氧胆酸和其他甾体化合物的原料。鹅去氧胆酸具有改善脂肪代谢、保护肝细胞、促进胆固醇转化和排泄等作用,在临床上主要用于治疗各种肝胆疾病和消化道疾病,其作用机制可能与稳定肝细胞、保护线粒体、抑制细胞凋亡、调节免疫等因素有关,目前认为鹅去氧胆酸是一种治疗脂肪肝较为理想的药物。经过试验研究,鹅去氧胆酸还具有良好的平喘和抗炎作用。

随着生活水平的提高,在人们摄入脂肪的量也越来越高的同时,相应疾病的患病概率也随之升高。然而对胆酸类药物的开发也随着人们对胆酸作用机制的研究的而更加深入。相信胆酸类药物会带给我们更加健康美好的生活。

可降低血脂的脂肪酸——不饱和脂肪酸

在食物被吸收的过程中会产生脂肪酸,脂肪酸是合成脂肪的原料。脂

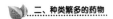

肪酸可简单地分为饱和脂肪酸和不饱和脂肪酸。根据化学结构中双键（不饱和键）个数的不同，不饱和脂肪酸又分为单不饱和脂肪酸和多不饱和脂肪酸。多不饱和脂肪酸是指分子结构中含有2个或2个以上不饱和双键的脂肪酸，其中双键愈多，不饱和程度愈高，营养价值也愈高。

不饱和脂肪酸具有重要的生物活性，其中有些必需的不饱和脂肪酸无法通过人体自身合成，必须从食物中摄取，如亚油酸、亚麻酸、二十碳五烯酸（EPA）、二十二碳六烯酸（DHA）等。随着研究的不断深入，多不饱和脂肪酸对人体的作用逐渐被证实，医药工作者也随即开发出了许多不饱和脂肪酸类药物。

我们知道，如果血液中胆固醇含量过高，就会堆积在冠状动脉血管壁上引起冠心病，而多不饱和脂肪酸不仅能够促进胆固醇代谢，防止脂类物质在肝脏和动脉壁沉积，还能够提高血清中高密度脂蛋白（运输胆固醇等脂质的载体）的含量，使脂质不会堆积在血管中而阻塞血流。由此可见，多不饱和脂肪酸在降低血脂、防治动脉粥样硬化等心脑血管疾病（主要是冠心病）方面是非常有益的。

此外，多不饱和脂肪酸还涉及凝血、炎症、免疫性疾病和恶性肿瘤的控制等方面的作用，比如EPA和DHA（富含于深海鱼油中）可以减少血小板的凝集、增强损伤血管表面的白细胞的作用、促进人体的防御系统功能等，从而达到减少血栓的产生、降低炎症反应、延缓血管损伤部位血管硬化的进程，有利于防止其他可以引发或加重心脑血管疾病情况的发生等效果。

目前已有许多不饱和脂肪酸类药物应用于人类的医疗与康复保健上，比如从玉米胚及豆油中分离出的亚油酸和来自动物肾上腺的花生四烯酸可用于降低血脂；从亚麻油中分离出的亚油酸不仅可以降血脂还可以防治动脉粥样硬化；从鱼肝油中分离而制成的鱼肝油脂肪酸钠可以止血并治疗静脉曲张和内痔。此外，复方亚油酸、月见草油、薏苡仁油、沙棘油等不仅在脂类的代谢、激素的合成等多方面起作用，对预防肿瘤、改善记忆、抗炎等也有一定的效果。

调节血脂、健脑益智的含磷脂质

随着生活水平的提高，由高血脂引起的心血管疾病的发病率越来越高，人们把血脂高归罪于吃的油脂类食物过多,以至于达到谈脂色变的程度。然而,脂质并不都引起高脂血症,有的脂质还有降低血脂和健脑益智作用,磷脂就是其中主要的一类。比如大豆磷脂,它是国际上公认的21世纪最佳营养保健食品之一,并且还被医药界称为:生命的基础物质、脑的食品、血管"清道夫"、食用化妆品等等。

磷脂是一种含磷的类脂物质,包括脑磷脂、卵磷脂、神经鞘磷脂、肌醇磷脂等,前面提到的大豆磷脂就是脑磷脂、卵磷脂、肌醇磷脂和磷脂酸的混合物。磷脂不仅是生物膜的主要成分,而且还广泛存在于人体重要机能器官(脑、脊髓、心脏、血液等)。可以毫不夸张地说,磷脂家族的每一位成员都在机体中发挥着重要的作用。

富含于蛋黄及动物脑、肝脏中的卵磷脂可谓磷脂家族中的"重量级人物"。在机体中,它不仅在含量上占绝对优势,生理活性也极为广泛。卵磷脂是体内构成"油脂运输船"——脂蛋白的主要成分,脂肪和胆固醇只有被装载到"船"上后才能被运出肝脏送到各个器官去发挥作用或临时储存起来。如果卵磷脂过少就会造成脂肪在肝中积存从而引发脂肪肝、胆固醇在血管中淤积从而导致血脂升高及一系列心脑血管疾病。除了保护肝脏、降低血脂的作用外,占大脑干重43%的卵磷脂还是合成大脑内传递信息的物质(乙酰胆碱)的重要原料,而乙酰胆碱的多少直接关系到大脑思维和记忆的能力,所以补充卵磷脂可以开发幼儿智力、改善记忆力、延缓老年人的智力衰退。

从动物脑、脊髓和酵母中提取的脑磷脂不仅同卵磷脂一样在防治心脑血管及肝脏疾病方面发挥作用,同时它还有局部止血作用,这是由于血小板中的脑磷脂可以激活体内的凝血过程。

神经鞘磷脂在脑和神经组织中含量较多,是神经细胞的营养素,它不但参与神经元的生长,还能维持神经系统的激动性,可用于神经衰弱的治疗。

心磷脂大量存在于心肌中,是磷脂家族中唯一有抗原性的成员。研究发现,抗心磷脂抗体与多种自身免疫性疾病有关,而且通过检测抗心磷脂抗体还可以帮助我们研究心脑血管疾病的发病机制。相信随着研究的不断深入.抗心磷脂抗体的检测对研究心脑血管疾病、自身免疫性疾病的发病机制,对相关疾病的治疗和预后判断必将起到越来越重要的作用。

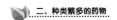

此外,磷脂优良的乳化性、安全性使得它在药物的制备方面扮演了重要角色。比如,豆磷脂不仅适用于抗动脉硬化,它同时还是制备静脉注射脂肪乳的乳化剂。将磷脂作为制备微乳制剂和脂质体的药用辅料,可有效降低药物毒性、控制药物释放速度、增强疗效。

功能强大的脂质类激素——肾上腺皮质激素

人的复杂生命活动需要各种各样的调节机制来控制和调节,参与调节的最主要的是神经和内分泌两大系统。内分泌系统由众多的内分泌腺和内分泌细胞组成,它们通过一种化学物质来影响器官和细胞的活动,这种物质就是激素。

人体内的激素有很多种,它们各自负责调控不同的环节,以保持细胞环境的恒定、维持正常的生命活动。在众多的激素中,产生于肾上腺皮质的糖皮质激素和盐皮质激素及它们的衍生物在糖、蛋白质、脂肪等物质的代谢调节中发挥着重要的作用,其中已有部分被开发成药物用于疾病的治疗。

糖皮质激素得名于它可以升高血糖。在体内,它的作用广泛而复杂,不仅参与掌控三大营养素(糖、脂肪、蛋白质)的代谢,对水盐的代谢作用也显示出一定的利尿功效。糖皮质激素的脂溶性使得它容易在细胞间穿梭和穿过生物膜,当它进入细胞后就会调控某些基因的转录从而控制其相应的蛋白质的合成,这不仅是糖皮质激素作用的机制也是为什么微量的激素可以产生强大作用的奥秘。

在临床上使用大剂量的糖皮质激素可以产生抗炎、抗过敏、抑制免疫反应等作用。比如,糖皮质激素的抗炎和免疫抑制作用,能够有效防止机体强有力的免疫防御反应,可以缓解类风湿、支气管哮喘等疾病的症状,它还能抑制器官移植后的排斥反应、解除炎症症状、抑制瘢痕形成。糖皮质激素的强大抗过敏作用使得它仍是缓解哮喘的最佳选择,在 20 世纪 50 年代开始研究副作用小的吸入型糖皮质激素,并于 1972 年应用于临床,进一步巩固了糖皮质激素控制哮喘炎症的最有效药物的地位,成为了哮喘长期治疗的一线药物。

盐皮质激素主要调节体内的水盐代谢,维持血浆中钠、钾的浓度,如果缺少此种激素就会使盐、糖代谢紊乱,引起爱迪生病,表现为肌无力、低血压、低血钠、高血钾等症状。所以适量补充盐皮质激素可以治疗慢性肾上腺皮质功能减退症。

肾上腺皮质激素强大的抗炎、免疫抑制等作用使得它成为治疗某些严重疾病的首选药物。红斑狼疮是一种慢性疾病，往往急性发作而危及生命。医学家们长期以来一直在寻找能有效地控制病情发展的药物。自1948年有一位叫 Hench 的医生首次应用激素治疗红斑狼疮以来，在不断的摸索中，其效果得到了充分的肯定，红斑狼疮的死亡率大大下降，同时这一造福于人类的举措也使 Hench 于1950年获得了诺贝尔生物医学奖。目前，肾上腺皮质激素的作用是其他药物所不能替代的，有时甚至可起到起死回生的作用。

不过，不得不承认肾上腺皮质激素是一把"双刃剑"！因为它在产生治疗作用的同时还有毒副作用，尤其在长期应用后毒副作用会更加严重。比如持续大剂量应用或突然停用都会诱发或加重感染、糖尿病、胃溃疡等疾病，特别是用药后的向心性肥胖（满月脸、水牛背），更不易被年轻女性接受。不过，只要应用得当，激素的副作用是可以有效减轻的。

可治病的脂溶性生物色素

提起色素，你一定会想到在食品配料表中出现过的"色素"两个字。的确，色素确实扮演着食品添加剂的角色。可是，你可曾想过，色素除了赋予食品漂亮的外表外是否还有其他作用？回答是生物色素还能治病和保健。

色素一般分为水溶性和脂溶性。我们平时常说的色素指的就是脂溶性色素。常见的脂溶性色素有血红素、胆红素、胆绿素、叶黄素、类胡萝卜素、番红花素、辣椒红素等。下面就让我们一一认识一下他们。

血红素是高等动物血液、肌肉中的红色色素，除了作为染色剂之外，血红素对生物体还发挥着许多不可替代的作用。铁是人体必须补充的元素，由于缺铁而引起的贫血是最常见的疾病之一。研究发现，血红素是非常出色的铁元素运输工具，它载上铁后会进入肠黏膜细胞，把铁运到体内各部分。于是，医药工作者便根据血红素的这一本领开发出了治疗缺铁性贫血的药物——氯化血红素。现在，利用血红素使铁吸收率高、无毒副作用等优点研制成的补铁剂已经被广泛地应用了。除了运输铁外，血红素在发现癌细胞后，就利用自身的光敏特性标示出癌细胞的位置，可引导抗癌药物直达

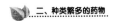

目标,同时,血红素还可以利用电磁武器在癌细胞中引发氧化反应来消灭癌细胞达到治疗癌症的效果,因此,以血红素为原料制成的抗癌药物又被称为治疗癌症的光化导弹。目前医药工作者已将血红素开发为治疗肝功能亢进、抗炎症、抗肿瘤的药物,并应用于临床。

胆红素和胆绿素主要存在于动物的胆汁中,以胆红素和胆绿素为原料开发了很多药物。比如以胆绿素为原料的胆南星、胆黄素、胆荚片等中成药是消炎类良药。以胆红素为原料之一配制的人工牛黄具有解热、降压、促进红细胞新生等效果,成为天然牛黄的替代品。此外胆红素还有抗氧化、清除自由基的功能。

胡萝卜素是胡萝卜的主要色素,还有一大批结构类似的色素称为类胡萝卜素,如 β-胡萝卜素,番红花素、辣椒红素也是类胡萝卜素家族中的一员。我们熟知的维生素 A、E 等就可由类胡萝卜素在体内转化而来。类胡萝卜素主要存在于橙色、红色植物中,具有很多对人体有益的作用,其中最重要的要数类胡萝卜素的抗氧化性。根据这一特性,药学工作者开发出了 β-胡萝卜素丸以及其他类胡萝卜素片剂用来治疗免疫严重失调和过分氧化等疾病,如癌症、心脏病和眼睛退化疾病(白内障)等等。

类胡萝卜素家族中还有一种叶黄素。它广泛地存在于万寿菊(金盏花)、甘蓝、菠菜等绿色蔬菜和人体的血浆和眼球中,不仅有和类胡萝卜素相似的抗氧化活性,而且对视网膜色斑退化引起的视力下降和失眠有明显的保护作用。

各种各样的色素利用自身的生理特性对生物体的健康生长起着非常重要的作用。相信随着对色素研究的不断深入,药学工作者会继续开发以色素为基础的各种药物来改善我们的健康状况,让色素家族更好地为我们的健康服务。

免疫增强剂——免疫核糖核酸

在生活中,我们的身体总会不可避免地受到各种各样病菌的侵袭,这些病菌会入侵我们的身体并与我们体内的自身免疫系统进行斗争,如果机体的免疫系统足够强大,就可以消灭病菌,避免我们得病。但是,当我们身体的抵抗力无法对付病原体时,我们就很有可能感染疾病。那么,有没有一种

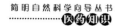

可以增强身体抵抗力的药物呢？答案是有的！免疫核糖核酸（iRNA）就是这样一种免疫调节剂。

与以往人们服用的灵芝等名贵中药材不同的是，免疫核糖核酸是从免疫动物的淋巴细胞、淋巴组织（淋巴结、脾脏等）提取的核糖核酸，能够"传递动物的免疫力"。免疫核糖核酸是一种新的特异免疫制剂，它能被人体接纳，融入人体的免疫系统，从而增强机体的免疫功能。

当免疫核糖核酸进入人体的淋巴细胞后，它会作为模板，在逆转录酶的作用下将其信息转录到 DNA 上，后者再转录为 mRNA，最终不断翻译出相应的有免疫活性的蛋白质，从而使正常的非致敏淋巴细胞变为致敏淋巴细胞，使之在接触相应抗原时能发生特异的免疫反应。

免疫核糖核酸主要有：① 抗肿瘤免疫核糖核酸：用不同的肿瘤细胞免疫动物，然后从淋巴组织中提取而获得，它能够"传递抗肿瘤的免疫力"；② 抗感染免疫核糖核酸：用感染原（细菌、病毒）免疫动物之后从供体中提取而获得，它能"传递抗感染的免疫力"；③ 正常人（或动物）肝、脾核糖核酸：从健康的未经特定抗原免疫的人（动物）淋巴组织、肝脏等部位提取的核糖核酸，它能触发和增加机体免疫功能。

针对免疫核糖核酸的特性，科学家们开发出了一系列应用免疫核糖核酸的药物。目前，免疫核糖核酸的适应证主要有：① 抗肿瘤，如抗胃癌免疫核糖核酸，治疗相应的肿瘤，可使患者症状改善，疼痛减轻，瘤块缩小，增加免疫功能，提高治愈率；② 抗感染，如乙型肝炎免疫核糖核酸可使肿大的肝脾回缩，肝功能恢复，HbsAg 滴度下降（HbsAg，即乙型肝炎表面抗原，它是机体感染乙型肝炎病毒的标志，也是机体血清中首先出现的病毒标志物），控制败血症等；③ 调节免疫功能，如健康人脾核糖核酸可增加免疫功能，治疗带状疱疹、银屑病等；而健康人肝核糖核酸可诱导干扰素的生成，治疗乙型肝炎和肝癌。

基因与基因治疗

我们每个人都得过病。可是，你知道人为什么会生病吗？为什么有的病是与生俱来的？为什么有的病吃点药就好了而有的病很难治愈？我想要回答这些问题就不得不提到基因了。

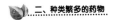

细胞核中的 DNA 形状酷似两股拧在一起的绳子,当我们分开其中的一根可以发现,每一条 DNA 都是由 4 种特殊的成分(腺嘌呤核苷酸、鸟嘌呤核苷酸、胞嘧啶核苷酸和胸腺嘧啶核苷酸)按一定的顺序排列组成的长链。这就好比英文中的 26 个字母,通过一定的规则可以形成有意义的单词,这 4 种特殊的成分按特定的顺序排列之后也会形成有意义的"单词",这些单词就是基因!丰富的辞藻可以写出优美的句子甚至世界名著,同样我们体内的一个个基因也可以按照一定的规则"写出"一篇关于生命个体演化的剧本,来指导我们的生长、发育、衰老和死亡。

虽然在日常生活中我们感觉不到基因的存在,但经科学研究发现基因的正常工作对于我们有着非常重要的意义!从我们出生、成长到患病、衰老直至死亡这些都与基因有关!基因就像是控制计算机的程序那样控制着生命体全部的生命活动,当然生命体远比计算机复杂、严密、灵活得多。我们知道,计算机程序的错误会使计算机无法正常运转或导致错误的结果,而基因出现了问题则可能会威胁到我们的健康甚至生命。

找到了得病的根源,只要我们"对症下药"疾病不就可以治好了吗。对!这就是下面要介绍的基因疗法。经过十几年的积累和探索,基因治疗已经逐步从实验室走向了临床应用,为保障人类健康展现了美好的前景。

20 世纪 90 年代初,美国的一个 4 岁女孩生了一种很严重的病,经过检查发现是她体内的一段基因出现了问题,最终导致她免疫力下降无法正常生活。幸运的是,医生利用基因疗法把正常的基因导入了她的身体,帮助她摆脱了病魔的困扰。

时至今日,基因治疗的应用范围已经非常广泛。比如当血管阻塞血流不畅时就会导致心血管疾病,如果往身体里注入促使血管新生的基因,使患者长出新的心血管,那么症状就会减轻或者解除。再比如,往身体里注入能产生抗氧化物的基因就可以防止衰老、延年益寿。随着基因技术的不断进步,在不久的将来基因疗法一定也会帮助我们攻克恶性肿瘤、自身免疫疾病、艾滋病等顽症。

不过基因治疗中尚有许多难题需要解决,比如表达效率低、导入基因缺乏可控性等,而且由于伦理和安全性等问题基因治疗在医学实践中的进展也较缓慢。虽然基因治疗方案有很多,但是目前全世界只有四种病例是初

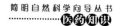

见成效的：联合免疫缺陷症、血友病、家族性高胆固醇血症、遗传性肺气肿。虽然基因治疗还存在诸多问题，但是其理论和强大的生命力是显而易见的。随着人类基因组计划的实施和大批新基因的发现以及新技术的发展，基因治疗将有重大突破，成为一种常规的治疗手段。

动物器官或组织提取制剂

远在几千年前人们就知道利用动物的各种器官、组织及代谢物防病治病。中医应用动物药防治疾病早已提出了"以脏补脏，以实补虚"等理论，这与现代动物生化制药学认为的此类药物的作用机制在于补充、调整、抑制、替代或纠正人体的代谢有共同之处。

过去由于多数制品的有效成分不明确，统称为"脏器制剂"。随着现代生化技术的发展，动物来源的药物大多数已能进行分离和提纯，这类药物被称为"生化药物"。但是，目前应用的有些动物来源的药物不是某一生化物质的纯品，而是从动物的器官或组织提取的含多种成分的混合物，这类制剂通常称为"动物器官或组织提取制剂"。现在仍利用动物的多种器官或组织包括肝、脑、眼、骨、蹄甲、胎盘等来制备这类药物。

（1）用动物肝脏制备的药物：肝脏是动物包括人体内物质代谢的"中枢"，是代谢最活跃的器官。因而，肝脏的代谢功能极为重要，直接影响到人体的健康和寿命。

肝提取物如肝精、肝浸膏等，富含多种营养物质包括维生素 B_2、B_{12}、叶酸、肝细胞刺激因子、核苷酸和各种氨基酸等。肝精为肝制备物经提取得到的，含 11 种氨基酸，其中有 8 种是人体自身无法合成而又特别需要的。肝浸膏为猪的新鲜或冷藏肝脏中提取的耐热水溶性部分。

目前市场上肝脏制剂品种日益增多，常见的有肝水解肽注射液、促肝细胞生长素、核苷酸等。

肝水解肽注射液是由健康动物的肝脏经酶水解提取制得的含有多肽类、核酸类、氨基酸类物质的无菌水溶液。该制剂能促进蛋白质合成、减少蛋白质分解，促进正常肝细胞的增殖和再生。对四氯化碳诱导的肝细胞损伤有较好的保护作用，降低谷丙转氨酶，促进病变组织恢复。临床上主要用于慢性肝炎、肝硬化等疾病的辅助治疗。

1975 年,Labrecque DR 首次提出了在幼年动物肝脏中存在着能特异性促进肝细胞再生的物质,称为肝细胞刺激物质(HSS)。在此基础上,成功地利用乳猪肝研制出了一类生化新药——促肝细胞生长素(HGF),成为治疗重型肝炎的药物。HGF 是由乳猪或乳牛肝脏提取的多肽物质,内含 8 种必需氨基酸、微量元素锌和硒等,用于各种重型病毒性肝炎(急性、亚急性、慢性重症肝炎的早期或中期)的辅助治疗。

核苷酸能促使病变肝细胞恢复正常,促进肝细胞合成蛋白质的功能,改善氨基酸代谢,调节机体免疫功能使肝细胞代谢功能再生。肝脏具有从头合成核苷酸的能力。以新鲜健康动物肝为原料经酶解提取的核苷酸对肝脏具有营养作用。正常条件下不需补充核苷酸,当肝受到损伤后,需及时补充核苷酸,可达到"以肝养肝"之疗效,被称为条件营养素或半必需营养素。

(2)用动物脑组织制备的药物:动物脑如猪脑、羊脑、鸡脑等中含有大量的磷脂、胆固醇以及与人脑蛋白氨基酸构成相似的蛋白质。磷脂有脑磷脂和卵磷脂之分,都是大脑记忆功能所必需的物质。人脑所需要的脂类主要是脑磷脂和卵磷脂(其中含有不饱和脂肪酸),可促进脑细胞的发育,延缓脑功能衰退,并可阻止血栓的形成,保护血管壁,降低胆固醇等。从动物脑中提取这些的"精华"制成制剂用于人体,可以达到以"脑"补脑、治疗脑病的目的。

有多吃鱼头能使人更加聪明的说法。一般认为,鱼脑中所含的营养是最全面、最丰富的,其油中含有两种不饱和脂肪酸:二十碳五烯酸(EPA)和二十二碳六烯酸(DHA),即市面上销售的深海鱼油的主要成分,这些物质已被营养学界证实具有健脑、益智、强心和明目作用。

脑蛋白水解物是利用健康动物脑组织经水解、提取、分离纯化而得到的。经严格的控制,可使脑蛋白水解物的各种氨基酸之间保持恒定的天然比例和器官特异的"氨基酸"型,同正常脑组织相似,故容易被人体吸收利用且不具有抗原性。脑蛋白水解物中富含人脑所需的氨基酸和小分子肽,其比例分别为 80% 与 20% 左右。脑蛋白水解物能增强脑细胞的功能活性,并对动物缺氧及记忆再现障碍有明显的改善作用。其常见的制剂有脑蛋白水解物片、复方脑蛋白水解物片、脑蛋白水解物注射液等,用于颅脑外伤、脑血管病后遗症伴有记忆力减退、注意力集中障碍等症状的改善等。

(3) 用动物的眼制备的药物：眼睛是动物的一个极为重要的器官，传统中药以虎睛最为著名。李时珍认为动物眼睛可以"明目祛翳"。20 世纪 50 年代国内就有报道用鹰眼、猫眼或牛眼为原料，提取制备眼科用药，但未正式投产。到 70 年代利用牛、猪、羊等动物的眼球制成的眼生素、眼宁注射液等治疗眼科疾病的生化药物，陆续投入生产。

动物眼的内容物如房水、玻璃体、水晶体等都含有多种可溶性成分。眼生素就是从牛、羊等眼球的内容物中提取有效成分制成的。眼生素中含有大量的谷胱甘肽和维生素 C，还有 18 种氨基酸、核苷酸、钙、镁和多种人体必需的微量元素等，能供给眼球组织营养、促进新陈代谢、加速伤损愈合、促进眼角膜上皮组织再生以及抗炎等。用眼生素制成的制剂常见的有滴眼剂、注射液等。

眼生素滴眼液（眼宁滴眼液、眼明滴眼液、眼清滴眼液、眼氨肽滴眼液等）为猪眼球的提取物加入适量的防腐剂经无菌操作制成的滴眼液。用于非脓性角膜炎、虹膜睫状体炎、中心视网膜炎、玻璃体浑浊、巩膜炎等眼疾。

眼灵注射液是从新鲜淡水鱼（鲤鱼、鲢鱼等）的眼球中提取制备的一种生化药物制剂。经化学分析，含有甘氨酸、谷氨酸、胱氨酸、赖氨酸等 17 种氨基酸以及糖、核酸和微量元素等。临床认为可补充眼球营养成分、促进眼球代谢、提高视力，用于治疗初期老年白内障、青少年假性近视、原发性视网膜色素变性等，老年性白内障患者早期应用，可使水晶体混浊减慢并抑制其发展，但对其他各类型的白内障无明显疗效。

(4) 用动物的骨制备的药物：利用动物骨作为药物来治疗疾病已有悠久的历史，早在 1 500 多年前，古医药典籍就已有用牲畜骨治病的记载。《本草纲目》中，对虎骨、狗骨、猪骨等药用性能均有专门的论述。

我国猪、牛、羊及其他动物饲养量、屠宰量都居世界首位，所以生产骨制剂的原料来源十分广泛。现代科学研究证明，动物骨的活性或有效成分主要为多肽类及蛋白质，如骨发生蛋白（BMP）及骨骼生成因子等。动物骨主要用来治疗骨质增生、骨关节疾病、风湿及类风湿性关节炎等疾病。常见的骨制剂有骨肽注射液、骨瓜提取物注射液、复方骨肽注射液、骨肽片、聚明胶肽注射液等。

骨肽注射液是从健康动物如猪、牛等的四肢骨中提取的活性多肽物质制备而成的无菌水溶液,内含各种骨生长因子及多种骨修复所需的无机元素、微量元素及复合肽类活性物质。该制剂具有广泛的生物学活性,可调节骨代谢,促进新骨形成,同时有消炎镇痛作用。临床应用表明,其治疗骨折、风湿、类风湿性关节炎及各种骨科疾病的效果良好。

骨瓜提取物注射液是从健康动物的骨质中提取的多肽类因子,并佐以对骨及软组织损伤有修复作用的甜瓜籽提取物制成的,该制剂适用于风湿、类风湿关节炎、骨关节炎、腰腿疼痛、骨折创伤修复等。

聚明胶肽注射液为明胶多肽溶液,是从健康牛四肢骨中提取的优质明胶水解制成的灭菌水溶液,分子量为 27 500～39 500,其渗透压与血浆相等,可保持血管内液与组织间液的平衡,不引起组织脱水及肺水肿,具有维持血容量和提升血压的作用。聚明胶肽注射液是一种理想的血浆替代品,被称为"人造血浆"。患者在输血时,不会受到血型的限制,还不会有交叉感染的危险。

(5)利用动物蹄甲制备的药物:猪蹄甲入药,这在《神农本草经》中即有记载。《本草纲目》载有:"悬蹄甲,气味咸平无毒,主治五痔伏热在腹中,肠痈内蚀。用赤木烧烟熏,辟一切恶疮。"《本草从新》指出:"猪悬蹄甲,治寒热痰喘,痘疮入目,五痔肠痈。"其他如《本经》、《千金·食治》、《名医别录》、《仁斋直指方》等历代各家医书,对猪蹄甲都有记载。

功能性子宫出血症简称"功血",是妇女常见病之一。西医治疗功血症,除施用刮宫术、子宫切除术或冷冻疗法外,多用激素和抗纤溶药物。但这些药物有较多不良反应且易于复发。中医治疗功血有较好经验,我国民间就有用猪蹄甲煅炭口服治疗功血的,疗效较好。然而猪蹄甲煅炭的制法不适于工业化生产,而且产物气味不好。

猪蹄甲主要含有角蛋白、肽类、氨基酸类、脂类、糖类等化学成分,一些成分具有明显的药理活性。所含的蛋白成分如角蛋白、胶原蛋白等都与止血作用有关。我国的科学家们参考了民间用猪蹄甲煅炭治疗功血的经验,采用现代的科学方法进行研究,试制了蹄甲多肽及其片剂,用于治疗功能性子宫出血症,并命名为"妇血宁"。

蹄甲多肽是以简单的工艺制得的产品,除具有较好的疗效外,最大优点是几乎无不良反应,包括对孕妇和哺乳期的妇女。由临床用药的情况可知,现制剂的缺点是所需剂量偏大,服用不便。应根据有效成分的研究,进一步纯化产品,使剂量降低,以提高对功血的疗效。除止血作用外,蹄甲多肽的多种药理活性尤其是抗炎作用尚未充分利用,所以具有开发新剂型和新临床用途的潜力。另外,还有一个价格低廉的优点,故 20 多年来仍被广泛使用。

(6) 利用胎盘制备的药物:中医把人类胎盘称为人胞,或胞衣,认为极有药用价值。依据《本草纲目》记载:性温无毒,具有温肾、益经、补气、养血等功效。治疗男女虚劳,矢志恍惚。其干燥制剂药名为"紫河车"或"浑圆衣",可用于治疗子宫发育不全、女性不孕症、流产、早产等。

胎盘具有如此神奇的功能,它到底是一个什么样的器官?胎盘是胎儿和母体进行物质交换的重要器官。宝宝在妈妈子宫中生长发育的 10 个月中所需的吃、喝、拉、撒都是通过胎盘来传进传出的,因而胎盘有"万能脏器"的称号。

胎盘提取物中含有免疫球蛋白、人胎盘免疫调节肽(又名人胎盘转移因子)、人胎盘谷胱甘肽 S 转移酶、β-干扰素等纯天然的活性物质 12 大类 60 余种。另外还含有多种人体必需的氨基酸和多种激素、酶(如溶菌酶、组胺酶等)、化学元素和微量元素等。

目前主要的胎盘制剂有:胎盘多肽注射液、胎盘转移因子、胎盘(γ-)球蛋白等,另外脐带和脐带组织液亦可供药用。

胎盘多肽注射液是从胎盘中提取的小分子活性多肽制成的注射液,能改善细胞信号传导、调节组织代谢生长;抑制肿瘤细胞分裂;抗病毒、抗突变、抗过敏;促进损伤组织的修复;调节内分泌、防治各类妇科病等。

胎盘转移因子是以健康人胎盘组织为原料,经过破碎细胞、透析而提取的小分子多肽和多核苷酸。该制剂为广谱抗病毒、抑制肿瘤细胞分裂、调节细胞功能、激活免疫功能的生物制品。

胎盘球蛋白就是把健康产妇的胎盘及产后血(流出 50～200 毫升),经过物理、化学的方法提取制得的含有 95% 以上的丙种球蛋白的制品,又称为丙种球蛋白。该制剂中含有各种抗体(其中绝大部分为 IgG,还有少量的 IgM 和 IgA),因而有增强机体抵抗力以预防感染的作用。主要用于免疫缺陷病以及肝炎、麻疹、水痘、腮腺炎、带状疱疹等病毒性感染和细菌性感染的防

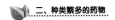

治,也可用于哮喘、过敏性皮炎、湿疹等内源性过敏性疾病。

离开了母体的胎盘是一种既神奇又难得的物品,但胎盘不宜直接食用而应制成制剂,主要是由于存在着严重的安全隐患,难以保证健康。目前经血液传染的疾病(艾滋病、梅毒、肝炎等)日见增多,一旦食用了含病毒的胎盘就会被感染,成为终身遗憾。

疫苗

艾滋病、乙型肝炎、流感、非典型性肺炎(SARS)、禽流感……一个接着一个地在我们面前出现,不断地给人类带来生命的威胁。"疫苗"顺势成为人们心中唯一能够抓住的救命稻草。疫苗与我们的健康息息相关,如果没有疫苗,很难想象今天的人类会是什么样子。

疫苗是利用病毒、细菌或其代谢产物等经过严格的技术工艺制造的能在接种后激发人体对抗某些传染病的免疫力的一类生物制品。疫苗的发明,对于整个人类历史而言,是一件里程碑式的大事情。1798 年,Edward Jenner 尝试把牛痘脓疮中得到的渗出液注射到一个 8 岁男孩的体内,经 3 次注射后,发现该男孩再也不会被天花感染,从而第一次获得了真正意义上的疫苗。此后的近 200 年,人类已开发出三代疫苗。第一代疫苗即传统疫苗,为灭活疫苗或减毒活疫苗,是经减毒或灭活后而得的病原体,或者是从被感染的病原体中分离得到的不具传染性的病毒颗粒。第二代疫苗即基因工程疫苗,是利用现代基因重组技术将病原体一段特定的基因序列(主要指可表达具有免疫原性特异蛋白质的基因)剪切下来在表达载体中表达而制得的。第三代疫苗为 20 世纪 90 年代发展起来的 DNA 疫苗,就是近年来越来越受到人们重视的基因疫苗,基因疫苗不需要完整的病原体和表达蛋白质,而是直接取用一段基因,经过处理制成,可以弥补基因工程疫苗的一些缺点。

人类所发明的疫苗,其实可分为两种:预防性疫苗和治疗性疫苗。第一、二代疫苗属于预防性疫苗,其中包括所熟悉的卡介苗、麻疹疫苗、水痘疫苗等。作为第三代疫苗的基因疫苗属于治疗性疫苗,如治疗性乙肝疫苗、肿瘤疫苗等。

(1)宝宝接种了"卡介苗"就不怕结核了:在旧中国,结核病肆虐流行,有着"十痨九死"的说法，人们对结核病普遍存有恐惧。现在我们都不怕了，因为我们已经有了一个强有力的武器——卡介苗。卡介苗是一种预防性疫苗，在未感染时接种，即可产生对结核杆菌的抵抗力，特别对儿童和青少年具有明显的保护作用。卡介苗接种是我国儿童计划免疫的重要组成部分，宝宝在还没有感染时一定要接种卡介苗。

除了结核外，麻疹、水痘、腮腺炎、脊髓灰质炎等病毒性疾病也偏爱儿童。传染性疾病偏爱儿童的原因是儿童的免疫系统不够健全，抵御病原生物入侵的能力弱。疫苗能够刺激机体产生抗病原生物的抗体，从而保护机体免于感染某些危险的传染病，或者至少可降低感染的可能性。因此儿童出生后一定要遵照医生的嘱托按时接种疫苗。

疫苗是怎样预防传染病的呢？疫苗是用杀死了的或是减毒的病原体，或是它的提取物制成的。当疫苗注入机体后，机体受到这种异体物质（抗原）的刺激就会产生特异性的免疫反应。它有两种表现形式，一种是产生与该抗原相对应的特异性抗体，即免疫球蛋白，而这种抗体再次与该种抗原相遇时就可以发生特异性结合，将抗原消灭，这一现象称为体液免疫。另一种是产生能特异性识别抗原的致敏淋巴细胞，当该种抗原进入机体后它能特异地与该抗原发生一系列的免疫反应，将该抗原消灭，这一现象称为细胞免疫。上述两种免疫往往是密切配合，协同作战的。机体就是靠接种疫苗后产生的抗体和致敏淋巴细胞，消灭侵入人体的病原体，起到预防传染病的作用。

目前，针对特定细菌、病毒、螺旋体等微生物及寄生虫的生物预防疫苗是医药生物技术的研发热点。2005版中国药典收载的预防性疫苗有伤寒疫苗、麻疹减毒活疫苗、腮腺炎减毒活疫苗、重组乙型肝炎疫苗（酵母）等40种。随着生物技术的发展，越来越多的疫苗用于临床，在预防各种重大疾病上发挥着重要作用。

（2）患病之后再打疫苗也有用：过去，疫苗仅仅用于预防疾病，主要作用于从未感染的机体，对于已被感染的病人，一般不起作用。今天，疫苗可以在更广泛的领域造福人类，患病以后再打疫苗来治疗疾病，即治疗性疫苗。

所谓治疗性疫苗，是指有别于传统预防性疫苗、具有治疗作用的新型疫苗。它主要应用于发生慢性感染、肿瘤、自身免疫病、移植排斥、超敏反应等的患者，发挥治疗疾病的功能，有时兼具预防作用。治疗性疫苗与传统意义上的预防性疫苗具有显著不同的特征。治疗性疫苗的作用对象为曾经感染病毒、且多为持续感染的机体。因此，治疗性疫苗必须经过分子设计、重新构建，以获得与原天然病毒蛋白结构相似但又不同的新的免疫分子。治疗性疫苗的治疗原理为主动地激活患者自身的免疫力，通过强化疫苗靶抗原的抗原性、激活并提高机体免疫系统对靶抗原识别和效应阈，或改善免疫系统的总体平衡来实现治疗目的。

目前临床上抗乙肝药物的疗效都不甚满意，而从获得的研究结果来看，治疗性乙肝疫苗疗效较好。人们认识到，通过大剂量、高纯度的治疗性疫苗来诱导体液和细胞免疫应答，可以提高人体的免疫功能，消除人体对乙肝病毒的免疫耐受。因此，治疗性疫苗疗法可能成为治愈慢性乙肝病毒感染特别是乙肝病毒携带者的新手段。从发展趋势来看，它与现有的抗乙肝病毒药物联合应用，将成为一种新的治疗方法。

肿瘤疫苗是应用特异性的、具有免疫原性的肿瘤抗原，来激活、恢复或加强机体抗肿瘤的免疫反应，以清除残存和转移的肿瘤细胞。目前，国外已有多种肿瘤疫苗已经进行或正在准备进行临床试验，其中包括皮肤癌、前列腺癌、肺癌、结肠癌、乳腺癌、恶性黑色素瘤等肿瘤疫苗。

预防性疫苗仅提供免疫保护力，而治疗性疫苗则主要提供治疗作用。两种疫苗的结合应用可真正实现疫苗对人体健康的全面、有效的保护作用。治疗性疫苗的完善和广泛应用，将在更完整地意义上，给予人类身体健康第二重保护力。治疗性疫苗已成为现代生物技术、免疫学及疫苗学发展的最新方向。

抗毒素及抗血清

埃米尔·冯·贝林发现，在已获得免疫的动物血清中含有免疫物质，如果把这样的免疫血清移注给正常动物，即能使其获得对相应疾病的抵抗力，因而创造了血清疗法。这类血清中含有大量抗体，注入人体后，人体本身不必自己制造抗体就能很快获得免疫力，这种免疫方法叫"人工被动免疫法"，这类制品叫做被动免疫制剂。含有抗体的血清制剂种类很多，包括抗毒素、

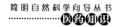

抗病毒血清、抗菌血清、抗 Rh 血清等。

（1）对抗毒素的解毒剂（抗毒素）：中国古代医书上有一条医理，叫做"以毒攻毒"，既然病毒能产生毒素毒害人和动物，那么就一定会有一种能攻毒的"解毒剂"。受这一启发，贝林在血清疗法治疗白喉方面开辟了一条新路，从而给人们提供了同疾病与死亡作斗争的新武器——抗毒素。

1891 年，贝林对"以毒攻毒"的医理进行了研究：首先给豚鼠注射白喉杆菌，使它们得上白喉病，然后注射不同的药物，给病豚鼠进行治疗。结果，数百只豚鼠死掉了，但也有两只竟侥幸活了下来。贝林十分高兴，赶紧把比上次剂量更大的白喉杆菌注射给这两只豚鼠，它们仍安然无恙。贝林连续实验，收到了令人满意的效果。这一现象说明，得过白喉的动物血清中，有着白喉毒素的"克星"—抗白喉毒素，它可中和毒素，使之失效。1891 年的圣诞之夜，白喉抗毒素首次用于一个得了白喉病的儿童，使其幸免于难。从此，该病的死亡率很快下降，挽救了千千万万病儿的生命。贝林也因此获得了很高的声誉并获得了 1901 年的诺贝尔生物医学奖。

抗毒素是由动物经反复多次注射细菌毒素或类毒素（解毒后的毒素）所得到的免疫血清经过处理制得的。因马匹体型大又较其他动物对破伤风、白喉等毒素敏感，故生产抗毒素的动物主要集中在马匹上。2005 版中国药典收载的抗毒素有白喉抗毒素、破伤风抗毒素、多价气性坏疽抗毒素、肉毒抗毒素及其冻干制剂等。

抗毒素主要用于治疗，破伤风抗毒素、白喉抗毒素等虽然也能用于预防，但只能作为一种临时应急措施。早期的制品中还含有大量的非特异性蛋白质和无效成分，纯度低、免疫效果差，接种后的副反应（如过敏反应）发生率高。现在，白喉精制抗毒素、破伤风精制抗毒素等制品已经取代了原粗制品，这些经物理或化学方法纯化过的精制品纯度高、免疫效果好、接种后副反应发生率大大降低。

（2）能抵抗病毒的血清（抗病毒的血清）：我们知道，被狂犬或可疑带有狂犬病毒的动物如猫、狐狸、蝙蝠等咬伤或抓伤后，除立即清理创面外，还应同时注射抗狂犬病血清与狂犬病疫苗。狂犬病是由狂犬病病毒所致的一种自然疫源性或动物源性急性传染病，流行广、病死率高，一旦发病，尚无有效的治疗方法。注射抗狂犬病血清与狂犬病疫苗可有效地预防狂犬病的发病

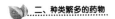

和死亡。抗狂犬病血清是用狂犬病病毒免疫马所得的血浆经胃蛋白酶消化后纯化制得的液体或冻干免疫球蛋白制剂,仅用于被疯犬或动物严重咬伤者,配合狂犬病疫苗进行预防注射,对已有狂犬病临床症状的患者无效。

抗狂犬病血清、抗炭疽血清、抗腺病毒血清等都是针对某一病毒抗原的抗体血清,称为抗病毒的血清。这些抗血清是用病毒本身免疫马或其他大动物所取得的免疫血清。抗病毒血清注入机体后,可使机体立即获得免疫力,但维持免疫力的时间较短。目前对病毒病的治疗尚缺乏特效药物,故在某些病毒病的早期或潜伏期,可考虑用抗病毒血清治疗。

值得注意的是,这类制品多是动物血清,对人体来说是一种异性蛋白。注射入人体后容易引起过敏反应(特别是重复注射时),故必须注意做皮试。来自人体者,没有这个弊端,一般不必做皮试。

随着抗生素及疫苗的出现,防治传染性疾病新方法不断问世,加之某些免疫血清疗法的效果并不十分显著,导致了免疫血清的品种逐渐减少。不过仍有一些制剂保留了下来,如破伤风抗毒素、白喉抗毒素、抗狂犬病血清等,但其制品的形式及质量均有了较大改进。

神奇的"生物导弹"—抗体

一种不是用来残杀无辜人民而是用于挽救全世界数百万癌症患者生命的生物导弹——抗体,正在被科学家们积极地研究出来。

抗体是指机体在外来物(抗原)的刺激下所产生的一种叫做免疫球蛋白的防御性蛋白质。这种免疫球蛋白是包括二条相同的重链(H)和二条相同的轻链(L)的 Y 型分子(如图 2-17),具有独特的结构和功能。每条链可分为可变区(V 区)和恒定区(C 区),V 区决定了抗体分子的抗原特异结合性,而 C 区则决定了其异种抗原性。

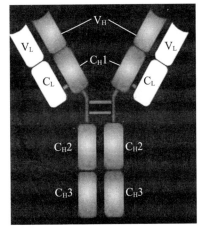

图 2-17　抗体的结构

之所以把抗体称为"导弹"，是因为它有一种奇怪的本领，能准确地识别细菌、病毒、蛋白质等异己物质(抗原)，并与其发生特异性的结合(图2-18)。因其高度的特异性、有效性和安全性，抗体分子正在发展成为生物学和医学领域用途最为广泛的蛋白质分子。

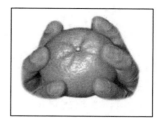

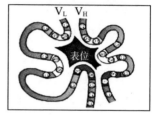

图2-18　抗体与抗原结合示意图

抗体作为药物用于人类疾病的治疗已有很长历史，其发展史却并非一帆风顺。第一代抗体药物源于动物抗血清，为多种抗体的混合物，称为多克隆抗体。虽然多克隆抗体具有一定的疗效，但这些异源性蛋白引起的较强的人体免疫反应限制了这类药物的应用，因而逐渐被抗生素类药物所代替。第二代抗体药物是利用杂交瘤技术制备的单克隆抗体及其衍生物，单克隆抗体特异性更强、毒副作用更小，因而在实验研究和疾病诊断中得到了广泛应用。随着分子生物学技术的发展，DNA重组技术开始用于抗体的改造，出现了各种形式的基因工程抗体。第三代抗体药物即基因工程抗体，是将抗体的基因按不同的需要进行加工、改造和重新装配，然后导入适当的受体细胞中进行表达获得的抗体分子。自从1984年第一个基因工程抗体人—鼠嵌合抗体诞生以来，新型基因工程抗体不断出现，如改形抗体、小分子抗体、抗体融合蛋白等。

单一目标的"生物导弹"——单克隆抗体

1975年，英国免疫学家Kohler和Milstein在剑桥大学实验室内巧妙地把一种能在体外无限生长的骨髓肿瘤细胞和一个由脾脏产生的细胞(B型淋巴细胞)溶合在一起，便产生了具有这两种细胞遗传特性的杂交细胞。这种"混血儿"(杂交瘤细胞)既具有骨髓肿瘤细胞无限繁殖和生长的能力，又有B淋巴细胞产生抗体的能力。但这种"混血"的杂交瘤细胞在体外培养，数量非常有限，难以获得数量可观的抗体。为了无限繁殖，把杂交瘤细胞注射到老鼠的腹腔内，借腹繁殖，结果便生长出一批批能够杀灭肿瘤细胞的"生物导弹"——单克隆抗体。

把单克隆抗体称为"生物导弹",是因为在一定药物或是毒素的配合下,单克隆抗体能准确"识别"和"瞄准"肿瘤细胞并加以"打击"。这种"生物导弹"由两部分组成:识别肿瘤细胞表面特异性蛋白质(抗原或相关性抗原)的抗体作为药物载体;杀伤肿瘤细胞的放射性同位素、化疗药物或生物毒素作为"弹头"。抗体与肿瘤细胞表面的特异性蛋白质(抗原或相关性抗原)结合后,经过内化过程进入细胞内,"弹头"发挥作用杀死肿瘤细胞。

由于机体的正常细胞表面没有这种特异性抗原或相关性抗原,所以不被"生物导弹"识别而免于杀伤。与传统化疗相比,单克隆抗体只是将肿瘤细胞作为靶体,目标单一,这就克服了临床上肿瘤治疗药物普遍存在的"敌我不分"的问题。如果说传统的化疗是对恶性肿瘤进行"地毯式轰炸"的话,那么单克隆抗体就是征服癌症的"精确制导导弹"。

单克隆抗体最早被用于疾病治疗是在 1982 年,美国斯坦福大学医学中心 Levy 等人利用制备的抗独特型单克隆抗体治疗 B 细胞淋巴瘤,治疗后患者病情缓解,瘤体消失,这使人们对抗体药物产生了极大的期望。由于这种单克隆抗体在应用上也有其弊端,科学家们正努力用基因工程技术对其进行改造,大大提高了其疗效,降低了毒副作用。

今天,已有 22 个治疗性抗体药品通过了美国 FDA 的批准进入市场,100 多个单克隆抗体药品进入临床研究,500 多个单克隆抗体药品进入临床前研究。随着单克隆抗体"生物导弹"技术的成熟及相关产品的上市,我们即将迎来新的"抗体药物时代"。

适应人体环境的改型"导弹"——人—鼠嵌合抗体

鼠源单克隆抗体虽具有很多的优点,但对于人体而言,它属于一种外源蛋白质。由于人体的免疫系统能够识别并排除"异己",故鼠源性的单克隆抗体进入人体以后,很快就会被赶出人的循环系统。鼠源性的抗体不但不能有效地携带"弹头"到达靶部位,还会引起人体对鼠源抗体的免疫反应,即人抗鼠反应。人抗鼠反应不仅会使单克隆抗体疗效低下,还会导致人体过敏,甚至会引起休克和死亡。

应用基因工程技术改造现有优良的鼠源性抗体,其着眼点在于尽量减少抗体中的鼠源成分,但又要尽量保留原单克隆抗体的结合特异性。在抗体改造的研究中,已先后研制出了多种人源化的单克隆抗体,如小鼠嵌合抗体、人改型抗体等(图 2-19)。

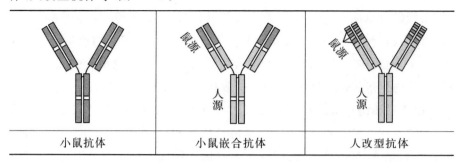

| 小鼠抗体 | 小鼠嵌合抗体 | 人改型抗体 |

图 2-19　单克隆抗体的改造

人—鼠嵌合抗体是由人抗体的恒定区(C 区)和鼠抗体的可变区(V 区)融合形成的。这种抗体的可变区是鼠源性的,含有与抗原结合的所有"元件",而抗体的恒定区来源于人。用于人体时基本保持了抗原抗体的结合特异性,但免疫原性却大幅度下降了。

人—鼠嵌合抗体是人们构建的第一种基因工程抗体,其在体内的半衰期为鼠源性单克隆抗体的 6 倍以上。迄今,已构建出了较多的抗恶性肿瘤的嵌合抗体,尽管还存在着免疫原性问题,但仍有几种嵌合抗体通过了临床实验。1997 年美国上市的利妥昔单抗(rituximab)为重组嵌合抗 CD20 单克隆抗体,用于治疗淋巴瘤,标志着单克隆抗体已进入临床应用阶段。利妥昔单抗是以 B 淋巴细胞上的一个分子(CD20 分子)为靶点的人—鼠嵌合抗体,可变区(V 区)为鼠源,其他部分和恒定区(C 区)为人源的。利妥昔单抗能与 B 细胞上 CD20 特异性结合并引发 B 细胞溶解死亡,临床试验证实其疗效好且毒副作用低。

20 世纪 80 年代中期,我国开始开展了人—鼠嵌合抗体的研究,并成功获得了抗人 T 细胞 CD3 人—鼠嵌合抗体。现在,注射用抗人 T 细胞 CD3 鼠单抗已被 2005 版中国药典收载。目前我国还有一系列用于肿瘤治疗的人—鼠嵌合抗体正处于临床研究阶段,预计可用于肿瘤治疗的品种将会更多。

外形变化的"生物导弹"——改型抗体

在抗体可变区(V 区),部分氨基酸序列显示出更大的可变性,这些区域被称为超变区（HV区）。该区是抗体分子与抗原特异性结合的关键部位又被称为互补决定区（CDR）。V区的其余部分为CDR的支持结构，其结构相对较稳定。如果保留鼠源性单克隆抗体的CDR的结构，抗体活性就不会消失，CDR以外的其他部分存在与否都不影响其抗体活性。不同种属的CDR结构是保守的，这样就可以通过蛋白质工程对抗体进行改造。

改型抗体是指利用基因工程技术，将鼠源抗体可变区（V）中抗原结合的关键部位（CDR）嫁接到人的抗体骨架上获得的抗体。改造后的人源化抗体仍具有鼠源性单克隆抗体的抗原结合特异性。抗体分子中鼠源部分只占很小的比例，可基本消除免疫原性。这就相当于先将抗体进行一番修饰，"伪装"成自身物质，免疫系统就不易辨认出来，因而放松了"警惕"，不会作出反抗。这种抗体携带药物进入机体后，就像一颗"糖衣炮弹"，逃脱了免疫系统的监视，药物蒙混过关后就可以安全到达靶部位发挥杀伤作用。

这种改型抗体又叫"重构型抗体"，因其主要涉及CDR的"移植"，又可称为"CDR移植抗体"。这种移植抗体包括CDR区移植、部分CDR移植和特定决定区（SDR）转移等。

改型抗体的产生和发展，使得多种特异的鼠源性单克隆抗体有可能应用于临床治疗，因而有诱人的前景。

能进入细胞的"生物导弹"——小分子抗体

人—鼠嵌合抗体、改型抗体等都是完整的抗体，分子较大，难以冲破"重重障碍"（血管壁和细胞外间隙）到达实体瘤深部的肿瘤细胞，最终难以在靶部位达到有效浓度。要克服这一难题，必须对其进行改造，使抗体分子"小型化"以增强其穿透能力。

用酶切的方法可获得单克隆抗体的各种水解片段。用木瓜蛋白酶切割抗体分子得到3个片段，即两个相同的Fab段和一个Fc（图2-20）。Fab段即抗原结合片段（antigen-binding fragment，Fab），位于"Y"形结构的两臂。Fc段即结晶片段（crystalline fragment，Fc），位于"Y"形结构的柄部，因可结晶故名。若改用胃蛋白酶则切割位点就不同了，此时得到一个F(ab′)$_2$片段和多个小分子碎片（pFc′）。F(ab′)仍具有抗原结合特性，而pFc′不具任何生物学活性。

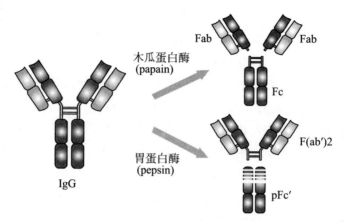

图 2-20　抗体水解片段

CDR 区是抗原特异性结合的最小识别单位。因此,只要保留抗体分子的 CDR 区,水解片段就会保持其抗体活性。现在研制的小分子抗体有以下几种类型:① Fab 片段抗体,由完整的轻链和重链(V_H＋C_{H1})所组成;② F_V 抗体,由轻链和重链的可变区组成;③ 单链抗体,是由抗体的可变区(V_H 和 V_L)通过一端连接肽连接而成的重组蛋白;④ 单域抗体,由 V_H(或 V_L)单个可变区组成的;⑤ 超变区多肽,是由单个 CDR 区构成的小分子抗体。

另外,由于 Fab 和单链抗体等都只有一个抗原结合位点,只能结合一个抗原分子,因此它们在体内代谢速度快,并且在靶分子上停留时间短。因此,科学家们通过化学或基因交叉连接将 Fab 和单链抗体片段改造为二聚体、三聚体、四聚体复合物,以加强功能性亲和力。

单链抗体能较好地保持抗体亲和力,具有相对分子量小、穿透力强、免疫原性小的特点。因此,单链抗体是构建免疫毒素和双功能抗体的理想元件,已成为基因工程抗体研究领域中的热点。

多目标的"生物导弹"——抗体融合蛋白

双功能抗体就是把两个抗原结合特异性不同的片段通过交叉连接起来形成的,这为肿瘤治疗提供了新的途径。前面提到改造抗体片段和细胞毒药物、毒素、小肽、酶等构成的多种特异性双功能抗体在基因治疗方面展示了广泛前景。

抗体融合蛋白就是把一段药物蛋白的基因连接到单链抗体上,在真核或原核细胞中表达出的具有上述两部分结构域的重组蛋白。抗体融合蛋白（如免疫毒素、免疫粘连素等）一般包括抗体的 Fv 部分和作为"弹头"的活性蛋白部分，是一个名副其实的"生物导弹"。单链抗体就是"导航系统"，利用抗原抗体特异结合的活性将整个分子特异性结合到靶细胞上，连在单克隆抗体上的药物蛋白就是"炸弹"，负责将靶细胞"炸毁"，从而达到治病目的。

肿瘤的免疫毒素治疗是最近十几年发展起来的新疗法。免疫毒素是将对肿瘤细胞具有特异识别能力的抗体与毒素蛋白通过化学交联而构建成的一种杂交分子。由于抗肿瘤抗体可以特异性地识别肿瘤细胞，毒素部分具有的细胞毒作用，所以免疫毒素在体内可以像"导弹"一样定向寻找肿瘤细胞，并将其杀死。由于正常的细胞没有肿瘤特异性抗原，故免疫毒素不会对正常细胞产生损害。

用于构建免疫毒素"弹头"的毒素蛋白主要有两类：一种为植物毒蛋白，如蓖麻毒蛋白、相思子毒蛋白等；另一种为一大类蓖麻毒蛋白 A 链样蛋白质，称为 I 型致核糖体失活蛋白。它们对细胞的杀伤能力非常强，为一般抗癌药物的 1 万～10 万倍。一般认为，只要一个毒素分子进入细胞，就可以使该细胞死亡，而且肿瘤细胞一般不会对毒素产生耐药性。因此免疫毒素是一种理想的抗肿瘤新型药物。

内皮因子（又称 CD105）作为生成血管内皮细胞的特异标记物，正成为抑制肿瘤血管生成、治疗肿瘤的重要靶分子。实验表明：抗 CD105 单克隆抗体与免疫毒素连接，可使肿瘤完全消失，现已进入临床试验阶段。但是目前，免疫毒素的体内应用还没有人们预期的那么有效，离实用还有一段距离。因此，免疫毒素作为导向治疗的主力还有待于科学家们的进一步探索，配合其他治疗方法，弥补其缺陷，以对癌症治疗作出贡献。

随着抗体工程技术的不断进步，越来越多的新型抗体分子将被创造出来，且可供利用的新型"弹头"物质将不断出现。针对新靶点，利用新型抗体与新型药物，将可获得免疫原性更低和疗效更高的抗肿瘤单克隆抗体药物。

能够治病的血液制品

众所周知，血液是维持人类机体生命的重要物质，我们机体在大量急性出血时，迫切需要补充大量的全血和氧气，而且要用新鲜的血液。从这里我们可以看出血液是一种十分重要的生物制品,它是在输血疗法基础上发展起来的,常用来治疗各种血液类疾病,所以我们称其为血液制品。血液制品是利用健康人的血液或健康产妇的胎盘血液经采血分离、提纯或其他新技术制成的多种有效的单项血液制品,用于疾病的预防、治疗和诊断的制剂。目前这些制剂在临床上具有十分广泛的实用价值。如果将血液放入含有抗凝剂的玻璃管中,经过离心后,管中的血液就会分成两个部分:上层是黄色且透明液体——血浆,下层是呈暗红色、不透明的包括红细胞、白细胞和血小板的混合物。科学家们就是通过这些不同的血液成分将血液制品分为五类:红细胞制剂、白细胞制剂、血小板制剂、血浆制品以及血浆蛋白质制品。

(1)增加体内供氧能力的红细胞制剂:16世纪晚期,世界上第一台显微镜诞生以后,人们第一次在血液中观察到了红细胞,红细胞本身没有细胞核,边缘较厚,是中央略凹的扁圆形细胞,直径 $7\sim8\ \mu m$。细胞质中因含有大量血红蛋白而显红色。红细胞中的血红蛋白能够将氧气输送给机体的各个部位,并且将机体的代谢产生的二氧化碳输送出来。

血液中的红细胞是血细胞当中最多的一种,也是体内数量最多的细胞,是机体的氧气输送的"运输机",而输注红细胞的目的,一是为了运输氧气和二氧化碳,二是对机体所产生的酸碱物质起缓冲作用。红细胞输注可补充缺少的红细胞,纠正缺氧状态,是治疗贫血的有效措施,并且补偿流失的血红蛋白,改善血液的携氧能力。科学家们已经成功将其制备为可以作为治疗各种疾病的制剂——红细胞制剂,可以通过其构成成分以及处理方法分为以下几种:浓缩红细胞制剂、少白细胞的红细胞制剂、洗涤红细胞制剂、红细胞悬液以及代血浆。

那么,红细胞制剂可以应用在哪些方面呢? 红细胞制剂通常可以用来治疗慢性贫血以及中毒、脓毒症、肿瘤引起的贫血和轻度肺结核病人,并且是心脏病、慢性肾病以及肝病患者补充血红蛋白的首选制剂。凡是在需要提高血液携带能力和补充血红蛋白,而又不需要补充维持血容量的情况下,均可以输注"压积红细胞"等红细胞制剂。在我国,不少医疗机构以及血站对分浆后的红细胞的利用,除了进行直接输注外,绝大部分都以红细胞悬液应用。

在决定病人是否需要输注红细胞制品时,大致可以参考如下方案进行:

若血液损失为全部血液的 10％时(大约一个成年人为 500 ml),一般很少输注血液;急性失血 20％时,可以补充液体;如果不是急性失血,但是有输血指征,只需输注 2～3 个单位的浓缩红细胞;如果突然失血 30％以上,一定要输注全血进行纠正,如果不是大量急性失血,也可以用浓缩红细胞加血液代用品。

(2)提高人体抗病能力的白细胞制剂:白细胞制剂是血液制品家族中的另一个大家族。白细胞种类很多,包括中性粒细胞,单核细胞、淋巴细胞、嗜酸性粒细胞以及嗜碱性粒细胞。其中又以中性粒细胞的数目最多,淋巴细胞次之,它们在人类机体中发挥着不可替代的作用。正如国家需要军队防御虎视眈眈的外敌一样,人体同样需要"军队"保证机体各项功能正常进行,而白细胞就是机体中的"军队"。它们与红细胞的区别就是含有细胞核,是一种圆球形细胞,它们能够随时改变形态,并以这种运动通过毛细血管管壁,从而吞噬侵入机体的"外敌"(微生物和机体本身各种坏死的细胞)。白细胞在血液中的数量没有红细胞那么多,它的寿命也比较短,平均寿命只有9～13 天,但是正是由于其强大的杀"敌"本领,能够极大地提升人类机体的免疫能力,当之无愧的成为人类健康忠实卫士。

1934 年,Strumia 首次报道应用白细胞悬液治疗白细胞减少症。大约40 年前,Brecher 也将白细胞用于治疗白细胞减少症病人并且获得了良好的效果,从此就揭开了白细胞制剂迅猛发展的序幕。现在白细胞制剂已经发展成为治疗许多疾病不可或缺的一种重要制剂,如治疗白细胞减少症或免疫系统疾患等病症。白细胞制剂现在已经备受世人的关注,其中又以浓缩白细胞制剂、人白细胞转移因子、人白细胞干扰素尤为突出。例如,一般在肿瘤病人进行细胞毒药物治疗后要进行白细胞的输注,因为此时患者处于骨髓细胞抑制期,极易遭受感染,且此时各种抗生素可能会没有疗效,此时进行白细胞的输注,疗效十分明显。

现在有关白细胞制剂的应用的报道越来越多,而且它们所涉猎的领域也是越来越广,这就使我们必须实现集约化生产,不断开发新产品,使白细胞制剂的发展步入良性循环,力求实现合理布局,优质高效,稳步发展的新局面。

(3)具有防止出血作用的血小板制剂:血小板是体内最小的血细胞,直

径为 $2\sim4\ \mu m$，厚 $0.5\sim1.5\ \mu m$，是有折光的扁圆形小体。正常时呈圆盘状，有时可伸出伪足。血小板常三五成群、大小不均，呈圆形、椭圆或不规则的形状，无核，胞浆淡蓝色，含有紫红色的颗粒。有人将其划分大、中、小和变形等四型，中型占 $40\%\sim50\%$。血小板的功能主要是促进止血和加速凝血，同时血小板还有维护毛细血管壁完整性的功能。

早在 20 世纪初，就已经有对患血小板减少症的病人进行输血治疗的报道，通过输注外源性血小板悬液可以预防和治疗患者因血小板减少而引起的出血，降低放、化疗后血小板减少导致的出血性病死率。但直到 1951 年才明确的证明血小板对治疗辐射损伤的动物有一定的效果。自从 1960 年 Frenich 提出血小板输注以来，对于由于血小板减少而导致的出血性疾病有着良好的疗效，从而引起了临床工作者的重视。后来许多学者相继证明，给患血小板减少症的病人输注血小板以后，可以达到止血的目的，从而把血小板的应用提到了日程上。

由于血小板在止血和凝血过程中具有形成血栓、堵塞创口、释放与凝血有关的各种因子等功能，科学家们就利用它的这些特性将其制备成可以用于预防和治疗因血小板减少以及血小板功能缺陷患者的出血等疾病的制剂——血小板制剂。血小板制剂可以划分为机采血小板、富含血小板血浆、浓缩血小板、洗涤血小板、少白细胞血小板、去白细胞血小板以及冰冻血小板等几大类。虽然在应用血小板制剂时受到多方面因素的影响，如尿毒症、伴随性凝血病、使用的药物以及血小板计数的变化率及其趋势等，但是其在治疗一些血液疾病方面还是不可取代的。例如，化疗后严重出血和预防颅内出血这种致命的病症，文献报告在急性白血病病人未用血小板前，1/2 死于出血并发症，尸检中 50% 有肉眼可见脑出血，至于镜下所见多发性出血灶几乎见于绝大部分患者，虽然他们生前并不一定有明显出血症状与体征。然而急性血小板输注后，急性白血病患者死于出血并发症者明显减少，这是目前急性白血病患者得以顺利进行治疗的有效措施之一。

现在，血小板制剂的应用已经广泛被科学家们所重视，今后在预防性血小板输注、机采单个供者血小板应用、特制血小板制剂的开发与应用、体内血小板抗体吸附、去除血小板 HLA 抗原、血小板分型供者库等方面还会获得更多的突破，从而使更多的血液疾病患者能够尽早恢复健康。

(4)增加血容量和血液成分的血浆制品：血浆全称应为"正常人血浆"，在全血中分离制备而成。新鲜血液经过离心分离后，除去血液中的有形成分(红细胞、白细胞、血小板)外，剩余的淡黄色透明液体，就是血浆。血浆约占全血的55%。血浆中含有多种物质，大部分是水分，占91%～92%，其余为血浆蛋白。血浆中虽然含有诸多物质，其成分和理化性质却非常稳定，以保证体内组织液的相对稳定。血浆的主要功能是将营养物质运送到各组织细胞，它把从小肠吸收的养料输送到身体的肌肉和细胞后，回来时再把身体内所产生的代谢产物输送到肾脏，由肾脏生成尿液排出体外。

鉴于血浆的功能性和重要性，人们已经将其细分，制成血浆制品以满足不同患者的需要。血浆制品主要可以分为以下几种：内含丰富的凝血因子、纤维蛋白原的普通血浆，新鲜冰冻血浆，普通冰冻血浆，血浆冷沉淀(保存期内的新鲜冰冻血浆，在1～6℃的条件下融化后，分离出沉淀在血浆中的冷不溶解物质，并冻结而成)，病毒灭活血浆等。

血浆制品在临床急救工作中的重要作用不言而喻。以临床中常见的药物中毒为例，对农药、鼠药中毒以往临床多采用洗胃、利尿、解毒药物以及对症治疗的方法等措施进行急救，但对于服药量大、吸收量多、治疗较晚、病情危重的患者，以上措施往往疗效不佳，患者死亡率高。但是如果使用血浆置换疗法进行急救，可以极大地提高重症病人存活的几率。方法就是将全血分离成血浆和细胞成分(红细胞、白细胞和血小板)，然后遗弃患者血浆并用正常人血浆或血浆代用品予以替补，完成"血浆置换"的全过程，使患者转危为安，病情得到控制。

虽然血浆的应用已经与现代医学和药学密不可分，但是在输注血浆的时候应该注意以下事项：输注血浆的同时可能传播许多疾病(全血中携带肝炎病毒的载体正是血浆)；输注ABO同型或ABO血型相容的血浆，以免引起免疫反应；血浆不应用于单一扩容治疗。这些问题在应用血浆制品时应当引起使用人员的足够重视。

(5)补充血浆成分的血浆蛋白制品：从人血浆中分离出某一种蛋白质成分制备成血浆蛋白质制品用于临床要归功于20世纪40年代美国哈佛大学的E.J.Cohn及其同事们的出色工作。正值第二次世界大战，当时急需一种性质稳定、便于储存、运输和输用的血浆容量扩张剂，Cohn根据上述要求，制备出人类历史上第一种血浆蛋白制品——人血白蛋白。

所谓血浆蛋白制品系指由健康人的血浆或特异免疫人血浆分离、提纯或由重组 DNA 技术制成的血浆蛋白组分或血细胞组分制品,可以将其分成如下几类:转输蛋白类、免疫球蛋白、凝血系统蛋白、补体系统蛋白和蛋白酶抑制剂类等。近几年,随着科学技术的发展,血浆蛋白制品在许多疾病方面已经起着重要的作用。例如,需要补充白蛋白的一些病人如肝脏疾病、慢性呼吸系统疾病、消化系统疾病、糖尿病等患者,当体内血浆总蛋白低于 50 g/L 尤其是白蛋白低于 30 g/L 时,常可引起明显浮肿,并产生胸水、腹水等症状,从而引起许多并发症,延长病程。这时如果能够及时使用白蛋白,随着血浆蛋白尤其是白蛋白的提高,可使浮肿消退和胸、腹水吸收,还能促进伤口愈合、疾病恢复。

自血浆蛋白制品的第一次应用到现在,时隔 60 多年,随着科学技术的发展,血浆蛋白制品的发展日新月异。目前应用的主要是白蛋白制剂,其他尚有免疫球蛋白和各种凝血制品,如临床常用 5% 的白蛋白低盐溶液,除能提高血浆蛋白以外,尚可补充血容量;专供肌肉注射的正常人免疫球蛋白,大都用于多种传染病的预防等等。但是血浆蛋白制品的发展不会仅止步于此,其发展前景十分广阔。首先,重组 FⅧ或重组白蛋白将逐渐扩大市场份额,转基因制品将试用于临床,这也是血浆蛋白制品工作面临的新任务。其次,国血国用一直是 WHO 鼓励各国应推动的政策之一。由于当前新的传染病如 H5N1 高致病性禽流感不断被发现,采用本国血浆并经严格筛检、生产的血液制品更为安全。第三,人血浆是一种有限的珍贵资源,如果从中仅生产一、两种制品,不仅成本高、效益低,而且浪费很大,十分可惜。应该在改进和提高产品技术的同时,进一步加强对血浆的综合利用,开发新的有效制剂,如高密度脂蛋白(HDL)、抗凝血酶Ⅲ(AT-Ⅲ)、血清蛋白制剂(SPP)、C1 脂酶抑制剂(C1-INH)等,从而能够充分利用有限的资源,创造出更大的社会和经济效益。

三、药物的不良反应

是药三分毒，无毒不成药

由于上课思想不集中，一些家长就以为孩子得了多动症，于是一些中小学生家长就把利他林（国家二级控购的中枢神经兴奋药）当做"聪明药"让孩子服用，结果，许多学生服用后不思饮食、面色苍白，有的甚至产生了抑郁等不良反应。这是为什么？

人们常说：药是纸包枪，杀人不见伤；药可延年，亦可折寿；药能起死回生，亦能立时杀人。凡药，其性必偏而较烈，否则不能治病。"是药三分毒""无毒不成药"，药物在发挥治疗作用的同时，也必然会带来不良反应。像上面那样不合理用药，健康无疑将受到损害，甚至危及生命。

从远古时代起，人类从生产生活的经验中逐步认识到某些天然物质可以治病，同时也在使用过程中不可避免地遇到药物的不良反应。祖国医学古籍中即有"用药如用兵""药物即毒物"的论述，《尚书》中也提到"若药弗瞑眩，厥疾弗瘳"，意思就是只有药性发作使人感到头晕目眩，疾病才能治愈。不管这种观点正确与否，它反映了我们的祖先早就认识到服用药物会使人产生难受的症状。

药物用于防病治病，具有很强的两重性：一方面可以给人们带来福音，另一方面或多或少地会对用药的人产生一定的有害作用，即"药可治病，也可致病"。人们常说："去热不清，人参是毒；以毒攻毒，丹红（鹤顶红）是药。"有时我们都无法说清药物到底是致命的毒还是救命的药了。其实，在药物与毒物之间并无明显界限，很多药物本身就是毒物。"是药三分毒"，害人还是救人,那要看怎么用,给谁用了。

16 世纪瑞士毒理学家 Paracelsus 说过:"所有的东西都是毒物,没有一样是无害的,只是剂量决定某些东西无毒。"实际上几乎所有的物质,进入生物体内超过一定量时都能产生不良反应,即使是安全的食物或药物中的某些主要成分。例如,食盐一次服用 15～60 g 即有害于健康,一次用量达200～250 g 可因其吸水作用导致电解质严重紊乱引起死亡。西洋参是世界公认的名贵滋补药,能救人于垂危之际,但如用量过度,也能置健壮汉子于死地。人参持久滥用,也会出现许多中毒症状——"人参中毒综合征"。这就是"无毒不成药"的道理。

总之,药物的治疗作用与毒性是对立统一的矛盾体,古代就流传着"神农尝百草,一日遇七十毒"的说法。在日常生活中我们要理性对待药物,懂得一些药物知识,不乱服药,多从积极方面调动和加强自身免疫力来抵抗疾病,但是也不能因噎废食,为了治病,药还是要用的,但最好慎重选择。

药物作用有两重性——治疗作用与不良反应

药物是一把双刃剑,从唯物主义的角度来讲,它和所有事物一样都具有两面性。在使用中我们的目的就是要将药物的疗效发挥到最大,将不良反应控制到最小。

顾名思义,治疗作用就是指药物作用的结果有利于改变病人的生理、生化功能或病理过程,使患病的机体恢复正常。凡与用药目的无关,并为病人带来不适或痛苦的反应统称为不良反应,包括副作用、毒性反应、后遗效应、特殊反应等。多数不良反应是药物固有的效应,在一般情况下是可以预知的,但不一定能避免。少数较严重的较难恢复,称为药源性疾病。

那么不良反应是怎么产生的呢?

原来,药物进入体内以后,是以不同的浓度分布于全身各组织。用通俗的话来说就是一种药物虽有自己喜欢去的地方,对某一两个器官特别偏爱,但各种器官组织都或多或少地有其存留。即使是同一器官,药物对其作用可能也是多方面的。一般地说,药物分布在某一个器官的浓度较高,就容易对该器官呈现出选择性地作用。当药物某一效应被用作该器官治疗时,对其他不需要治疗的正常器官而言这种作用就是多余的,其效应就成了副作用。可见,产生副作用是由于药物对器官选择的"不专一",作用范围广造成的,例如用阿托品治疗胃肠道绞痛时产生的口干等。除产生副作用外,用量过大或用药时间过长也可以产生对机体损害的毒性,例如链霉素治疗结核病有较好的疗效,但长期应用就可以产生耳毒性和肾毒性。

近年的康泰克事件、拜斯亭事件、龙胆泻肝丸事件,使人们更加意识到:药物具有双重的作用,可治病,也可致病,多种情况下利与弊是同时存在的,因此要权衡利弊。如果是生病,服药利大于弊,当然要服用,反之,则不要轻易服用。一些人将药物看作"灵丹妙药",认为有病可以治病,没病也可健身,于是没病也去开一大堆"滋补药"回来吃;这实际上并没有好处的。另一方面,也有些患者视药物为洪水猛兽,因害怕不良反应,盲目不服药或少服药,延误治疗时机,导致不应有的损害,这也是对药物安全的片面认识。

正确合理地使用药物,要求我们理性地看待药物的治疗作用和不良反应:不依赖、不惧怕、遵医嘱、多留心。此外,不要迷信名、新、贵药,要明确任何药物都可能有不良反应,既不要乱吃药,也不要因噎废食不吃药。尽可能地了解药物可能产生的不良反应及其危害程度、影响因素、可耐受程度和可预防性,以便合理使用药物,最大限度地降低不良反应发生率。

用药不当也能引起疾病——药源性疾病

对于普通人来说,"药源性疾病"可能是一个太专业的概念,可是提到药疹、过敏等名词大家都不陌生,其实药源性疾病跟我们的日常生活有着不可忽视的密切关系,而且严重的药害事件时有发生。

相信很多人都看过日本电影《典子》吧,电影讲述的是一个真实的故事:20世纪60年代,有一个叫典子的日本姑娘,她天生没有双臂,可是她用双脚学会了写字、做饭、穿衣、游泳,完全做到了生活自理。而且还学会了用脚趾握笔绘画,终成一代艺术大家。她的事迹感动了许许多多的人,人们在关心典子的同时也不禁会问:典子的父母都是健康的正常人,为什么典子会天生没有双臂呢?后来发现,之所以会发生这样的悲剧只因为她的母亲服用了一种药物。这就是众所周知的发生于20世纪60年代的药源性疾病——"反应停"(沙利度胺)事件,导致上万例新生儿海豹肢畸胎,其中5 000例死亡。

那么什么是药源性疾病呢?

药源性疾病是指由于药物作为致病因子,引起人体功能或组织结构损害,并具有相应临床经过的疾病,一般不包括药物过量导致的急性中毒。事实上,药源性疾病就是药物不良反应一定条件下产生的后果。

药源性疾病可分为 A 型和 B 型:前者由药物本身及其代谢物引起,是药物的固有作用增强和持续发展的结果,呈现剂量依赖性,能够预测,发生率较高但死亡率较低;后者主要与人体的特异体质有关,无剂量依赖性,难以预测,常规的毒理学筛选不能发现,发生率低但死亡率高。常见的药源性疾病有药源性皮肤病、药源性肝病、药源性肺病、药源性心脏病、药源性肾病、药源性胃肠疾病、药源性血液病、药源性精神病等。

药源性疾病的影响因素很多,有用药者体质、年龄、性别、饮食习惯等方面的原因,也有药物方面的原因。容易导致药源性疾病的药物按其发病率统计,依次为抗生素类药物、解热镇痛类药物、镇静安眠类药物等。另外不合理用药也是药源性疾病产生的一个重要原因。

药源性疾病对人类健康构成威胁,是主要致死疾病之一,引起人们广泛关注。20 世纪以来曾发生多次严重药害事件,如氨基比林致粒细胞缺乏症、非那西丁致肾损害、己烯雌酚致少女阴道癌、乙双吗啉致白血病等。近年来严重药害事件有拜斯亭引起的横纹肌溶解使 30 例患者死亡,以及含马兜铃酸的中草药如关木通引起急性肾功能衰竭,造成不少患者接受肾移植等。因此我们要充分重视药源性疾病的危害性,大力普及药源性疾病的基本知识,尽可能减少和防止药源性疾病的发生。

药物不良反应种类多

用药的目的在于防病治病。由于药物的选择性是相对的,一些与治疗无关的作用有时会引起对病人不利的反应,多数情况下治疗作用与不良反应会同时发生,这是药物两重性的表现。临床用药时应充分发挥药物的治疗作用,而尽量减少不良反应。常见的不良反应包括副作用、毒性反应、变态反应(又称过敏反应)、继发性反应(也称菌群交替症或二重感染)、后遗效应、撤药反应(又称停药症状或反跳现象)、特异质反应以及三致作用(致畸、致癌、致突变)等。

按照 WHO 国际药物监测合作中心的规定,药物不良反应(adverse drug

reactions,ADR)系指正常剂量的药物用于预防、诊断、治疗疾病或调节生理机能时出现的有害的和与用药目的无关的反应。该定义排除有意的或意外的过量用药及用药不当引起的反应。1977年Rawlins和Thompson设计了一个简便的ADRs分类法,即将其分为A、B两类反应。A类反应指因某种药物正常的药理作用过强而引起的反应,如普萘洛尔引起的心动过缓,苯二氮草类引起的瞌睡,抗凝血药所致出血等。这些反应可根据药物的药理学特性预知,通常呈剂量依赖型。此类反应较常见,发病率较高但死亡率较低。B型药物不良反应,又称剂量不相关的不良反应。它是一种与正常药理作用无关的异常反应,一般和剂量无关联,难于预测,发生率低(占药物不良反应的20%~25%)而死亡率高,如氟烷引致的恶性高热,青霉素引起的过敏性休克。

服用氯霉素可患再生障碍性贫血

氯霉素是一种广谱抗生素,低浓度可抑制细菌生长,高浓度则具有杀菌作用。它与细菌核蛋白体50s亚基结合,影响蛋白合成,行使抑菌抗菌的功能。对革兰阴性菌的作用较革兰阳性菌的作用强,是治疗伤寒和副伤寒的首选药物。

然而,氯霉素作为治病救人良药的同时却也能引起许多的不良反应,尤其是致死性的再生障碍性贫血。因此极大地限制了它的临床应用。再生障碍性贫血(简称再障)是以造血功能障碍,全血细胞减少为主的一种疾病。有资料显示,服用氯霉素后引起再障的发生率比一般人群高5~40倍,引发的再障一般分为两种:即可逆性血细胞减少和不可逆性过敏性再障。那为什么服用氯霉素会得再障呢?

研究表明,可逆性血细胞减少是由于氯霉素的毒性所致,与剂量有关,即服药至一定剂量后发病。氯霉素结构中含有硝基苯环,其可以抑制骨髓细胞线粒体DNA聚合酶,抑制血细胞线粒体蛋白的合成,致线粒体损伤而造成血细胞的减少。同时也可以抑制血红素合成,导致幼红细胞浆内出现空泡和铁粒幼细胞增多。患者表现为轻度贫血,但骨髓仍增生良好。一经发现应立即停药,可以恢复。而不可逆性过敏性再障则与药物剂量无关,服药后数周或数月后发病,有时只是与药物短暂接触即发生致命性再生障碍性贫血。这主要是由于患者具有某种遗传素质，对氯霉素过敏，氯霉素直接损伤干细胞染色体或骨髓造血多能干细胞 DNA 的合成途径受到毒性作用，使其不能分化，结果骨髓三系造血细胞（红系、粒系、巨核细胞）减少，病情严重。死亡率很高，但发病率较低。

虽然氯霉素有着严重的不良反应，但它在伤寒，副伤寒，立克次体感染等疾病中不失为一剂良药，其眼药剂性质稳定，药效维持时间较长，是临床上用于结膜炎、沙眼、泪囊炎等眼病的常用药。但在应用的过程中一定要慎重并严密观察，要经常检查血常规，一旦发现异常应立即停药。尤其是眼药剂往往被家长忽视而擅自应用于婴幼儿，婴幼儿长时间频繁使用氯霉素眼药水，可通过局部黏膜迅速吸收并在血液中储积，抑制其骨髓造血系统，进而有导致再障及"灰婴综合征"的危险。因此，在一般情况下，婴幼儿（特别是早产儿）不宜使用氯霉素眼药水。若病情确需使用者，也应在医生指导下，遵医嘱使用为妥。一旦中毒，需立即停药，迅速送医院。

既然氯霉素可以引起严重的再生障碍性贫血，就让我们更加严格而慎重地使用它吧！

怎样避免四环素牙

一口洁白晶亮的牙齿不仅能增添几分的美丽而且也是健康的象征，然而，有的儿童却长了一口黄牙，可爱的脸上留下了疾病的影子。这种牙是婴幼儿时期、母亲妊娠期、哺乳期，服用了过多的四环素类的药物而引起的。我们称之为四环素牙。

四环素类药物包括四环素、土霉素、金霉素、去甲金霉素和强力霉素等。这类药物是一种能够广泛地抑制致病菌的抗生素，目前常用来控制炎症，效果较好。四环素类药服用后，经胃肠道吸收，在血液中保持一定的有效浓度，它对人体钙离子有亲和力，与钙结合在一起，生成一种四环素钙的黄色复合物。如果牙冠正在发育钙化阶段，这种复合物就沉积在牙冠上，使长出的牙齿发育不全并出现黄染现象。四环素类药物还可透过胎盘和通过母乳而使牙着色，使牙齿基质形成与早期钙化受到干扰，从而影响其发育，导致牙釉质发育不全。一般认为牙齿的着色，金霉素引起者呈灰棕色，四环素和土霉素偏于黄色，去甲金霉素黄色最深。

因为四环素牙与患者摄入四环素的年龄等有关,因此从胚胎4个月到儿童7~8个岁换牙期前,禁用四环素类药。1982年卫生部《关于淘汰127种药品的补充通知》中规定,儿童换牙期前禁用四环素、土霉素制剂。但换牙后不在此限。妊娠期和哺乳期的妇女,也不宜使用。

相信,只要我们严格掌握四环素类药物的使用规范,四环素牙的新发病例将会从人们的视野中逐渐消失,张张可爱的笑脸也将蓬勃绽放!

用伯胺喹治疟疾会发生溶血性贫血

一天有位患者来到医院就诊,通过询问病史以及一系列检查,被确诊为疟疾,医生给他开出了应用伯胺喹的治疗方案。可是病人病情不但没有好转却在服药几天后开始出现头晕、恶心、高热、腰酸、腹痛、黄疸及酱油色尿等症状,经诊断为溶血性贫血。

病人为什么服用伯胺喹会出现这样的症状呢?让我们从头谈起。

疟疾是严重危害人类健康的重要的全球性虫媒传染病之一。它是由于疟原虫寄生于人体而引起的一种寄生虫病,按蚊是传播媒介。人类疟疾有恶性疟疾、三日疟、间日疟等型。由于疟原虫在按蚊及人体内的生长发育有不同阶段,抗疟药可在不同阶段发挥其抑制杀灭疟原虫作用。伯胺喹就是其中一种。它是控制疟疾复发和防止恶性疟疾传播的重要药物,在我国被广泛应用,也收到了良好的治疗效果。但是随着科技的进展,以及循证医学的发展,越来越多的临床医学工作者发现虽然大多数病人服用它后安然无恙,但少数病人会发生特殊的溶血反应,而且有头晕、恶心、高热、腰酸、腹痛、黄疸及酱油色尿等溶血性贫血的症状,严重者可导致死亡。有些人开始对于它的使用产生质疑甚至恐慌,认为它可能会引发更多疾病。这就给伯胺喹蒙上了一层神秘的面纱。

这到底是怎么回事呢?

首先说说溶血性贫血,它是指血液中红细胞破坏加速,骨髓造血代偿增生不足以补偿红细胞的耗损,而致的贫血。在正常情况下,红细胞的寿命为120天,每天约有1%的红细胞在循环中衰亡,骨髓则补充等量新生红细胞,以维持动态平衡。成人骨髓造血代偿能力强,可增加到正常水平的6~8倍。当红细胞寿命缩短到15天以下时,即超过了骨髓代偿能力,将出现贫血,称之为溶血性贫血。病人的酱油色尿等一系列症状就是发生了溶血性贫血。

但是为什么不是所有病人都会发生溶血性贫血呢？随着进一步的研究，谜底终于逐渐被揭开：我们发现这种病人的遗传基因和正常人有些不同，其体内缺乏6-磷酸葡萄糖脱氢酶（我们体内一种重要的酶），致使红细胞膜变得脆弱，容易破损，寿命缩短而发生溶血性贫血。病人在停药后症状逐渐好转，随后改用其他抗疟疾的药物后终于康复。由此可见，人体酶的生成会受到遗传基因突变的影响，这样便出现了遗传差异，致使有的酶含量不足，有的酶发生异常，在使用某些特殊药物后会发生异常反应，对此人们必须提高警惕。

医生在为病人治病时应尽量避免使用可致药源性血液病的药物；如病情的确需要，应详细了解药物的不良反应，并避免长期大剂量使用；用药期间密切观察病人的反应，定期做三大常规（尤其是血常规）检查，必要时做骨髓学检查。作为药店的执业药师，在为病人配剂上述药物时，应耐心地向病人、家属或代购药者介绍上述药物可能出现的不良反应，嘱其一旦出现不良反应或副作用要立即停药，并来药店咨询药师，或到有关医院请医生作相应处理。

从反应停事件到马兜铃肾

自从人类发明了各种各样的药物以来，这些药物既给人类带来了极大的益处，也给人类造成了意想不到的伤害。

（1）反应停事件：20世纪60年代前后，欧美许多国家的医生都在使用一种叫做沙利度胺（又称反应停）的药物治疗妇女妊娠反应，此药能在妇女妊娠期控制精神紧张，防止孕妇恶心，并且有安眠作用。很多人吃了药后的确就不吐了，恶心的症状得到了明显的改善，于是它成了"孕妇的理想选择"（当时的广告用语），因此被大量生产、销售，仅在联邦德国就有近100万人服用过"反应停"，每月的销量达到了1吨的水平。在联邦德国的某些州，患者甚至不需要医生处方就能购买到"反应停"。

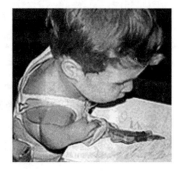

但随即而来的是，许多出生的婴儿都是短

肢畸形,形同海豹,被称为"海豹肢畸形"。1961 年,这种症状终于被证实是孕妇服用"反应停"所导致的。于是,该药被禁用,然而,受其影响的婴儿已多达 1.2 万名。图中这个生理有缺陷的男孩,是因为母亲在怀孕的第二个月,服用了"反应停"而导致了他先天畸形。

(2) 中药引起"马兜铃肾":传统观点认为,中草药安全无毒,或不良反应较小,然而含有马兜铃酸的中药造成的肾损害的现实彻底改变了人们对中草药的看法。

1993 年比利时学者首先发现 2 例女性服中草药减肥治疗后,出现进行性肾间质纤维化,经调查发现该减肥药 15 年未见不良反应的报告。1990 年在原方中加入防己后,发现 9 例患者中 7 例血肌酐于 3 个月内升高一倍,肾活检显示广泛间质纤维化。经药物成分分析发现,减肥胶囊中含有马兜铃酸。至 1998 年在比利时有 100 人患马兜铃酸肾病,其中 1/3 已接受肾移植。

2002 年国内大量报道因服用龙胆泻肝片(丸)引起严重肾损害事件,引起国人高度关注。龙胆泻肝丸是传统的"清火良药",其成分中含有马兜铃酸。经常服用的患者称其"对败火的确有效"。一些患者把其当做家庭常备药,常常在"上火"时服用此药,于是就形成了长期地、间断性地小剂量地服用龙胆泻肝丸的情况。有的患者断断续续服用了几年、十几年,甚至几十年。长期小量累积的结果,最终导致马兜铃酸中毒性肾损害,发展为慢性肾功能不全。

对药物的盲目依赖,已造成了许多不应有的悲剧。人们不应该忘记一句老话:"是药三分毒"。切忌对药物,尤其是化学药物的随意滥服。同时,要纠正中药"全天然、无毒或毒性很小"的错误观点,中药也不能随便吃。

怀孕期间不能用哪些药

(1) 氨基苷类抗生素:卡那霉素、庆大霉素、链霉素等,可损害胎儿听神经,造成先天性耳聋。

(2) 四环素类药:四环素、强力霉素等。在妊娠早期使用四环素可致胎儿四肢畸形,先天性白内障,妊娠 4 个月以后使用可致胎儿骨骼和牙齿发育障碍,引起"四环素牙"。

(3) 喹诺酮类药物:如诺氟沙星、氧氟沙星、环丙沙星等,无致畸胎作用,但可引起关节病变,并影响软骨发育,对神经精神方面也可产生一定的影响。

(4)氯霉素类:可引起新生儿循环障碍和"灰婴综合征"。

(5)磺胺类药物(以长效磺胺和抗菌效剂为主):可致高胆红素血症、脑核性黄疸、畸形。

(6)解热镇痛消炎药:阿司匹林、非那西汀、保泰松等。孕早期若大量服用,可致胎儿神经系统和肾畸形。妊娠末期大量服用,可影响凝血机制,引起新生儿溶血和出血倾向,也可引起新生儿高胆红素血症。

(7)抗病毒药:均对胎儿有不良影响,孕妇不宜使用,若必须使用,则应在医生指导下使用。

(8)抗结核药:利福平可致畸胎。异烟肼有严重的肝损害及神经系统毒性,动物实验可引起死胎。

(9)口服抗凝药:华法林、双香豆素等可使宫内出血、死胎及流产。

(10)抗甲状腺药物:碘和其他甲状腺药物可使胎儿甲状腺肿胀,甚至可引起新生儿窒息。

(11)利血平和普萘洛尔:可使胎儿心动过缓,甚至在产后或产时发生新生儿循环障碍。

(12)激素:大剂量皮质激素(强的松)可致胎儿多发性畸形,如唇裂和腭裂。

(13)性激素:可致胎儿内分泌改变,如睾酮可使女性胎儿外生殖器男性化;服用雌激素,会影响女性胎儿未来的子宫发育和不孕,将来也会产生不孕症和生殖道方面的癌症,而对男性胎儿,则可能有睾丸异常、男性不育等情形。

(14)成瘾性镇痛药:吗啡等镇痛药可使胎儿成瘾。

(15)所有精神科用药:皆不宜。每种精神用药的作用不同,有的会导致流产,有的则会影响胎儿的智能发展。锂盐可产生先天性心脏病。

(16)多黏菌素 E、B 及万古霉素:服用时间过长,可使孕妇发生急性肾功能衰竭,使婴儿在出生后的 3 年里易患神经—肌肉阻滞、运动失调、眩晕、惊厥及口周感觉异常。万古霉素还可致婴儿暂时或永久性耳聋。

(17)泻药:大多数容积泻剂及肠道刺激剂旨在刺激肠壁,使肠蠕动增加的同时可引起子宫收缩,妊娠期特别是妊娠末期的妇女应用此类泻药有导致早产或流产的可能,故应在医师指导下选择引起子宫收缩作用小的润滑剂或栓剂。

（18）抗真菌药物:两性霉素 B、灰黄霉素、制霉菌素等。对孕妇的神经系统、造血系统、肝肾功能可有严重不良反应。灰黄霉素还可导致流产和畸胎。

（19）抗癌药物:致畸,禁用于孕妇。

（20）肾素—血管紧张素转换酶抑制剂（ACEI）和血管紧张素 II 受体拮抗剂:持续应用可引起羊水减少,胎儿颅骨发育不全,肺发育不全,生长迟缓甚至胎儿死亡。

此外,抗过敏药（苯海拉明、异丙嗪等）、利尿药、滴鼻净、镇静、安定、麻醉等药物都应慎用。妊娠后期引起子宫收缩可致流产的药物如麦角碱类、奎宁、奎尼丁等也都不宜应用。还应慎用以下四类中药:大毒大热药物、活血化瘀药物、滑利攻下药物、芳香走窜药物。

药物的副作用可以避免吗

药物副作用是指药物在治疗剂量下出现的与治疗目的无关的作用,它可能会给病人带来不适或痛苦。副作用是怎么产生的呢？原来,药物进入体内以后,是以不同的浓度分布于全身各组织的。并不是像一些人想象的某种药如果是专治头痛,其一入体内就全部到头部去了。一般地说,药物分布在某一个器官浓度较高,就容易对该器官呈现出选择性的作用,药物对该器官起到治疗作用,但对其他正常器官而言这种作用就是多余的,自然也就是副作用了。即使是同一器官,药物对其作用可能也是多方面的,当药物某一效应被用作该器官的治疗时,其他效应就成了副作用。由此可见,产生副作用的药理基础是药物对器官的选择"不专一",作用范围广造成的。因此副作用是药物的固有作用,且是随治疗目的而改变的,是用药物过程中必然有的现象。

副作用并非是洪水猛兽。只要是对症下药,药物的副作用就不可怕,相对于治疗作用来说,副作用一般都较轻微,且多是可以恢复的功能性变化,而且副作用多数是可以设法纠正或避免的。如何预防药物的副作用呢？—

般说来应注意以下几点。

（1）遵从医嘱或说明书服药，严格用药时间和剂量：很多药物，常规应用时副作用并不明显，而长期服用，副作用便显示出来。一定要掌握合适的用药治疗时间。病好停药，不可长期过量服药。当然，疗程未满而擅自停药，疾病可能还会反复，有的糟糕的还会转成慢性。所以一定要听从大夫的意见，掌握合适的用药时间。

（2）长期用药的注意事项：慢性疾病患者，需长期服药时，应尽量争取在医师指导下服药。定期到医院复查病情，以便及时发现药物副作用而采取对策。

（3）轮换用药：用药时，尽可能不要长期大剂量单用某种药物，可用相同作用而副作用不同的药物轮换使用。

（4）联合用药：例如抗高血压的药物利血平有减慢心率的副作用，肼苯哒嗪则有加快心率的副作用，将二者合用降压作用不仅得到加强，影响心率的副作用还可相互抵消。但这项措施需由医师指导方可进行，以免滥用药物加剧副作用。

（5）用药种类要简化：服药品种越多，毒副反应就越大，因为他们之间发生相互作用的可能性加大。服用 2 种以上药物时，有 6％发生相互影响；服用 5 种以上时，这种危险性增加至 50％；服用 8 种以上药物时，则增至 100％。所以，患有多种疾病的人，应根据病情轻重缓急，慎选主要药物。千万不可多药齐下，梦想一日之内百病皆除。如需同时合用药物时，以不超过 3～4 种为宜。

（6）选择最佳药物：另外，副作用的产生常可因药物的选择不当而引起，故选择最佳药物，也是防止副作用的有效措施。

哺乳期用药能影响小孩吗

由于优生优育知识的普及，准妈咪们都非常注意生病时的用药，惟恐对胎儿的健康有所影响。但是等孩子出生以后，哺乳期的妈咪是否就可以像其他普通人一样用药呢？这个问题让不少妈咪疑惑。实际上，孕妇产后用药还有很多其他禁忌。

母乳是婴儿最好的食品，不但可以给宝宝提供优质营养素，而且还能提供自己体内抗体,从而使宝宝长得更健壮,更不易患病。但是对婴儿来说,乳汁并不是药物的屏障,几乎所有的药物都可能通过血液循环而至乳腺,并从其分泌的乳汁而出,婴儿吸乳时,会将这部分吸入体内,虽然其量甚微,但婴儿对药物非常敏感,所以哺乳妈妈一旦患病,用药就要当心,哺乳期用药的一个重要原则就是:既能有效地治疗母亲的疾病,又要尽可能地减少药物对婴儿的影响。

哪些药物哺乳期妈妈要慎服

青霉素、红霉素是最常用的抗菌药,哺乳妈妈在呼吸道感染时可首先选用。甲硝唑在乳汁中含量较浓,且使乳汁带有苦味,婴儿可能因此而拒绝吸吮母乳,如果乳期妈妈因病必须接受甲硝唑治疗,则用药 12 小时后方可哺乳。

哺乳期的妈妈不要轻易服用维生素 B_6、雌激素、阿托品类和利尿类等西药,还有炒麦芽、花椒和芒硝等中药,这些药物都能减少乳汁分泌。

哺乳期妈妈慎用的还有磺胺类药物,这些药物可导致新生儿溶血、新生儿黄疸,尤其对喂哺 5 天之内的新生儿及早产儿应避免使用;另外,妈妈们使用抗真菌素药物时,还是局部用药方式安全些。

有的哺乳妈妈患有"甲亢",如仍然服用抗甲状腺药,乳汁进入婴儿体内,造成婴儿甲状腺功能低下及甲状腺肿大,压迫婴儿的气管,影响婴儿的呼吸。

哺乳期妈咪要禁用的药物

哺乳期妈妈要禁止服用氨基糖苷类抗生素,如硫酸阿托品、硫酸庆大霉素等,因为这些药物可以造成听神经损害,严重时会导致婴儿耳聋;还有喹诺酮类抗生素,这些药物会影响婴儿骨骼的生长;还有镇静类药物,如苯巴比妥、阿米妥等,母亲如果经常靠这类药入睡,婴儿也会出现表情淡漠、嗜睡等症状,造成婴儿代谢缓慢,发育不良,体重也会下降。

(1)乳母注意事项:① 用药应具有充分的指征。② 尽量选用进入乳汁少的、对乳儿影响小的、对乳母疗效高的药物。③ 调整服药与哺乳时间,一般用药时间选在刚刚哺乳结束。距下次哺乳相隔 4 小时以上。④ 检查乳儿血药浓度,当乳母用的药物剂量较大或时间较长时,可定期检查乳儿的血药浓度。⑤ 若不能证实乳母用的药物对乳儿是否安全时应果断停乳或在不影响疗效的前提下更换药物。⑥ 乳母服用乳儿能使用的药物时不必考虑对乳儿的影响。

(2)为了防止婴儿发生药物不良反应,妈妈用药时应遵循以下原则:① 可用可不用的药不要用,必须用的药,应严格按规定剂量和疗程。② 同类药物,选用对母婴危害较小的,如抗生素尽可能选用青霉素类和其他毒性较小的。③ 尽量减少联合用药和辅助用药。④ 当必须使用禁服药物时,应暂时停止哺乳。

哺乳妈妈们患病后需要用药治疗的,无论是口服还是外用,都需要在医生指导下进行,并严密观察婴儿的情况,绝对不可自行购药及用药,以免影响孩子的健康生长。

过敏性体质与过敏反应

遗传学表明,人体在第 5 对和第 11 对染色体上拥有过敏体质基因,父母一方患有过敏症,其子女该基因被激发的可能会提高 25%。另外,环境污染造成健康杀手—自由基在人体内的堆积,会直接激发该基因表达。前苏联切尔诺贝利核电站核泄漏污染环境事件,就使附近居民过敏体质暴发率高出其他地区近 3 倍。一份来自儿科研究所的报告称,3～8 岁的儿童体内含铅和自由基这两种有毒物质高于其他年龄组。原来,汽车尾气排放后浓度集中的高度与这一年龄段的儿童身高相吻合。

过敏性疾病是机体受抗原性物质(也称过敏原),如花粉、粉尘、食物、药物、寄生虫等刺激后,引起的组织损伤或生理功能紊乱,属于异常的或病理性的免疫反应。因此过敏性疾病在临床上也称为变态反应性疾病。常见的过敏性疾病有过敏性鼻炎、过敏性哮喘和过敏性皮肤病。过敏体质人群常见的过敏症状如下:呼吸系统出现鼻炎、气喘、咳嗽症状;眼睛瘙痒或红肿;皮肤出现皮疹、湿疹、血管水肿、红斑、瘙痒现象;消化系统则可能产生腹痛、恶心、呕吐、腹泻、消化道出血、口咽部瘙痒有异物感等。诱发过敏的物质从环境中的花粉、动物皮毛、尘螨,到食物(花生、牛奶、海鲜)等等,可以说是防不胜防。避免过敏,最简单也是最有效的方法就是远离过敏原。

药物的过敏反应具有普遍的多发性，我国相关资料显示高达 $3\%\sim8\%$。药物的过敏反应与过敏体质相关。过敏体质的药物过敏反应主要表现为两方面。其一表现为对药物的特异性反应，这为家族遗传因素所决定；其二表现为对药物本身过敏，此为主要的药物过敏的表现形式。这种药物过敏一般发生在多次应用同一种药物后，绝少首次应用发生。此外，药物的过敏反应往往还存在高敏感性，表现为极少的剂量，即可启动过敏的发生，如对青霉素过敏者，即使闻及其气味或于皮试过程也可发生过敏反应。药物的过敏反应可轻可重，轻则表现为皮疹、皮肤瘙痒、流清鼻涕、打喷嚏、哮喘发作；重则可致全身皮肤、黏膜剥脱，急性喉头水肿而致呼吸困难，过敏性休克，甚至置人于死地。

注射青霉素为什么要做皮肤试验

青霉素是一类应用广泛的抗菌药物，在临床上对于治疗肺炎、扁桃体炎、中耳炎、蜂窝组织炎、细菌性心内膜炎、骨髓炎、流行性脑膜炎、肺炎球菌脑膜炎、梅毒、回归热、淋病、炭疽、破伤风等疾病都有较好的疗效。青霉素本身毒性很小，但也存在一些不良反应，如过敏反应、胃肠道反应、肝功能异常反应等。其中最主要的不良反应就是过敏反应。过敏反应往往发生迅速，并且病情很快加重，一般表现为头晕、恶心、皮疹、瘙痒、口唇四肢麻木、腹痛、哮喘、胸闷、心悸等，严重时还会出现血压下降、呼吸困难、发绀、昏迷、肢体强直、抽搐，甚至死亡。

青霉素过敏反应发生的机制较复杂，还未完全清楚。根据目前研究认为，青霉素过敏反应和其他药物过敏反应相似，都是由于药物半抗原进入人体后与体内组织蛋白结合成完全抗原，因而刺激人体产生免疫反应的结果。一般认为引起青霉素过敏反应的致敏物质是青霉噻唑蛋白。青霉素分子在pH7.5 水溶液中会很快重新排列成青霉素烯酸，进而分解为青霉素噻唑酸。这种青霉素噻唑酸可与人体组织内的 γ-球蛋白和白蛋白结合成形成青霉噻唑蛋白。青霉噻唑蛋白不但在人体内形成，也可以在青霉素生产过程或储存过程中形成，特别是提纯精制的纯度差或含有杂质较多时青霉素溶液本身就可能含有青霉噻唑蛋白，注射这种青霉素溶液，就可能直接引起青霉素过敏反应，甚至发生过敏性休克。因此为防止过敏反应发生，在使用青霉素前必须做皮肤过敏试验。在皮试后观察 30 分钟,确认无异常症状发生方能注射青霉素。

抗生素滥用的危害

21 世纪人类将面临三大病原微生物的威胁:耐多药的结核菌、艾滋病毒和医院感染的耐药菌株,其中耐药菌的发展速度令人触目惊心,其原因就是滥用抗生素。20 世纪 20 年代,医院感染的主要病原菌是链球菌。而到了 90 年代,产生了耐甲氧西林的金黄色葡萄球菌(MRSA)和肠球菌、耐青霉素的肺炎链球菌和真菌等多种耐药菌。大量耐药菌的产生,使难治性感染越来越多,导致病菌感染的机会越来越多,治疗感染性疾病的费用也越来越高。如耐青霉素的肺炎链球菌,过去对青霉素、红霉素和磺胺等药品都很敏感,现在几乎"刀枪不入"。药学工作者开发一种新的抗生素一般需要 10 年左右的时间,而一代耐药菌的产生只需要 2 年的时间,抗生素的研制速度远远赶不上耐药菌的繁殖速度。目前,临床上很多严重感染者,多是由于耐药菌引起的感染,因抗生素无法控制而死亡。总之,滥用抗生素的恶果是破坏人类整个生存环境,如果不予以有效控制,21 世纪人类将会面临更多的致病菌引起的感染性疾病,也会不断出现新的传染病暴发流行。

抗生素滥用是我们不可回避的问题,究其原因有以下几方面:第一,由于处于社会初级发展阶段,国家的研究能力、原创能力不强,药品以仿制为主,众多的药厂都在生产抗生素。第二,同一种抗生素有上百家的药厂生产,这样市场销售就可能存在恶性竞争,这种竞争会导致抗生素不合理使用的情况出现。第三,医学发展专业分工越来越细,每个医生都有自己专业方面的问题,这样就会存在误用或者滥用的情况。第四,患者和患者家属习惯性服用抗生素治病。比如感冒了,按照医学的观点,很多感冒都属于病毒感染,严格意义上来讲,没有什么有效的药物,只是对症治疗,不需要使用抗生素。但大家可能都有过这种经历,感冒以后习惯性在药店买一些感冒药,同时加一点抗生素来使用。实际上抗生素在这个时候是没有用处的,是浪费也是滥用。第五,我们国家药品规定方面的问题,很早以前就分了处方药和非处方药,抗生素应该属于处方药,但在药品销售过程中,大家去买药的时候有人需要出示处方吗?除了中药药剂,西药只要讲出名字就可以买到,甚至有医药超市让自己选药,这样无疑会导致抗生素的滥用。第六,抗生素在畜牧业的大量使用。我们经常会听到我国出口的食物被检测出一些抗生素的残留而拒绝在海关之外的报道。据估计,在畜牧业使用抗生素的量远远超过人类使用量的总和。在环境中有比较多的抗生素存在,那环境中的细菌早已接受过抗生素,已经产生耐药性了,人体如果再获得耐药菌的感染治疗就比较困难。

如何合理使用抗生素

使用抗生素,应遵守以下基本原则。

首次服用两倍剂量。抗生素进入血液,要达到一定浓度后才能发挥抗菌作用,为了迅速使抗生素发挥作用,可以在首次服药时按常规剂量的两倍剂量服药,使药物的血浆内浓度快速升高,尽早达到抗菌效果。

严格掌握适应证,凡可用可不用者尽量不用;一种抗生素能奏效时,就不要同时用两种抗生素,以减少细菌接触药物机会而产生耐药性;一种抗生素连续三天以上使用无效,即表明致病菌对该药可能已产生抗药性,应更换另一种敏感的抗生素或采取联合用药。

避免长期用药。长期使用抗生素,容易引起人体正常菌群死亡。因为我们目前所用抗生素大多数为广谱型,在杀灭致病菌的同时,也可将体内对药物敏感的非致病菌杀死,因而可引起菌群失调症,发生继发感染。因此,对于较严重的炎症,易采用大剂量短期静脉给药或联合用药,以减少长期用药。另外预防性应用抗生素和局部应用抗生素,也可引起菌群失调症的发生,应尽量避免。

联合用药时注意配伍禁忌。联合用药时存在抗生素之间或抗生素与其他药物之间的配伍禁忌,在不清楚使用方法前,应在医生指导下使用,切不可自行主张,以免发生不良反应。

抗生素越新越贵就越好的观点是否正确

有些人错误地认为,药愈新、价格愈贵,疗效愈好,并以此作为用药标准。这种用药方法忽略了治疗的针对性,即忽略了新、老各类抗生素药物的作用特点以及同类而不同品种药物之间的差别。以头孢菌素为例,对于阴性杆菌,特别是产酶耐药阴性杆菌引起的重症感染(如术后感染、烧伤后创面感染等),头孢菌素确是愈新愈好,第三代头孢菌素的抗菌作用明显超过第二代和第一代;但对耐药金黄色葡萄球菌感染的疾病如皮肤软组织感染和上呼吸道感染等,第三代头孢菌素的疗效却不及第一代和第二代头孢菌素。因此,不是在任何情况下,新品种抗生素都优于老品种。

还有一种不论感染疾病的轻重,盲目将高效品种抗生素用于一般感染的做法,不仅造成浪费药物,还有可能诱导产生耐药性,造成严重不良后果。例如不加选择地将三代头孢菌素作为常用抗生素使用,必然会诱导产生对多种第三代头孢菌素交叉耐药的高度耐药菌。一旦人们因这种耐药阴性杆菌引起严重感染,则病情难以控制,因为至今尚无一种抗生素可以有效地控制这类耐药细菌。反之,在治疗重症感染时,如人为地规定先用便宜的常用药,采取逐渐"升级"的做法也是不妥的。

因此,在临床上,如能合理地使用抗生素,则可降低耐药菌的增长,有效控制耐药菌感染。这对降低医院内感染发病率和病死率,并延长有效抗生素的使用寿命有重要意义。

抗生素在什么情况下可做预防用药

目前,在抗生素能否作为预防用药的问题上,不论医生还是病人,相当一部分人都存在一种认识误区,认为抗生素不仅可以治疗疾病,而且还可广泛适用于各种疾病的预防,所以,不管引起疾病的原因是病毒还是细菌,在治疗方案中总要使用至少一种的抗生素。其实,这种随意扩展抗生素用药范围的做法是十分有害的,它不仅会增加病人的经济负担和造成药品的浪费,更重要的是会因抗生素的过滥使用而造成人体产生耐药菌和正常菌群失调,从而影响身体健康。因此,在一般情况下不应使用抗生素做预防用药。

那么,抗生素在什么情况下可以用做预防用药呢?

一般说来,急性风湿热病人,应定期使用青霉素做预防,以杀灭咽部的溶血性链球菌,避免并发症的发生;对污染手术和术后有高度发生感染可能者,例如严重污染的伤口、不能及时手术处理或彻底清创者(如复杂外伤、战伤、开放性骨关节伤、严重烧伤、伴溃疡坏疽的截肢术、感染性病灶如脑脓肿等手术和各种咬伤等)、连通口咽部的颈部手术、回肠远端及结肠手术、腹部空腔脏器破裂或串通伤、高危胆道手术、经阴道的子宫切除手术等以及一旦发生感染将引起严重后果者(如心脏瓣膜病或已植入人造心脏瓣膜者因病需行其他手术者、脑脊液鼻漏者以及脏器移植术等)和各种人造物修补术、置换或留置手术(如人工心脏瓣膜置换手术、人造关节置换手术、人造血管移植手术、脑室心房分流管放置术等),可进行预防性用药;而对有可能污染的手术(如胃切除术、小肠切除术、胆囊切除术和子宫切除术等)一般不预防用药,如事先估计手术时间长,污染可能性大,可适当应用抗生素进行预防。

常用抗生素有哪些不良反应

抗生素可以治疗各种病原菌感染,疗效可靠,使用安全。但由于个体差异以及长期大剂量地使用等问题,也可引起各种不良反应。

(1)过敏反应:由于个体差异,任何药物均可引起过敏反应,只是程度上的不同而已。易引起过敏反应或过敏性休克的药物主要有青霉素类、头孢菌素类、氨基苷类、四环素类等抗生素。

(2)肝损害:通过直接损害或过敏机制导致肝细胞损害或胆汁郁滞的药物主要有四环素、氯霉素、无味红霉素和林可霉素等。

(3)肾损害:大多数抗生素均以原形或代谢物经肾脏排泄,故肾脏最容易受其损害。主要有氨基苷类(庆大毒素等)、头孢菌素类(尤其是第一代)、多黏菌素 B 和二性霉素 B 等。

(4)造血系统损害:白细胞、红细胞和血小板减少,甚至导致再生障碍性贫血和溶血性贫血。主要见于氯霉素、抗肿瘤抗生素(阿霉素等)、链霉素、庆大霉素、四环素、青霉素和头孢菌素等。

(5)消化系统损害:恶心、呕吐、腹胀、腹泻和便秘等消化道反应。较多见于四环素、红霉素、林可霉素、氯霉素、制霉菌素、灰黄霉素、新霉素等。

(6)神经系统损害:可表现为头痛、失眠、抑郁、耳鸣、耳聋、头晕以及多发性神经炎,甚至神经肌肉传导阻滞。多见于氨基苷类抗生素,如链霉素、卡那霉素等,以及新霉素和多黏菌素 B 等。

(7)二重感染:长期或大剂量使用广谱抗生素,由于体内敏感细菌被抑制,而未被抑制的细菌以及真菌即趁机大量繁殖,引起菌群失调而致病,以老年人、幼儿、体弱及合并应用免疫抑制剂的患者为多见。以白色念珠菌、耐药金黄色葡萄球菌引起的口腔、呼吸道感染以及败血症最为常见。

（8）产生耐药：目前国内金黄色葡萄球菌对青霉素 G 耐药率可达 80％～90％，伤寒杆菌对氯霉素耐药可达 90％以上，革兰阴性杆菌对链霉素、庆大霉素耐药率达 75％以上。因此，应严格掌握抗生素的适应证，避免不合理滥用抗生素。

磺胺药可引起剥脱性皮炎

磺胺药为临床上一类比较常用的抗菌消炎药。具有抗菌谱广，能抑制大多数革兰阳性菌和一些革兰阴性菌，有可以口服、吸收迅速，性质稳定等优点，因此得到普遍应用。但磺胺药在治疗中如果使用不当也会带来严重的不良反应，剥脱性皮炎就是其中一类。剥脱性皮炎是指由于用药不当引起的严重而广泛的皮肤红斑和脱屑性疾病，临床症状表现为皮疹初起为麻疹样或猩红热样，迅速融合成片，全身皮肤潮红肿胀，继后皮肤出现大块脱屑，其基底有糜烂、渗液、结痂，另外还伴有严重的全身症状如高热、全身不适、淋巴结肿大等。

本病患者一般都有既往药物过敏史，通常认为本病可能是Ⅵ型变态反应所致，也有认为是药物毒性作用所引起的。剥脱性皮炎发生需要一定的潜伏期，首次用药者需经 4～20 日的潜伏期，倘若致敏状态已形成后，则多数在 10 分钟至 24 小时内即可发病。而且皮炎的发生与药物的剂量及其药理作用无关。已发生过皮炎的人，即使应用该药的很小剂量，仍然可再次发病。痊愈后的患者，若应用与磺胺药化学结构式相似的药物亦可引发皮炎。此外，当病人处于敏感状态增高时，对一些化学结构式毫不相关的药物也会发生过敏反应。

一旦发生剥脱性皮炎，应当立即停药，多喝水或静脉输液加快体内药物排泄。可服用苯海拉明、扑尔敏等抗组胺类药治疗，还可使用维生素 C 或钙剂静注。对重症患者应尽早给予皮质类固醇激素，可用氢化可的松 200～300 mg、维生素 C 1 000 mg，加入于 5％～10％葡萄糖液 1 000 mL 中静滴，每日一次。待病情好转后，再逐渐减少用量，并可改换强的松内服。局部糜烂、渗出时，可用 3％～4％硼酸溶液湿敷。眼受累时，可滴醋酸氢化可的松眼药水或 4% 硼酸眼膏,每 3～4 小时交替使用。并发感染者须用抗生素。肝、造血系统受累者,可酌情给予保肝、输血或血浆等相应处置。

对于因服用磺胺药引起的皮炎预防是最关键。对于患者而言,每次因病就医时,应对医生声明,自己对何种药物过敏,做药物过敏试验,以防万一。

糖皮质激素的副作用

"满月脸,水牛背,满面红光一身膘",这是人们用来形容胖子的一句打油诗。也是长期使用糖皮质激素引起向心性肥胖患者的真实写照。

大家一定对 2003 年那场"非典"记忆犹新。钟南山院士提出用糖皮质激素治疗非典型肺炎,取得很好疗效,引起了人们对此类药物的关注。我们通常所说的激素就是指糖皮质激素。它是肾上腺分泌的几种类固醇物质的总称,医生处方中的"强的松","可的松","氢化可的松","地塞米松"等即为其人工合成物。这是一种维持生命所必需的激素,能够升高血糖,促进蛋白质分解,促进脂肪动员以提供热量,并有增强心脏功能,促进食欲,退热,抑制机体的免疫过程等作用,所以常用于哮喘,肾病综合征和许多自身免疫性疾病的治疗,也常用于危重病人的抢救,对肾上腺皮质功能低下者更是必需。

糖皮质激素对维持体内脂肪组织的正常分布起着重要作用。长期服用激素会导致头颈部及躯干部(尤其是腹部)脂肪聚积,而四肢脂肪减少,体内总脂肪量增加,外形上呈"向心性肥胖",其外部表现为:满月脸、水牛背、将军肚、麻秆腿。向心性肥胖患者体形最粗的部位是在腹部,腰围往往大于臀围,也称为腹型肥胖、上身型肥胖、苹果型、男性样肥胖。有研究发现,腰围大于臀围的向心性肥胖患者发生各种并发症的危险性较高,其并发动脉硬化、脑卒中、高血压、冠心病、糖尿病、高脂血症等各种并发症的危险性约是全身匀称性肥胖者的 2～3 倍,而且腰围越粗,危险性越高。

但激素的这种副作用与其种类,疗程,总剂量等因素有关,如地塞米松引起食欲亢进,向心性肥胖的作用较为明显,而氟羟强的松龙使食欲减退,故而较少出现向心性肥胖,但可引肌软弱,神经系统抑制等。一般疗程越长,剂量越大,肥胖也越明显。停用激素后,体重会逐渐下降,体型也逐渐恢复。

中药的不良反应不可忽视

在人们的传统观念和大量宣传中,经常可以看到"纯中药制剂,绝无副作用"的提法,这是中药认识上的误区。中药的应用在中国已有几千年的历史,服用中药产生的毒副反应,古今文献屡有记载,并且这类文献报道逐年增多。一般来讲,任何中药都有副作用,只是在临床上反应的强弱、快慢不同而已。如白芍用量过大可引起过敏性药疹,何首乌使用不当可出现高热、大汗等。我国第一部药学著作《神农本草经》收载的365种中药,即被分为上品、中品和下品三类,其中列下品的中药大多具有一定毒性,如乌头类、斑蝥、砒霜等,使用不当可能危及生命。

中药引起不良反应的原因主要有以下几个方面:① 用量过大。中药在临床使用有其限定剂量,这是中医在长期临床实践中对中药运用的经验积累。用药剂量的多少与不良反应具有直接关系。如多认为芦荟无毒,但若剂量达到 9 g 以上则易致中毒,一般认为无毒的威灵仙在 50 g 以上亦可致中毒。② 用法不当。中药在临床应用中用法也是很重要的,如人参使用不当可发生人参中毒综合征,乌头类药物所含的主要成分乌头碱易溶于乙醇,无论酒制、酒泡、酒煎或以酒送服,都会增强其毒性。③ 质量因素。一药多物是影响用药安全的一个特殊问题。如关木通、川木通、白木通 3 种木通并非同一品种,若误把关木通当白木通长期使用可导致急性肾功能衰竭;中药强调道地药材,其目的是保证中药所含有效成分的相对固定,如山东所产的金银花中的氯原酸含量高达 5.87%,而四川产的仅含 0.125%;中药的适时采收对保证中药的品质也具有重要的意义;另外,药物不纯、储存不当或污染均可影响中药的质量,从而导致不良反应。④ 炮制不当。中药炮制得当可以增强疗效,减低毒性,炮制不当则易引起中毒。以朱砂为例,其加工时需要水飞,即不断加水研磨,才能得到红色细粉的正品,而现在采用机械加工,使用球磨机研磨后,所得细粉发黑,说明已有游离汞产生,故媒体上不断传来中毒反应的报道。⑤ 配伍不当。中药配伍不当可导致不良反应的发生,中药的"十八反""十九畏"就表明了中药复方的配伍禁忌。另外,一些中药服用时也有饮食上的配合禁忌,如地黄、何首乌忌葱,土茯苓、威灵仙忌茶,鳖甲忌苋菜,蜂蜜忌葱等。近年来,中西药联合应用较为普遍,但不合理的应用常常导致不良反应的发生。如五味子、山楂、乌梅等含有机酸的中药及其制剂与四环素、红霉素、磺胺类抗生素类药物合用可形成结晶尿、血尿、尿闭等;在给噻嗪类药物之前或给药期间,长期或大剂量服用甘草,可发生严重的低血钾甚至瘫痪。⑥ 体质因素。中医治病常因人、因地、因时而异。不同种族人群对药物的反应不同,同一种族人群也存在着个体差异。如服用藿香正气水,可引起胸闷、寒战、烦躁不安等症状即为个体差异。

注射清开灵也能发生过敏反应吗

中药注射制剂是中草药制剂的新剂型。中药剂型的改革促进了中医药的发展,提高了药物的疗效,但不容忽视的是,不良反应的发生率及严重程度往往高于传统剂型。清开灵注射液的成分由安宫牛黄丸改良而来,是由人工牛黄、水牛角、黄芩、金银花、栀子、胆酸、猪胆酸、珍珠层粉、板蓝根等成分而制成的注射制剂。具有清热解毒、镇静安神、化痰通络功能,能保护肝细胞,促进损伤肝细胞的修复。临床上常用于治疗急、慢性肝炎、上呼吸道感染、肺炎、发热、脑血栓、脑出血等疾病。1992 年 12 月被国家中医药管理局指定为全国中医医院急诊(科)室急诊必备中成药。在 2003 年 SARS 时期,清开灵注射液作为中西医结合治疗 SARS 基础用药,配合其他药物进行综合治疗起到了良好的效果。但是,随着临床应用的日益增多,不良反应的报道也逐年增多,甚至引起严重不良反应,导致患者死亡。

根据中国生物医学文献光盘数据库 1989～1998 年的文献报道和北京药品不良反应监察中心的病例报告中的清开灵不良反应报告共 136 例病例显示,清开灵注射液引起不良反应的临床类型较多,136 例不良反应中共可见到 33 种临床表现,其中以皮疹、发热寒战、过敏性休克最为常见。较重的不良反应有过敏性休克、喉头水肿、意识障碍、昏迷、急性左心衰竭、剥脱性皮炎、癫痫大发作、急性肾功能衰竭、脱髓鞘性脑病、心室颤动及多器官功能衰竭(36.8％)。中型和重型的不良反应各占 16.9％ 和 17.7％。经治疗其中 1 例留有痴呆后遗症,1 例因心室颤动而死亡。说明清开灵注射液所致的不良反应是较严重的。因此,对清开灵注射液的不良反应要给予足够的重视。发生不良反应的患者其中有性别记载的 126 例,男 66 例,女 60 例,年龄最小 3 岁 3 月龄,最大 82 岁,平均 40.0±21.4 岁,好发年龄为 20～50 岁的青壮年。各年龄组患者的中型与重型不良反应所占的百分比无明显差异,说明清开灵注射液不良反应的发生及严重程度均与患者的年龄无关。在82例询问了过敏史的患者中,19例既往有过敏史,占23.2%。有过敏史者的不良反应临床表现较重,过敏性休克的发生率也高于无过敏史的患者。不良反应的严重程度与药物应用的剂量无关,但与清开灵注射液输注时稀释度[清开灵(ml)/溶剂(ml)]有关。药物的浓度越高,不良反应越重。夏季(第三季度)不良反应的发生率最高,占34.1%。77.6%的患者在第一次用药的输液过程中发生不良反应,50.4%的患者发生在用药的半小时以内。有24例(17.6%)患者在应用清开灵制剂的同时有合并用药,有12例患者为清开灵与其他药物混合应用,两者共占26.5%。多数混合用药是将清开灵注射液与青霉素一起加入葡萄糖液内静脉输注。黑龙江省一家卫生院报道6例清开灵所致的不良反应均与混合用药有关,该6例患者均采用5%葡萄糖300 mL+清开灵20 mL+青霉素800万单位混合应用,结果发生不良反应,而将两药分开输注,均未发生不良反应,说明错误地将两药混合应用,可能造成一系列化学反应,而引起不良反应。

使用清开灵应注意以下几点:① 用药前要认真询问病人的药物过敏史,对有过敏史的患者要慎重应用;② 清开灵注射液静脉滴注时的最佳稀释浓度应在0.1%以下,且应采用现用现配的方法,严格无菌操作规程,尤其是在夏季;③ 尽量减少清开灵与其他药物的配伍应用,尤其不应与青霉素混合应用,配药空针也不应混用;④ 首次用药,应密切观察病人的反应,尤其在用药的30分钟内,一旦出现皮疹、瘙痒、颜面充血,特别是出现心悸、胸闷、呼吸困难、咳嗽等症状应立即停药,及时给予抗过敏治疗;⑤ 对有中枢神经系统疾患的患者应注意神经系统的不良反应;⑥ 建议厂家研究处方中的有效成分,科学配方,简化处方;⑦ 生产厂家应进一步改进中药注射剂的生产工艺,提高质量,减少杂质。

中药注射制剂在治疗急症方面有吸收快、起效快的特点,是中药制剂的一个发展方向。但由于中药制剂是复合组方,分子结构大,又缺乏科学的质量控制手段。因此,开发中药注射剂新产品时,应做更深入的科研工作,不可掉以轻心。如何使中药制剂在充分发挥药物疗效的同时,最大限度地降低不良反应的发生率,这是药学工作者、临床医生和生产厂家共同面临的一个课题。

有些以前管用的药物为什么现在不管用了

有时候我们发现,原本效果很好的药物,在服用了一段时间后就不管用了,这是为什么呢? 导致这种情况发生的原因有可能是人体对药物产生了耐受性或是病菌对药物产生了耐药性。"耐受"和"耐药",是药物越用疗效越差的原因所在。

某些药物在连续服用多次之后,人体对它的反应能力就会降低或消失。此时需要加大服用剂量,才有可能达到原来较小剂量时即可获得的药效,这称为药物的耐受性。按其性质有先天性和后天获得性之分。前者的耐受性可长期保留;后者往往是连续多次用药后发生的,增加剂量后可能达到原有的效应,停止用药后,其耐受性可以逐渐消失,机体恢复到原有的对药物的反应水平。在常用药物中,容易产生耐受性的药物最常见的有硝酸甘油类,镇静催眠类(如安定),中枢抑制药巴比妥类。不同的药物产生耐受性的原因不同,患者服用硝酸甘油后,药物进入血液循环,迅速分布到血管平滑肌而发挥作用,在血管平滑肌上有与硝酸酯类结合的受体,其受体上的巯基被氧化而产生耐受性。这种情况一般在用药 2~3 周后即可出现,但停药 1~2 周后耐受性会很快消失。安定发生耐受性则与机体的适应性有关系。患者服药后,神经系统对它逐步适应。有的催眠药促使肝药酶产生增多,催眠药就成了肝药酶的"诱导剂"。肝药酶一经诱导增多后,血液中更多的催眠药将会受到酶的破坏,体内药物浓度就会降低,所以虽服用同样剂量的苯巴比妥,催眠效果却不如原来。

耐药性又称抗药性,是指病菌及肿瘤细胞在接触药物后,通过改变其自身的代谢途径、产生灭活酶、改变细胞膜的通透性和靶部位、增加拮抗物等方法,避免被药物抑制或杀灭,从而使药物的敏感性降低甚至消失。自然界中的微生物为了维持自身代谢、保护生存条件、免受其他微生物侵袭,在其生长过程中会产生一些代谢产物,这些物质具有调节本身代谢和杀灭其他微生物的作用,是微生物产生的一种抗生物质,它们就是导致耐药性产生的根本原因。例如细菌,它对任何抗菌药都可能产生耐药性。其耐药性可能在服药后迅速出现,也可在长期、反复用药后出现。日常生活中,容易产生耐药性的药物较多,除了常用的抗生素类外,还可见于抗微生物、抗寄生虫、抗肿瘤等药物。

高悬的达摩克利斯之剑—日益严重的药物不良反应

药品能治病但也可能产生有害反应,我们常常把这类有害的反应叫药品不良反应(英文 adverse drug reaction,缩写 ADR)。按照 WHO 国际药物监测合作中心的规定,药物不良反应系指正常剂量的药物用于预防、诊断、治疗疾病或调节生理机能时出现的有害的和与用药目的无关的反应。该定义排除有意的或意外的过量用药及用药不当引起的反应。根据药品不良反应与药理作用的关系,药品不良反应一般分为两种类型:A 型反应和 B 型反应。A 型反应是指药品本身药理作用的加强或延长,一般发生率较高、容易预测、死亡率也低,比如阿托品引起的口干等。B 型反应则与药品本身的药理作用无关,一般发生率较低但死亡率较高,而且在具体病人身上谁会发生、谁不会发生很难预测,有时皮肤试验呈阴性也会发生,比如青霉素引起的过敏反应等。因为新药上市前临床试验的病例数有限(500~3 000 人),病种单一,多数情况下排除了老人、孕妇和儿童等特殊人群,因此一些罕见不良反应、迟发性反应、发生于特殊人群的不良反应难于发现。有些问题必须在使用较长时间、较多人群之后方能发现。因此,应警惕药品的不良反应,尤其应警惕新上市药品的不良反应。

药品不良反应的诱发因素包括非药品因素和药品因素,前者包括年龄、性别、遗传、感应性、疾病等,后者包括药品的毒副作用、药品的相互作用以及赋形剂的影响等。因此,同一药品的不良反应,在不同年龄、不同性别、不同种族、不同感应性、不同适应证、不同共存疾病的病人中可能表现不尽相同,再加上药物及其制剂中赋形剂的影响,问题更为复杂,这也使得药品不良反应难以预测。据世界卫生组织统计,各国住院病人发生药物不良反应的比率为 10%~20%,其中有 5% 的患者因为严重的药物不良反应而死亡。在全世界死亡的病人中,约有 1/3 的患者死于用药不当。曾有报道,美国住院患者的严重药物不良反应发生率为 6.7%,致命的药物不良反应发生率为 0.32%。1994 年,药物不良反应致死居社会人口死因的第 4 位,在心脏病、癌症、中风之后。因此,国家食品药品监督管理局药品评价中心(Center for

Drug Evaluation,SFDA)、国家药品不良反应检测中心（National Center for ADR Monitoring,China）定期公布《药品不良反应信息通报》，对某些药物的相关安全性问题进行信息通报，保证公众用药安全。

如何才能避免药物的不良反应呢？首先，要知道药物的作用往往不是单一的，可能会有我们未曾发现的不良反应。许多药物的不良反应料想不到，也无法预测，具有潜在危险性，却不经常发生。可能是因服用药物过量、患者本身对药物的过敏反应，大部分是原因不明的。对药物作用机制，了解的愈透彻，医疗用药的安全性也愈高。其次，要认识到每个人对药物的反应不同，有些人特别容易受到药物不良反应的伤害，这些高危人群有老年人、孕妇、婴儿和儿童、肝脏疾病患者、肾脏疾病患者、罹患多种疾病患者。这些患者用药时要更加谨慎。还有，有些药物会与食物、酒精、其他药物交互作用，产生不正常的反应。故服用药物时，必须先仔细阅读药物说明书，向医师询问处方药的交互作用。

四、新药研究与药品质量控制

什么是新药

新药是指未曾在中国境内上市销售的药品。已生产的药品改变剂型、改变给药途径、增加新的适应证或制成新的复方制剂，亦按新药管理。2005年5月1日，国家药品监督管理局公布了最新《药品注册管理办法》。在这份《药品注册管理办法》中，将新药分为中药、化学药品和生物制品三类。

第一类　中药

（1）未在国内上市销售的从植物、动物、矿物等物质中提取的有效成分及其制剂。

（2）新发现的药材及其制剂。

（3）新的中药材代用品。

（4）药材新的药用部位及其制剂。

（5）未在国内上市销售的从植物、动物、矿物等物质中提取的有效部位及其制剂。

（6）未在国内上市销售的中药、天然药物复方制剂。

（7）改变国内已上市销售中药、天然药物给药途径的制剂。

（8）改变国内已上市销售中药、天然药物剂型的制剂。

第二类　化学药品

（1）未在国内外上市销售的药品：① 通过合成或者半合成的方法制得的原料药及其制剂；② 天然物质中提取或者通过发酵提取的新的有效单体及其制剂；③ 用拆分或者合成等方法制得的已知药物中的光学异构体及其制

剂;④ 由已上市销售的多组分药物制备为较少组分的药物;⑤ 新的复方制剂;⑥ 已在国内上市销售的制剂增加国内外均未批准的新适应证。

（2）改变给药途径且尚未在国内外上市销售的制剂。

（3）已在国外上市销售但尚未在国内上市销售的药品:① 已在国外上市销售的制剂及其原料药,和/或改变该制剂的剂型,但不改变给药途径的制剂;② 已在国外上市销售的复方制剂,和/或改变该制剂的剂型,但不改变给药途径的制剂;③ 改变给药途径并已在国外上市销售的制剂;④ 国内上市销售的制剂增加已在国外批准的新适应证。

（4）改变已上市销售盐类药物的酸根、碱基（或者金属元素）,但不改变其药理作用的原料药及其制剂。

（5）改变国内已上市销售药品的剂型,但不改变给药途径的制剂。

第三类　生物制品

（1）未在国内外上市销售的生物制品。

（2）单克隆抗体。

（3）基因治疗、体细胞治疗及其制品。

（4）变态反应原制品。

（5）由人的、动物的组织或者体液提取的,或者通过发酵制备的具有生物活性的多组分制品。

（6）由已上市销售生物制品组成新的复方制品。

（7）已在国外上市销售但尚未在国内上市销售的生物制品。

（8）含未经批准菌种制备的微生态制品。

（9）与已上市销售制品结构不完全相同且国内外均未上市销售的制品（包括氨基酸位点突变、缺失,因表达系统不同而产生、消除或者改变翻译后修饰,对产物进行化学修饰等）。

（10）与已上市销售制品制备方法不同的制品（例如采用不同表达体系、宿主细胞等）。

（11）首次采用DNA重组技术制备的制品（例如以重组技术替代合成技术、生物组织提取或者发酵技术等）。

（12）国内外尚未上市销售的由非注射途径改为注射途径给药,或者由局部用药改为全身给药的制品。

（13）改变已上市销售制品的剂型但不改变给药途径的生物制品。

（14）改变给药途径的生物制品（不包括上述 12 项）。

新药是怎样发现的

所谓新药，在药物化学中是指第一次用作药物的新的化学实体也就是新的药用化合物。

发现新药的主要途径有四个：① 从天然产物中发现；② 从现有药物改进；③ 进行药物筛选；④ 根据生理病理机制设计（合理药物设计）。

从天然产物中发现新药主要是通过从植物、微生物和动物内源性活性物质中或其代谢产物中分离提取药用有效成分，这些有效成分直接或间接作为新药。它是得到新药的传统方法。如在 20 世纪 90 年代上市的抗癌药物紫杉醇就是直接从天然植物红豆杉属树皮中提取的单体双萜类化合物，具有良好的抗癌活性，尤其对晚期转移性卵巢癌、乳腺癌、肺癌有十分显著的疗效。而洛伐他丁是从土曲霉菌发酵液中分离得到的，经过结构改造得到了半合成的辛伐他丁。二者都是常用的新一代降血脂药物。

对现有的药物进行结构改造和结构修饰是得到新药的又一个主要途径，这个途径的成功率较大。通常以改善药物的吸收，减少药物的毒副作用，减少耐受性，使药物长效、速效、高效为研究目标。如现在使用的一大批半合成青霉素就是针对天然青霉素 G 的不耐酸、不耐酶和抗菌谱窄的缺点进行结构改造而得到的新药。

进行药物筛选即利用药理模型，检验大量的化合物，以发现需要的药物（筛选），它是得到新药的基本方法。例如第二次世界大战期间产生的优秀抗疟药氯喹和伯胺喹的发现就是药物筛选的典型应用。

随着对人体生理病理的深入了解，使人们可能在更多的生理病理知识基础上提出相对合理的假说，进而设计药物的化学结构这被称之为合理药物设计。现代生理学认为人体被化学信使所控制，体内存在一个异常复杂的信息交换系统，每一个信使具备特殊的功能，并在其特定作用部位被识别。患病时机体失去平衡而药物治疗就是用外源的化学物质（信使）来帮助机体恢复平衡。按此理念可以设计出很多的药物。如血管紧张素转化酶被鉴定为在活性点含锌的金属酶，根据这一启示设计了治疗高血压的酶抑制剂卡托普利及其类似物。

新药研究的主要内容与方法

药物研究涵盖的内容很丰富,从一个药物发现到临床应用,要经历潜在药用物质的发现或发明、结构成分的确定、药理作用筛选、药效学评价、安全性评价、制剂工艺研究、质量控制、检测、临床合理应用等阶段,这些都属于药物的研究领域。从而出现了一门研究药物的科学—药学(pharmacy)。药学是研究药物的来源、成分、性状、作用机制、用途、分析鉴定、加工生产、经营、使用以及管理的一门综合性应用科学,也是揭示药物与人体或者药物与各种病原微生物体相互作用与规律的科学。

根据药物的来源与生产技术的不同,可分为天然药物、化学合成药物、微生物与生物技术药物。化学合成药物是药物的主要来源,全合成、半合成仍然是合成新药的主要手段。其中合理药物设计(定向药物分子设计)和计算机辅助药物设计为药物发现发明开辟了新的思路。天然药物来源丰富,仅就植物而言,目前已被研究开发的药用植物仅占植物品种的 $5\%\sim6\%$,除了以往开发的生物碱、有机酸、天然激素、酯类等物质,近年来人们发现以前认为无药用价值的成分如鞣质、多糖、蛋白质、氨基酸类等也有较强的生理活性。生物技术药物发展前景极为广阔。生物技术来源的药物一般具有以下特点:纯度高、性质均一;生产低耗能、无污染、周期短、成本低、产量高;在体内特异性高,生物活性强。

无论一种化学物质是来源于自然界的天然产物,还是用化学方法制备合成的化合物,乃至用生物技术获得的产品等,若要使其能成为安全、有效地用于临床的药物,必须首先进行大量的极其严格的药理学研究,阐明药物对机体(包括病原体)的作用和作用机制。药理学是一门实验性科学,常常利用生物体包括整体清醒实验动物、麻醉动物、离体器官、组织、细胞和微生物等,在严格控制的实验条件下,观察药物的作用及药物在体内的过程。

临床前安全性评价的目的是提供新药对人类健康危害程度的科学依据,预测上市新药对人类健康的危害程度,是靠药物毒理学的研究方法和手段来进行的。药物毒理学的目的是观察和测定化学物质对机体引起的损害,发病机制以及对机体全身的影响而进行的试验研究。

由于药物不能直接供患者用于疾病的治疗,必须制成适合患者应用的最佳给药形式,即药物剂型,剂型包括胶囊剂、片剂、注射剂、软膏剂、气雾剂、栓剂等常规剂型,也包括缓控释制剂和靶向制剂等新剂型。

药物在上市前还要进行临床试验,临床试验是指以患病人群为研究对象(Ⅰ期临床除外),用科学的方法,有比较地观察某些干预措施效果和安全性的研究。

随着我国加入世界贸易组织,医药这一特殊商品的行业面临着新的发展机遇和挑战,药品标准的国际化势在必行,因此在药物的研究过程中全面的质量控制是一个必不可少的过程,药物分析学科和药物分析工作者的任务,除了药品的常规理化检验以及质量标准研究外,尚需要深入到生物体内过程并进行综合评价的动态分析监控。

向国家申报注册新药经过哪些程序

新药注册依据的是药品管理法及其实施条例和药品监督管理部门制定并发布的《药品注册管理办法》。

新药注册的主管机构是国家食品药品监督管理局,其评审分为技术评审和行政审批,其中技术评审由药品审评中心组织或聘请一些医药领域的专家审查研究资料并进行综合评价完成。行政审批由注册机关根据技术评审的结果完成,评审的具体标准在法规中并不明确,主要由审评专家根据情况掌握,其救济程序主要有复审和行政复议及行政诉讼。

根据《药品注册管理办法》第五十五条和五十六条的规定,国家食品药品监督管理局收到申报资料后,应当组织药学、医学和其他学科技术人员,对新药进行技术审评,必要时可以要求申请人补充资料、提供药物实样。认为符合规定的,发给《药物临床试验批件》;认为不符合规定的,发给《审批意见通知件》,并说明理由。申请人收到复核意见后,对于药品检验所认为申报的药品标准无法控制质量的,可以提出将该新药申请撤回。申请人未提出撤回申请,国家食品药品监督管理局经审核认为药品标准确实无法控制质量的,应当予以退审。

如何评价药物的有效性

一个新药的安全性和有效性一般要由药理学来评价。药理学(pharma-cology)是研究药物与机体(包括病原体)相互作用及其作用规律的科学,为临床合理用药、防治疾病提供了理论根据。药理学又属药学范畴,它与药物化学及药剂学等组成药学,为药学家寻找和定向合成新药提供方向和理论基础,因此药理学又是开发和研制新药的主要手段,是医学和药学间的桥梁。

一个化合物首先必须有效才有可能成为药物。所以,药效评价是新药评价中重要而且必须首先完成的工作。药效评价一方面是发现新药,另一方面是评选新药。

新药的药效学研究主要指对其药理作用的观测和作用机制的探讨。内容包括:观测生理机能的改变,如新药对中枢神经系统产生兴奋还是抑制、对心肌收缩力或胃肠道运动是加强还是减弱、对血管或支气管是舒张还是收缩等;测定生化指标的变化,如血糖、电解质;生理活性物质,如血管紧张素、前列腺素等浓度的改变;观测组织形态学变化,如血细胞大小、甲状腺大小、肾上腺皮质萎缩等。

药效学研究方法很多,概括讲可分综合法和分析法。所谓综合法是指在整体动物身上进行,是在若干其他因素综合参与下考察药物作用,根据实验动物情况不同,可分为正常动物法和实验治疗法。所谓分析法是采用离体脏器,例如离体肠管、离体心脏、血管、子宫及离体神经肌肉制备等,单一地考察药物对某一部分的作用。深入研究还包括细胞水平、分子水平的分析研究。临床使用的药物对机体所产生的作用,属临床药效学范畴。临床药效学与基础药效学的异同在于两者研究的内容和目的的基本相同,前者是对已提供临床使用的药物进行再评价、后者则用于新药的研究。研究的对象也不同,前者是使用药物的病人,而后者则是供药物研究的动物。

近年来,由于分子生物学、免疫学、生物化学、医学统计学等学科的迅速发展,使人们对药物机制的研究深入到细胞、受体、分子和量子水平。除此之外新技术和新方法的应用,也给药理学研究提供了很大帮助,如蛋白质组学,它是集生物分析、分析技术、信息技术和材料技术等之精华,蛋白质组学由于可以全面地检测疾病和药物处理过程中蛋白质表达谱和蛋白质—蛋白

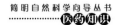

质相互作用的变化,这已经成为发现和确认药物靶标的主要手段。不管运用那种方法或技术,对药物作用机制的研究都是以实验为基础的,因此要遵循对照、随机、重复和均衡的实验原则,这样才能使结果更科学、可信。

如何评价药物的安全性

为了确保药物安全性评价的严肃性和科学性,许多国家制定了药物安全性评价的标准,而且以立法的形式加以强化,从而大大加强了药物安全性评价规范执行的力度。在药物研制过程中的各个阶段均制定了相应的安全性评价质量管理规范。在新药研制过程主要分临床前试验研究、临床人体试验研究、新药批准上市后的不良反应监测等三个阶段。这三个阶段都涉及药物安全性评价问题。在临床前的实验研究中,主要是在实验室应用实验动物进行药物的安全性评价;在临床实验阶段中是在临床上应用小样本的人体试验进行药物安全性评价;新药批准上市后的监督则是涉及在社会人群大样本的使用中考察药物对人体的安全性评价。在新药临床前安全性评价中有药品非临床安全性研究质量管理规范(good laboratory practice, GLP)的标准;在新药的临床安全性研究中则有药品临床研究质量管理规范(good clinical practice,GCP)的标准;在新药批准上市后不良反应的监测中不少国家都有相应的监察机构和法律法规。在上述药物安全性评价规范化措施中,GLP 是专门针对临床前药品安全性评价规范化而制定的,GCP 主要包括有药品有效性的临床研究质量管理规范和药品安全性研究质量管理规范两部分所组成。如果说 GLP 主要在实验室应用实验动物对药品的安全性评价工作进行规范管理,那么 GCP 中的一部分内容则是在人体上(健康受试者,Ⅰ期临床验证和患者,Ⅱ期临床验证)对药品的安全性评价进行临床研究的规范管理。由此可见,在药物研制中的各个阶段均涉及到药物安全性评价问题,因此,美国、日本、欧洲诸国均制定了相应的规范化管理条例并以法律形式确立和实施。

为新药研究做出贡献的实验动物

一个药品是不是安全有效,需要经过各种严格的试验。这些试验首先在动物身上进行,包括药理试验和药物安全性试验,主要包括主要药效学试验、一般药理试验、急性毒性试验、长期毒性试验、过敏性、溶血性和局部刺激性试验等。这些试验需要使用大量的动物,如大小鼠、豚鼠、家兔、猫、鸟类、犬、猪、羊、猴等,它们总是作为人类的替身去研究各种疾病的生理病理过程,研究各种疾病与生物体衰老的机制,承担新药、新技术的安全性评价和效果试验。可以说,人类的健康是建立在牺牲试验动物的基础上的。因此,对于这些为人类健康事业献身的动物,在其生产、管理和使用过程中,我们必须关爱它们,重视它们。

新药研究中敢于第一个吃螃蟹的人——志愿试药者

由于人与动物间及动物不同种属间的差异,可使试验结果出现假阳性或假阴性,所以需要有人来试药,医学专业术语叫做"药物临床试验",是为了确定药物的疗效与安全性而在人体进行的系统性研究。临床试验一般分为三期:Ⅰ期是在健康人身上证实其安全性,探索安全的人用剂量;Ⅱ期是用于病人,除了观察药物的疗效以外,还要评价药物对人体的不良反应,只有疗效好而不良反应少的药物才可能具有应用价值;Ⅲ期是进一步扩大病例数,确定剂量,明确疗效。一个药品试验成功,在给社会带来效益的同时,也给药品研发单位带来巨大的经济效益,而试药者在获得少量的金钱补偿之外,尚存在一定的风险,所以原则上讲,试药者都应该是自愿参加的,并且要保障其知情同意权。一个新药的发明问世,是泽及众人的好事,在给予试药者更多保障的同时,也希望能有更多的人来担当志愿试药者。

药物为什么要做成不同剂型

任何一种药物要供临床使用时,必须将原料药制成适合于医疗或预防应用的形式的制剂,这是临床医疗或预防应用所必需的。

在医疗和预防工作中,药物的活性的充分发挥,绝不只是有效成分的含量和纯度所能解决的。相反,制剂因素已成了发挥活性物质疗效的一个重要方面,是提高现代用药质量的必要途径之一。药物的制剂是根据医疗和预防的需要以及药物本身的性质来设计的。各种不同的剂型都有不同的特点和用途。例如:急性患者应选用能快速发挥疗效的剂型,如注射剂、气雾剂及舌下片等,该类制剂起效迅速,使用于急救或短期治疗;若长期治疗和补充的药品,可选用多种口服剂型,口服剂型具有剂量准确、质量稳定、便于识别、制造、贮藏和运输成本低廉、服用方便等特点;有的疾患需要降低药物的毒副作用,减少服用次数并在体内维持较长时间,则应选用药物缓慢释放和吸收的剂型——缓释剂型等;有些药物为避免全身药物吸收而保证局部较高的治疗浓度,则可选用局部用药的剂型如软膏剂、擦剂、膜剂等;有的药物在酸性的胃液中不稳定或对胃有刺激作用,欲口服,则应制成肠溶性剂型(在胃中不释放药物,但在肠中可释放药物的剂型)。

药物剂型对药物的疗效有重要影响。例如,口服固体制剂的生物利用度(药物在体内吸收进入血液循环的速度和程度)对药物的疗效有重要影响,若设计和制造不好,会导致生物利用度偏低或者无效。药物的不良反应也与剂型类别、处方设计和生产工艺有关,例如,有的药物的治疗面很窄,其血药浓度波动过高易出现不良反应,过低疗效差或引起致病菌对药物的耐受性等,有些药物不能口服,否则易破坏,有的药物在水溶液中不稳定等等。

药物制成不同的剂型,呈现不同的治疗作用。如硫酸镁制成溶液口服时有致泻作用,如将其制成注射液则可用于抗惊厥、子痫、尿毒症、破伤风与高血压病等症。胰酶的口服肠溶片临床上用于消化不良、食欲不振及肝、胰腺疾病引起的消化障碍,而其精制品制成注射用胰蛋白酶用于治疗胸腔疾患如脓胸、肺结核、支气管扩张以及血栓性静脉炎等。

总之,药物与剂型之间有着辩证的关系。药物本身的疗效虽然是主要的,而剂型对药物疗效的发挥,在一定条件下也有不可忽视的作用。因此在设计一种药物剂型时,除了要满足临床医疗和预防的需要外,同时对药物的性质,制剂的稳定性、生物利用度、质量控制以及生产、贮存、运输、服用方法等亦全面加以考虑。

适合口服的剂型

口服给药是最常用的途径,安全、方便和经济是其最大的优点。常用口服药的剂型有溶液、片剂、胶囊、粉剂、冲剂、口服液等。药物口服后,少部分在胃部吸收,大部分在小肠内吸收。

适合注射的剂型

注射剂是指将药物制成的供注入体内的灭菌溶液、乳浊液和混悬液,以及供临用前配成溶液或混悬液的无菌粉末或浓缩液。注射剂在临床应用非常广泛,适用于很多疾病的治疗。注射剂主要分为 4 类:溶液型注射剂;混悬液型注射剂;乳剂型注射剂;注射用灭菌粉末。注射剂的主要优点是剂量准确,起效迅速,作用可靠;适用于不宜口服的药物;适用于不能口服给药的病人;可产生局部作用。

适合皮肤"吃药"的剂型

生病后不用担心经受打针吃药的痛苦,现在只要在皮肤上贴上膏药或者在皮肤上涂上药物,让皮肤来吃药,就可以实现治疗的目的,这种给药方法就是经皮给药。

经皮给药是药物经过皮肤吸收的一种给药方法,药物应用于皮肤上后,穿过角质层,扩散经过皮肤,由毛细血管吸收进入体循环的过程称经皮吸收或透皮吸收。经皮给药系统(transdermal therapeutic systems 简称 TTS,也称作 transdermal drug delivery systems 简称 TDDS)是指经皮肤敷贴方式用药,药物经由皮肤吸收进入全身血液循环并达到有效血药浓度、实现疾病治疗或预防的一类制剂,是现代制药领域内发展极快的一类制剂技术。

经皮给药制剂包括软膏、硬膏、贴片、巴布剂,还可以是涂剂和气雾剂等。其主要优点是克服了传统给药途径(口服和注射)给病人带来的不良反应和治疗上的不便,表现为:避免了药物对消化道的刺激、避免了药物在肝脏的首过效应,避免了注射时的疼痛、感染等等,患者操作方便,适于家庭使用,特别适合于糖尿病、帕金森综合征这种需要多次重复给药的疾病,减少了患者长期注射的痛苦。同时又特别适合于儿童接种预防针,避免见到针头恐惧,加强了用药顺应性。对于不能口服的病人来说,也是一种理想的给药方式。与传统的外用膏药相比,现代经皮给药系统不再局限于局部用药,对药物的传递过程研究的更为细致、精确,采用了大量的现代材料和工艺,使产品易于规模化生产、运输和使用。

经皮给药系统亦存在一些缺点。首先,皮肤的屏障性能使大多数药物分子通过皮肤的能力极差,通透量不能达到治疗剂量,尤其是大分子亲水性药物如胰岛素等。其次,一些药物对皮肤有刺激性或者会使皮肤产生过敏反应。第三,药物通过皮肤时可能被表皮中的酶降解。第四,皮肤的通透性具有部位与个体间差异等。这些都有待于进一步的研究并加以改善。

适合鼻子"吃药"的剂型

鼻腔给药系统指经由鼻腔给药,发挥局部或全身治疗或预防作用的一类制剂。尤其适用于除注射外其他途径给药困难而又需发挥全身作用的药物,如口服难以吸收的极性药物、在胃肠道中不稳定的药物、肝脏首过作用强的药物和蛋白及多肽类药物等。

(1)鼻腔给药的剂型:早在我国古代中医用蒸气剂、烟熏剂和吸入散剂等经鼻腔给药的熏吸疗法。随着近年来对鼻腔给药的深入研究,剂型向多样化发展,技术含量高。新型的鼻腔给药剂型包括:喷雾剂、气雾剂、滴鼻剂、粉末剂、乳剂、凝胶剂、微球制剂、微粒和毫微粒、脂质体等。

(2)鼻腔给药的特点:鼻腔给药可避免肝、胃肠道的首过消除作用,吸收迅速完全。鼻黏膜对药物的代谢是非常微弱的,并且可提高生物利用度。给药方便,并能解决长期注射药物带来的麻烦,尤其对一些不能口服的药物经鼻给药更为重要。

目前,鼻腔给药途径在国内已受到重视,已有许多临床应用方面的报道。鼻腔给药存在的最大问题是其对鼻黏膜纤毛的毒性和大分子药物的促吸收问题,如何减轻或消除药物及其附加剂的纤毛毒性,发现和选择低毒高效的吸收促进剂是药学工作者的重要任务。

适合用肺"吃药"的剂型

近年来随着对肺功能以及哮喘、肺气肿、慢性阻塞性肺病和囊性纤维化等疾病的深入了解,人们已认识到让肺部"吃药",即肺部给药是治疗上述疾病较为简单有效的给药途径。

肺部给药(pulmonary drug delivery)是指药物通过口腔或鼻腔喷雾,药物以雾状或粉末通过上呼吸道进入肺部,吸收后发挥局部或全身治疗作用的一种给药途径。与其他的给药途径相比,肺部给药具有吸收表面积大,吸收部位血流丰富,能避免肝脏的首过消除,酶活性较低,下呼吸道的清除作用较慢,上皮屏障较薄及膜通透性高等优点。适合肺部"吃药"的剂型主要有定量吸入剂、喷雾剂和干粉吸入剂。

此外,肺部"吃药"还有一种特殊的给药方法—雾化吸入给药法。它是利用氧气或压缩空气的压力,使药液形成雾状,使患者吸入呼吸道,以达到治疗呼吸道感染、解除支气管痉挛、镇咳、祛痰等目的。

通过腔道给药的剂型

腔道给药是古有记载、当今沿用、将来前景广阔的患者能自用、非损伤性的、起局部和全身治疗作用的一种给药途径。直肠和阴道是很重要的两种腔道给药途径,其相关制剂的应用十分广泛。主要包括直肠给药制剂和阴道给药制剂。

直肠给药也称药物保留灌肠,是临床上有效的给药途径之一。实践证明,中西药物直肠给药治疗各种急慢性疾病及疑难病症,疗效确切、收效迅速、用药安全、适应范围广、操作简便。直肠给药制剂是一类专门纳入肛门在直肠释药的制剂,主要包括肛门栓和灌肠剂。

阴道给药系统是指药物置于阴道内,通过阴道黏膜吸收进入局部或全身血液循环,用于杀菌消毒、避孕、引产、流产、治疗癌症,甚至可以实现蛋白质、多肽类药物给药等作用的一类制剂。其剂型主要包括阴道栓剂、膜剂、霜剂、片剂、溶液剂、凝胶剂、胶囊剂等。

能控制药物的释放性能的剂型——缓释与速释

剂型作为药物的传递体,包括传统剂型、常规剂型和新剂型。在过去的30年中新剂型取得了长足的进步,其中速释与缓释制剂的发展尤为突出。

口服速释固体制剂泛指服用后快速崩解或快速溶解的固体制剂,它可通过口腔黏膜或肠黏膜迅速吸收。它克服了传统口服制剂崩解度差、起效慢和生物利用度低的缺点,与普通固体制剂相比具有速崩、速溶、起效快;吸收充分,生物利用度高;肠道残留少、不良反应低;服用方便等特点。主要包括口腔崩解片、分散片和滴丸剂等。

缓控释制剂能够延缓药物作用时间,减少给药次数;血药浓度平稳,避免峰谷现象,降低毒副作用,增加了用药的安全性和有效性。主要剂型有微丸、胶囊剂、胃内滞留漂浮型缓释胶囊(片)、骨架片、缓释微球注射剂和储库型透皮给药贴片剂等。

可定位释放的剂型

可定位释放的剂型主要包括:口服定位控制释放系统、非胃肠道黏膜用控释制剂、植入型控释制剂和靶向制剂等。

(1)口服定位控制释放系统:系指利用制剂的物理化学性质及胃肠局部pH、胃肠道酶、制剂在胃肠道的转运机制等生理学特性,制备的能使药物在胃肠道的特定部位释放的给药系统。目前主要有:胃定位、结肠定位及小肠定位释药系统。

(2)非胃肠黏膜用控释制剂:不宜口服给药的药物如多肽药物、抗生素等,则需采用注射方式给药,长期用药给病人带来痛苦。研究表明,药物可经非胃肠道黏膜吸收,避免首过效应,提高生物利用度,同时,黏膜给药有一定的定位给药作用,方法简便,患者易于接受。非胃肠道黏膜给药主要包括:口腔、鼻腔、直肠、眼部和子宫及阴道给药等。随着新型药用高分子材料的出现促进了黏膜给药系统的发展,黏膜给药制剂从单层发展到多层,从定位缓释给药发展到贮库给药等。

口腔控释制剂系指药物通过口腔黏膜吸收进入人体血液循环系统,产生全身治疗作用的制剂,它避免了胃肠道中酶和酸的降解作用及肝脏的首过效应,提高了药物的生物利用度。给药特点:口腔黏膜中的颊黏膜和舌下黏膜部位的血管密集,血流丰富,黏膜组织的通透性好,口腔黏膜中酶的活性低,可以有效地避免药物的降解和代谢,口腔黏膜具有较强的对外界刺激的耐受性,剂型易定位,用药方便。如以具有生物黏性的高分子材料为载体,制备的替硝唑颊膜剂,用于治疗厌氧菌引起的牙周炎、牙龈炎等口腔疾病,具有定位速效和长效作用,水化后可以黏附在口腔黏膜上,起到了较好定位释放作用。

(3)植入型控释制剂:植入型控释制剂是一类经手术植入或经针头导入皮下或其他靶部位的控释给药系统,包括固体载药植入剂、植入输注泵及注射植入剂等。

可定向作用的剂型——靶向给药制剂

靶向制剂是以药物能在疾病靶区浓集为主要特点的一大类制剂的总称,属于第四代给药系统(DDS)。药物从给药部位转送到靶区浓集通常是靠药物载体系统进行的,这是靶向制剂有别于传统制剂的突出特征。靶向制剂给药后最突出的特点是能将治疗药物最大限度地运送到靶区,使治疗药物在靶区浓集超出传统制剂的数倍乃至数百倍,治疗效果明显提高。靶向制剂包括被动靶向制剂、主动靶向制剂和物理化学靶向制剂三大类。

(1)被动靶向制剂:一般的微粒给药系统具有被动靶向的性能,实现被动靶向的机制在于微粒的大小(0.1~3.0um 的微粒)。靶向系统发展包括前体药物合成和药物载体系统(如脂质体、单克隆抗体、红细胞等)。近年趋向利用脂质、类脂质、蛋白、可生物降解高分子聚合物作为载体,将药物包封或嵌入各类胶体系统,如乳剂、微球、纳米粒等,注射后能选择地浓集于肝、脾、肺、淋巴组织以及肿瘤细胞并释放药物,发挥疗效。

(2)主动靶向制剂:抗体介导的主动作用:抗体介导是利用抗体与抗原的特异性结合将药物导向特定的组织或器官。化学免疫结合物在形式上有药物—抗体结合物和药物载体(如 LS,NP)抗体结合物。

为提高骨髓靶向的特异性,可利用单克隆抗体或特定受体介导实现主动靶向给药。抗原 CD33 是急性淋巴细胞白血病细胞(AMC)上一糖蛋白分子,这是单抗治疗的理想靶点。

(3)物理化学靶向制剂:利用一些特殊的物理方法也可以实现靶向给药。例如利用体外局部磁场,引导进入人体内的载药磁性微粒到达靶位。热敏感,LS 和 pH 敏感,LS 虽然可以在靶区特定的环境中释放包封的药物,但不能定向靶区运送药物,而热敏感磁性脂质体研究成功,可以实现定向定量给药。由于这种 LS 具有磁性,包封的药物在体外磁场的控制下可以将药物定向地运送到靶区。

纳米化药物

纳米级制造技术简称纳米技术(nanometer technology),是指物理空间十亿分之一米(10^{-9} 米,纳米称毫微米)范围内的产品及制造技术。纳米化药物是指运用纳米技术与药剂学相结合所制造的粒径＜100nm 的药物的有效成分、中草药、有效部位、原药及复方制剂。由于药物粒径的减小和分散度的大幅度增加，使得药物的理化特性、生物学特性发生令人惊奇的变化。与常规药物相比，纳米药物具有颗粒小、比表面大、表面反应活性高、活性中心多、催化效率高、吸附能力强等特性。因此，它有许多常规药物所不具有的优点：缓释药物，改变药物在体内的半衰期，延长药物的作用时间；制成导向药物后作为生物导弹达到靶向给药至特定器官的目的；在保证药效前提下，减少药物用量，减轻或消除药物的毒副作用提高药物的稳定性，有利于存储；改变膜运转机制，增加药物对生物膜的透过性，有利于药物透皮吸收及细胞内药效的发挥；增加药物的溶解度。由于纳米药物是一种极富发展潜力的新型药物，它将成为 21 世纪崭新的前沿科学。

目前制备纳米化药物有多种方法，超微粉技术是其中一个重要途径。超微粉技术通常包括机械粉碎法和微粉结晶法。

在药物领域，纳米技术是一种革命性的技术，将使药物的生产实现成本低、高效率、自动化、规模化，亦将给疾病的治疗带来新的曙光。

生物技术在制药工程中的应用

生物制药技术是指利用基因工程技术、细胞工程技术、微生物工程技术、酶工程技术、蛋白质工程技术等来研究开发和生产制造药物的技术。

生物制药技术作为一种高新技术，是 70 年代初伴随着 DNA 重组技术和淋巴细胞杂交瘤技术的发明和应用而诞生的。它具有药理活性高、毒副作用小，营养价值高等特点。三十多年来，生物制药技术的飞速发展为医疗业、制药业的发展开辟了广阔的前景，极大地改善了人们的生活。因此，世界各国都把生物制药确定为 21 世纪科技发展的关键技术和新兴产业。

仪器分析在制药工程中的应用

仪器分析是现代制药工程中一项必不可少而重要的方法和途径。通过这种科学手段，我们可以全面系统地建立起药物研制、生产、应用的质量监管体系，以保证药品质量稳定，人民用药安全有效。

特别是近年来，仪器分析飞速发展，新方法、新仪器、新技术层出不穷，精密仪器在制药工程中的应用也越来越普及，如核磁共振与质谱、高效液相色谱、指纹图谱、液质联用、红外光谱、色谱联用等仪器都在制药工程中有广泛的应用。对识别药品结构，确认药品身份，保证药品质量，识别药品真伪起到重要作用。

药品质量

药品质量是指药品能满足规定要求和需要的特征总和。表现在以下五个方面：

（1）有效性：是指在规定的适应证、用法和用量的条件下，能满足预防、治疗、诊断人的疾病，有目的地调节人的生理机能的性能。有效性是药品的基本特征，若对防治疾病无效，则不能成为药品。药品有效程度的表示方法，在国外采用"完全缓解"、"部分缓解"、"稳定"等来区别，国内采用"痊愈"、"显效"、"有效"以区别。

（2）安全性：是指药品在按规定的适应证、用法和用量使用的情况下，对服药者生命安全的影响程度。大多数药品均有不同程度的不良反应。药品只有有效性大于不良反应的情况下才能使用。假如某物质对防治、诊断疾病有效，但对人体有致癌、致畸、致突变的严重损害，甚至致人死亡，则不能作为药品。安全性也是药品的基本特征。

（3）稳定性：是指药品在规定的条件下保持其有效性和安全性的能力。规定的条件包括药品的有效期限以及药品生产、贮存、运输和使用的要求。假如某物质不稳定，极易变质，虽然具有防治、诊断疾病的有效性和安全性，但也不能作为商品药。稳定性是药品的重要特征。

（4）均一性：是指药品的每一单位产品（制剂的单位产品，如一片药、一支注射剂等；原料药的单位产品，如一箱药、一袋药等）都符合有效性、安全性的规定要求。由于人们用药剂量一般与药品的单位产品有密切关系，特别是有效成分在单位产品中含量很少的药品，若不均一，则可能因用量过小而无效，或因用量过大而中毒甚至致死。均一性是药品的重要特征。

（5）经济性：是指药品生产、流通过程中形成的价格水平。药品的经济性对药品价值的实现有较大影响。若成本价格过高，超过人们的承受力，尚不能作为药品供普通病人使用，而只能供少数人使用。药品经济性对药生产企业十分重要,若成本低,则可提高企业的经济效益。

怎样控制药品的质量

药品,是指用于预防、治疗、诊断人的疾病,有目的地调节人的生理功能并规定有适应证或者功能主治、用法和用量的化学物质,是一种关系人民生命健康的特殊商品。

为了保证药品的安全、有效、质量可控,在药品研制、生产、经营以及临床使用过程中应该执行严格的科学管理规范。如在药品研制环节执行《药物非临床试验管理规范》(GLP)、《药物临床试验管理规范》(GCP),在药品生产环节执行《药品生产质量管理规范》(GMP),在经营环节执行《药品经营质量管理规范》(GSP),在药品使用环节执行《医疗机构制剂质量管理规范》因此药品质量的控制不是某一个单位或部门的工作,而是一项涉及多方面、多学科的综合性工作。

药品的法典——药典

《中国药典》是由国家药典委员会负责编写的国家监督管理药品质量的法定技术标准,药典和其他法典一样具有法律的约束力。《中国药典》包括凡例、正文、附录和索引四部分内容。其中"凡例"是解释和使用《中国药典》正确进行质量检定的基本原则,并把与正文品种、附录及质量检定有关的共性问题加以规定,避免在全书中重复说明。"正文"部分为所收载药品或制剂的质量标准。药品质量的内涵包括真伪、纯度和品质优良度三个方面,三者的集中表现即药品使用过程中的有效性和安全性。质量标准则对药品质量的控制提供了科学、有效的方法。"附录"包括制剂通则、通用检测方法和指导原则,是对正文内容的有效补充。"索引"包括中文索引和英文索引,可供方便、快速地查阅药典中有关内容。

中国药典从 1953 年版(第一版)到现在 2010 年版(第九版),修订年份分别为 1953 年、1963 年、1977 年、1985 年、1990 年、1995 年、2000 年、2005 年、2010 年,现在每 5 年修订一次。

目前世界上已有数十个国家编订了国家药典,另外尚有区域性药典(北欧药典、欧洲药典和亚洲药典)及世界卫生组织(WHO)编订的《国际药典》。

在药物分析工作中可供参考的国外药典主要有美国药典(USP),美国国家处方集(NF),英国药典(BP),日本药局方(JP),欧洲药典(Ph. Eup),国际药典(Ph. Int)等。

口服药物的质量控制指标

对口服固体制剂进行检验时,除了常规的鉴别、检查、含量测定项目以外,还要根据其剂型和用药方式的特殊性进行一些特殊检查。

(1)重量差异检查:口服固体制剂在生产过程中,由于颗粒均匀度和流动性,以及生产设备等种种原因,都会引起固体制剂重量的差异,当药物与辅料混合均匀时,重量差异大则影响到每个固体制剂内主药的含量。因此通过重量差异检查能够对固体制剂的含量均匀程度加以控制。

当然重量差异不能完全反映药物含量的均匀程度,检查药物含量的均匀程度要按照"含量均匀度检查法"进行检查。但由于含量均匀度的检查工作量较大,所需时间较长,因此主要用于含量较小的固体制剂的检查,对一般固体制剂,还是通过重量差异检查来控制含量的均匀程度。

(2)崩解(溶散或分散)时限检查:固体制剂口服后在胃肠道中首先要经过崩解,使呈小颗粒状,而后使药物从颗粒中释放出来,溶解在体液中,才能为机体吸收,如果制剂不能崩解,则根本起不到治疗作用。崩解时限检查就是考察固体制剂在规定介质中全部崩解的时间限度。

(3)溶出度检查:固体口服制剂服用后,在胃肠道要经过崩解、溶解、吸收等过程,才能产生药效,崩解是药物溶出的前提,但由于受辅料、工艺条件的影响,崩解后药物溶出的速度仍然会有差别。

溶出度是指药物从固体制剂在规定溶剂中溶出的速度和程度。溶出度是口服固体制剂质量控制的一个重要指标,对难溶于水的药物,治疗量与中毒量接近的药物一般都应做溶出度检查。

注射药物的质量控制指标

水针剂是一种供注入体内的药物制剂,除了常规的鉴别、检查、含量测定项目以外,还要进行一些特殊检查。

(1)装量检查:为确保注射液的注射用量不少于标示量,需对水针剂的装量进行检查。要求每支注射液的装量不得少于标示装量。

（2）可见异物检查：用目视的方法检查注射液中是否有不溶性的异物。注射液中若有不溶性异物，使用后可能引起静脉炎，过敏反应，较大的异物甚至可以堵塞毛细血管。

（3）无菌检查：检查注射剂是否染有活菌，检查的全过程应严格遵守无菌操作，防止微生物感染。

（4）热原或细菌内毒素检查：热原是指药品中含有的能引起体温升高的杂质。当含有热原的注射液注入体内后，能引起发冷、寒战、发热，严重时甚至可能出现昏迷、休克死亡。细菌内毒素是细菌细胞壁的组分，由脂多糖组成，热原主要来源于细菌内毒素。

（5）不溶性微粒检查：输液在临床上一般为静脉滴注或推注，用量大，因此，输液除进行可见异物检查外，还要进行不溶性微粒检查，可见异物的检查由于采用目视检查方法，一般只能检出 50 um 以上的微粒，较小的则难以检出。不溶性微粒检查是借助仪器可以检测到更小的微粒，从而确保患者安全。中国药典规定静脉滴注用注射液，装量在 100 mL 以上的，需检查不溶性微粒。

外用药物的质量控制指标

外用制剂剂型较多，主要包括软膏剂、洗剂、帖剂等。下面以软膏剂和凝胶剂为例，介绍一下外用制剂的检测项目。

软膏剂系药物与适宜的基质均匀混合后制成的一种易于涂布在皮肤或黏膜上的半固体外用制剂，主要起保护、润滑和局部治疗作用。良好的软膏剂在常温下是半固体，应均匀、细腻并具有一定的稠度、黏着性及涂展性，涂于皮肤或黏膜上应无不良性刺激，并能软化而逐渐释放出药物。

凝胶剂系指药物与能形成凝胶的辅料制成均一、混悬或乳状液型的稠厚液体或半固体制剂。除另有规定外，凝胶剂限局部用于皮肤及体腔如鼻腔，阴道和直肠。

除常规的鉴别、检查、含量测定外，软膏剂和凝胶剂还应进行以下检测项目的检查。

（1）粒度检查：对混悬型软膏剂和混悬型凝胶剂，因主药在制剂中以固体微粒形式存在,分散粒径的大小对于药物疗效的正常发挥有着重要影响。一般来讲,药物粒径越小,则药物更容易渗入皮肤发挥药效。

(2)无菌检查:对于手术、烧伤、及严重损伤的局部给药制剂,应进行无菌检查。由于软膏剂、凝胶剂等处方组成一般较为复杂,有些成分还具有一定的营养。对于创面应用的外用制剂一般不含防腐剂,故在包装开启使用后染菌机会较高,容易滋生细菌。若用药导致细菌在机体创面生长,极易引发严重感染,因此对此类外用制剂的无菌要求严格控制。

(3)微生物限度检查:对于手术、烧伤等以外的非无菌药品的外用制剂,基于微生物对患者健康潜在的危害而按药品的给药途径的不同分别制订了微生物限度检查标准。

(4)黏度检查:黏度是软膏和凝胶制剂的重要性能指标。一般地,黏度过高则不便于涂抹,黏度过低则凝胶结构不易保持,也不利于在涂抹部位保留,因此黏度的设计应考虑到符合临床使用的要求。同时在制备、贮藏、运输和使用过程中,制剂的黏度应能保持稳定。

(5)pH值检查:作为涂抹于人体皮肤和黏膜的药品,外用制剂的pH值与其局部刺激性有一定相关性。同时常用基质如凡士林、液体石蜡、羊毛脂等辅料在精制过程中往往使用酸、碱处理,制剂的pH值与其配伍稳定性也有一定的关系。

中成药的质量控制指标

中药是以中医药学理论体系的术语表述其性味、功效和使用规律,并且按中医药学理论指导其临床应用的传统药物。以中药为原料,按中医药学理论基础配伍、组方,以一定制备工艺和方法制成一定剂型的药物制剂,称为中药制剂。中药制剂一般又称为中成药。

中药制剂的质量受多种因素影响。原药材是影响中药制剂质量的最主要的因素。药材由于生长环境、采收时间、贮藏条件的不同,有效成分的含量可能有很大差异,可直接影响制剂的质量。因此原药材必须经检验合格后才能使用。制剂的工艺条件对产品质量的影响也是不容忽视的。近来,为了提高疗效,减小服用量,不少中药制剂用浸膏粉代替生药粉末做原料,浸膏的提取条件对药用成分的影响很大。贮藏过程和流通过程对产品质量

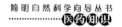

也可能造成影响。中药制剂一般容易吸潮、染菌,有效成分也可能由于不稳定而损失。

由于影响中药制剂质量的因素很多,因此,控制中药制剂的质量,仅有成品的检验是不够的,应该从药品生产的各个环节以及销售、使用等过程加以全面控制,才能确保药品的质量。

由于中药制剂的组成十分复杂,因此给分析测试带来了一定的难度,中药制剂分析的样品一般需要经过提取、纯化等预处理过程,以排除干扰组分的干扰。中药制剂中有效成分的含量一般较低,因此要求检验方法有较高的灵敏度。色谱法等分离效能高、专属性强、灵敏度高的方法特别适用于中药制剂的分析。

由于中医药学关于病因和治疗方法的理论与"西医"不完全一样,因此对中药和中药制剂的质量控制不能完全套用合成药的方法。应该在中医学理论的指导下,运用当代先进的科学技术,逐步探明其作用机制,寻找评价和控制其质量的新方法、新途径,使祖国的传统医学更加发扬光大,为人类的健康作出更大的贡献。

生物制剂质量要求的特殊性

生物药物是利用生物体、生物组织或器官等成分,综合运用生物学、生物化学、微生物学、免疫学、物理化学和药学的原理与方法制得的一大类药物。生物药物、化学药物和中药相比,其质量控制项目和分析方法不尽相同,归纳起来主要有以下特点。

(1)分子量大:本类药物大部分为蛋白质、多肽、多糖、核酸类等大分子的化合物,其分子量大而且往往不是一个定值,甚至有的化学结构也不确定。因此,给分析和质量检验工作带来很大的困难,此类药物常需进行纯度检查和分子量的测定。

(2)结构难确证:由于此类药物中的某些有效结构或分子量不确定,其结构很难采用常规方法来确证,往往还需要用生物化学的方法如氨基酸组分分析、氨基酸序列分析等方法加以证实。

(3)全过程的质量控制:此类药物对热、酸、碱、重金属以及 pH 都较敏感,因此往往需进行原材料、生产过程和最终产品的质量控制。

（4）生物活性检查：在制备多肽或蛋白质类药物时，有时因工艺条件的变化，导致蛋白质失活。因此此类药物除通常采用的理化法检验外，需采用生物检定法进行检查，以证实其生物活性。

（5）安全性检查：生物药物的性质特殊，组分复杂，生产工艺中易引入特殊杂质和污染物，故安全检查是生物药物的重要指标。其安全检查项包括热原检查、过敏试验、致突变试验和生殖毒性试验等。

（6）效价（含量）测定：生物药物在定量分析和含量的表示方式也有所不同。通过理化分析法进行含量测定，以表明其有效成分的含量。但对酶类等药物需进行效价测定、活酶活力测定，以表明其有效成分的生物活性。

药品生产与质量控制

对于药品这样的特殊商品而言，产品质量是其最为重要指标，合格的药品是生产出来的，不是检验出来的，如果药品的质量出现问题，必然给人民群众的生命安全造成不可挽回的损失。因此为了确保药品生产质量，我国正大力推行《药品生产质量管理规范》（GMP），实施药品 GMP 认证制度，所有药品生产企业必须通过 GMP 认证后才能进行生产。药品 GMP 认证证书有效期为 5 年，药品监督管理部门将定期和不定期对其实施药品 GMP 情况进行监督检查。

药品 GMP(good manufacture practice)是药品生产质量管理的基本准则，体现了对药品生产全过程的质量控制。对于药品生产企业来说，GMP 的要求是强制性的。推行 GMP 的目的在于确保药品生产全过程的各个环节均有文件加以控制，从而及时发现并解决药品生产中存在的问题及风险隐患，确保药品质量。

世界卫生组织于 20 世纪 60 年代中期开始组织制订药品 GMP，中国则从 20 世纪 80 年代开始推行。1988 年颁布了中国的药品 GMP，并于 1992 年作了第一次修订，现行药品 GMP 是 2010 年修订版。

药品经营与质量控制

药品在其生产、经营和销售的全过程中，由于内外因素作用，随时都有可能发生质量问题，必须在所有这些环节上采取严格措施，才能从根本上保

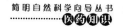

证药品质量。

为控制药品经营环节的质量，我国推行《药品经营质量管理规范》(GSP)，实施药品 GSP 认证制度。所有药品经营企业必须通过 GSP 认证检查，核发 GSP 证书后，方可进行经营活动。药品 GSP 认证证书有效期为 5 年，药品监督管理部门将定期和不定期对其实施 GSP 情况进行监督检查。

GSP 英文全称 Good Supplying Practice，直译为良好的药品供应规范，在我国称为《药品经营质量管理规范》。它是指在药品流通过程中，针对采购、验收、储存、养护、销售、运输与配送及售后管理等环节制定的一整套管理制度。其核心是通过严格的管理来约束企业经营行为，对药品经营全过程进行质量控制，保证向用户提供优质的药品。

我国第一部 GSP 是 1984 年 6 月由中国医药公司发布的，即《医药商品质量管理规范》，经过若干年试行后进行了系统修改，于 1992 年 3 月由国家医药管理局再次发布，成为我国的第二部 GSP。我国现行药品 GSP 是 2000 年 4 月 30 日由国家药品监督管理局发布的，2012 年 12 月重新修订的药品 GSP 于 2013 年 6 月 1 日正式实施。

五、生活中用药常识

同种药物的不同剂型是否有区别

所谓剂型就是把药物制成方便病人用药的形式,如片剂、针剂、软膏剂等等。不同剂型的同种药物当然有区别,不然怎么要做成不同的剂型呢?

比如说发烧时用来退热或止痛的药物布洛芬,它有多种剂型,如普通片剂、缓释片剂、颗粒剂、口服液、滴剂、混悬剂、干混悬剂、糖浆剂、搽剂、栓剂等等,这么多的剂型基本上满足了各种人群的需要。比方说,缓释片剂一天只需吃两次,与普通片相比就减少了吃药次数,对于工作繁忙、容易忘事的人来说他们会选择缓释片剂;颗粒剂、干混悬剂这两种剂型可用水溶解后喝下去,对那些不能吞咽的病人这种剂型就比较适合;遇到不配合或不适合吃药的婴儿我们可以使用滴剂,直接将药滴到嘴里,或者使用栓剂,从肛门中塞入,同样可以达到退烧的效果;一般而言,口服液、混悬剂、糖浆剂或干混悬剂等剂型会加入一些矫味剂,口感好,而且容易服用,儿童可以使用这些剂型;如果胳膊、腿上有外伤需要止痛,我们可以使用搽剂,涂在痛处,也能起到止痛的作用。所以说,同一个药物可以而且也需要做成不同的剂型,以满足不同人群的需要。

再打个比方,一个人得了肺炎,需要使用头孢菌素,有吃的片剂,也有打的针剂,片剂因为还存在一个吸收的过程所以起作用较慢,但使用方便,而且没有扎针之痛,而针剂起效快但需要忍受扎针之痛且需要护士的帮助,这时我们就可以根据病情来选择剂型:如果病情较重影响了日常的工作生活,那最好用针剂,使病情快速好转以恢复正常的工作生活;如果病情较轻,不影响工作，那我们就可以选用吃药而不必去挨针了。

绝大多数的药物做成不同的剂型后，它们所治疗的疾病是相同的，就像布洛芬，不管是吃的、打的、抹的，都是用来解热镇痛的，但也有例外的情况，硫酸镁就是一例，口服的时候它是用来清肠导泻的，注射时是用来镇静的，而它的水溶液外敷于患处时则起消肿去痛的作用。所以我们需要根据疾病来选择不同的给药形式。

总之，一个药物选择什么样的剂型，要根据我们用药的人群特点、病情的轻重缓急以及需要药物哪个方面的作用来确定。

什么是生物利用度

所谓生物利用度（bioavailability，用 F 表示）是指药物自用药部位进入血液循环系统的速度和程度，它是评价药物制剂质量的一个重要指标。比方说，阿莫西林这个药物同时有 A、B、C 三个药厂生产它的片剂，那我们怎么知道哪个药厂生产的阿莫西林片更好、更有效呢？判断依据就是生物利用度，如果 A 厂的生物利用度为 85％，B 厂的为 70％，C 厂的为 76％，那我们就可以说 A 厂生产的阿莫西林片最好。由于静脉注射用的针剂是直接进入血液循环的，所以静脉使用的针剂的生物利用度是 100％，其他剂型的同种药物的生物利用度是通过与注射剂比较得来的。

不同的厂家生产的同一种药物剂型如片剂，它们的生物利用度是有差别的，如上面的例子；同一种药物的不同剂型，它们的生物利用度有时也是不同的，主要因为给药途径不同，如针剂和片剂分别通过注射和口服给药；不同的药物，生物利用度相差更大，主要在于药物的理化性质差别较大。如胰岛素是一种多肽类激素，口服后胃肠道中的蛋白酶就把它当作蛋白质类食物给一股脑儿地分解掉了，当然也就一点治病的作用也没有了。所以胰岛素口服用药的生物利用度为零，当然也不存在这种普通的口服用的胰岛素剂型，我们会把胰岛素做成注射剂，通过皮下注射，使它的生物利用度几乎达到百分之百。再如青霉素，遇酸就失效，所以口服时因被胃酸所破坏，生物利用度为零，因此也只能做成注射剂应用。而氟喹诺酮类药的片剂和针剂的生物利用度几乎是相等的，片剂的生物利用度接近 100％，那么在用这类药时，我们就完全可以用吃药代替打针了，当然那些不能吃药的病人除外。

为什么有的药口服吸收接近 100％，有的药口服后吸收很低甚至接近 0 呢？原因主要有三个方面：一是药物的溶解性差，在胃肠液中溶解得少，相应地吸收得就少，对这类药物药剂学家们就想办法增加它们的溶解度，以此提高生物利用度，如灰黄霉素这种药物溶解度很小，通过采用固体分散体技术制成灰黄霉素聚乙二醇固体分散体可提高它的溶解度，从而提高生物利用度，或者将灰黄霉素做成微粉如灰黄霉素微粒，它吸收率为 25％～70％，而它的超微粒几乎全部吸收；第二个原因是药物在胃肠道中不稳定，就像前面提到的青霉素、胰岛素一样，解决的办法就是改变剂型、改变用药的途径；第三个原因是胃肠道壁及肝脏中有许多酶系，药物口服时被这些酶代谢分解使得进入血液中的药物极少，也就是有"首过消除（first-pass elimination)"，对这类药物药剂学家们的办法也是改变它们的剂型、改变给药途径，从而避开酶的分解，如硝酸甘油口服后几乎被肝脏中的酶完全代谢掉了，我们可以做成喷雾剂经嘴吸入后直接从肺吸收入血，或做成舌下片经舌下黏膜直接吸收入血，或做成贴剂黏到皮肤上经透皮吸收直接入血，这些都能绕过肝脏，从而避免了首过效应。

为什么药物用量必须准确

药物不同于食物，大多数具有较强的药理活性，如果用量高了，有可能出现毒性或不良反应，也就是治病的同时因为吃药对身体造成了一定的伤害或者又得了其他的疾病；如果用量低了，可能达不到治病的效果，反而会耽误了治疗时机，导致病情加重，所以每次吃药的用量必须准确。让我们看看下面的例子。

人的肾脏失去了正常的功能后，需要通过移植手术再把一个有功能的肾脏移入体内，可是我们的身体对"非己"的东西天生有一个排斥的本领，这种本领即免疫防御能力使外来的肾脏在"自己"体内不能存活，为了留住它，肾移植病人术后就需要吃一种免疫抑制剂——环孢素，可是这种药物的治疗浓度与中毒浓度很接近，浓度高了就会对肾脏、肝脏及神经产生毒性，浓度低了身体就会排斥它即出现移植排斥反应，这两种情况都面临前功尽弃的危险，所以这种药物在使用时要经常测定血液中的药物浓度，严格调整用药量。

当血液循环中存在血栓或容易引起血栓的因素时，通常要用抗凝剂来治疗或预防血栓，否则如果血栓随血流进入了心、脑、肺等重要器官中就会出现严重甚至威胁生命的后果。常用的抗凝剂如华法林、肝素等，这类药物用量需要准确无误，用量低了达不到治疗目的，用量稍过就容易出现血尿、伤口出血、内脏出血等，所以这类药物在使用时要定期监测血中的凝血酶原时间，以判断药物用量是否准确。

当存在细菌感染性疾病时，需要用抗生素来对付细菌。如果抗生素用量一直偏低，细菌就不会有"灭门之灾"，反而认识、熟悉了这种抗生素，以后再碰面时反而一点也不怕它了，即使使用量加大，也不会把细菌杀死，即细菌对该种抗生素产生了"耐药性"。这也是用量不准确带来的后果。

很多人会认为中药是绿色天然的产品，无毒无害，所以在吃中药时为了"立竿见影"，往往自己做主加大用量。"龙胆泻肝丸"事件使人们深刻认识了中药的毒性，可是又矫枉过正，反而坚信了"是药三分毒"，中药当然也不例外。其实，中药中有多种有毒的药材，像砒霜、生马钱子、生川乌、生附子等，若使用不当，很容易中毒，但如果按照中医药的辨证施治理论尤其是严格掌握其用量时，它们会"以毒攻毒"，使用它们是很安全而且具有独特疗效的，毕竟中药的安全性已经过上千年的历史证明了。

任何事物，过犹不及，尤其是药物。不管是中药还是西药，只有用量准确了，才能实现治病救人的初衷。

一天用几次药合适

为什么一天要吃三顿饭？如果吃两顿，肚子会饿得受不了；如果吃四顿，说不定我们就要为消食而"奔走"了。所以一天吃三顿饭完全是身体生理节律的需要，如果有一天我们身体不舒服需要吃药，那一天要吃几次药呢？吃完一次药后，间隔多长时间再吃第二次呢？这由什么来决定呢？

每一种药物都有一定的作用时间，正如世界上没有两片相同的叶子一样，每一种药物它能维持药效的时间也是不同的。以降压药硝苯地平和氨氯地平为例，硝苯地平的降压作用能持续6～7小时，而氨氯地平的降压作用能持续24小时，那么高血压病人吃硝苯地平时一天需要吃三次药，若吃氨氯地平,一天只需吃一次药,究其原因,主要在于两种药的"半衰期"不一样,是它决定了吃药需间隔的时间也就是一天需吃几次药的问题。

所谓半衰期(half-life,用 $t_{1/2}$ 表示),从字面上理解就是指药物血浆浓度通过各种途径降低一半所需要的时间,这里所说的各种途径主要是指经尿和粪便排出,此外还包括出汗、呼气、乳汁等。半衰期是衡量一种药物从体内消除速度的指标,由于这一过程发生在生物体内(人或动物),并且为了与放射性同位素的半衰期相区别,所以称之为生物半衰期。有的药物生物半衰期短,如硝苯地平 $t_{1/2}$ 为 3.4 小时,说明药物在体内停留时间短,所以发挥治疗作用的时间也短,一天用药次数需相应增加;有的药物生物半衰期长,如氨氯地平 $t_{1/2}$ 为 35 小时,则药物在体内停留时间长,发挥治疗作用的时间也长,所以一天需用药的次数就少。再如大环内酯类抗生素红霉素 $t_{1/2}$ 为 1.5 小时,一天需服用 4 次,同一类的阿奇霉素, $t_{1/2}$ 为 41 小时,一天只需服用一次即可,而且连续吃三天就能维持一个星期的治疗作用,非常方便。

然而很多药并不是每天吃一次就行,因为它们的半衰期没有那么长。为了减少这类药一天多次服用的麻烦,药剂学家们发明了各种各样的缓释剂型,比如说给普通片剂穿上一层特殊的"衣膜"(缓释包衣),这层膜能使药物慢慢释放出来,或者借助很轻的材料如蜡质使药片漂浮在胃内,不会随食物进入小肠,这样使药物在胃内缓慢地长时间地释放,从而使得药物在胃肠道内持续吸收,变相地延长了药物的半衰期,就能实现一天吃一次药的目的了。如扶他林(双氯芬酸钠)普通片($t_{1/2}$ 为 1~2 小时)一天需服用 3 次,而制成缓释片后一天只需服用一次,这样一来,病人就很少漏服了药物或是因为吃药次数多而犯愁了。

总之,一天用药几次合适,除了看药物的半衰期外,还要看药物的剂型。若要了解这些问题,答案尽在药品说明书中。

什么时候用药最好

吃药就是为了减轻身体的不适感觉(比方说肚子疼、肚子胀、咳嗽、晚上睡不着觉等等不舒服的感觉)以及治疗疾病(如高血压、糖尿病等),那当然希望吃完药身体好得越快越好了,那什么时候吃药才能发挥最好的疗效呢?不同的药物、不同的疾病需要具体情况具体分析。

我们都知道肚子"咕咕"叫就该吃饭了，困得眼睛睁不开时就该睡觉了，有的人早上起床后记忆力最好那他就习惯早上起床后背东西，有的人下午跑得快，等等诸如此类的现象提示我们，在我们的身体内有一个生物钟，吃饭、睡觉、学习、运动等都有各自的时辰。同样，身体的某些感觉（如痛觉）、体温、血压、血液中的一些物质的量（如激素、血糖、血脂）、某些生理反射（如咳嗽）等也都有各自的活动休息时间，如果我们掌握了它们的活动规律就可以很好地利用它们了。比方说，夜里 12 点到凌晨 2 点，哮喘病人对引起哮喘的物质（乙酰胆碱、组胺）反应最敏感，大多数病人也往往在凌晨时容易发病，我们可以在睡觉前适当加大止喘药的剂量，那就能睡个好觉了；上午 9 点，人的痛觉最不敏感，而中午 11～12 点痛觉最敏感，这是由于此时体内的一种抗痛物质（脑啡肽）的浓度最低，因此当你需要吃止痛药时，中午吃效果是最好的；每天半夜到凌晨这段时间我们的血压处于低谷，在上午 9～11 点和下午 3～6 点血压处于高峰期，所以如果吃抗高血压药的话，最好在上午 8 点和下午 2 点吃，效果最好；体内胆固醇的合成需要一种酶（3-羟-3-甲戊二酰辅酶 A 还原酶，简称 HMG CoA 还原酶），这种酶在夜间活性最强，所以夜间体内合成的胆固醇也最多，因此对于体内胆固醇已经严重超标的人而言就需要吃一种能抑制这种酶的药物（他汀类调血脂药如洛伐他汀）来阻止体内胆固醇的合成，他汀类药物我们可以在晚上吃，使得药物吸收后在体内达到最高量时，酶的活性也最强，从而更有效地阻止了胆固醇的合成；早上 6～8 点体内肾上腺激素的分泌处于高峰期，晚上 10 点则处于低潮，因此如果病情需要长期吃肾上腺皮质激素类药物如强的松时，我们就可以把每天的药量在早上一次吃完，这样就不会破坏体内激素分泌的规律性，药物的副作用当然就降至最小了。

上面提到的关于"药什么时候吃最好"的知识是一门叫"时辰药理学"的学问告诉我们的，下面要讨论的吃药时间就是根据疾病的特点来选择了。

我们吃饭时摄入的谷类食物从胃肠道吸收后，血液中的葡萄糖会逐渐升高，这时体内的胰岛素也开始分泌，它的作用就是把葡萄糖转化成糖原贮藏起来，对于糖尿病病人我们就希望他们吃的药最好这时就能起作用，所以降糖药通常在饭前吃，当体内的葡萄糖浓度最高时，降糖药也能充分吸收达到最佳的疗效了。

如果晚上睡不好觉,那么第二天上课就老打瞌睡没精神,时间长了还会影响学习成绩。这时候我们可以临时请催眠药来帮帮忙,既然是催眠,那我们就应该在睡前吃了。如果你属于入睡比较困难,也就是躺到床上翻来覆去睡不着的,可以选择起效快作用时间较短的催眠药,如思诺思(唑吡坦)、佐匹克隆、水合氯醛等等,保准出不了半小时你就酣然入睡,而且第二天仍精神百倍;如果你是因为半夜醒了就再也睡不着了的那一种,你可以选择催眠作用较长的药物如劳拉西泮,它可以保证你一觉睡到天亮;如果你是属于"大公鸡"型的,天刚蒙蒙亮就醒了但仍觉得睡眠不足时,你可以选择催眠时间更长一些的药物如艾司唑仑(舒乐安定)、阿普唑仑(佳乐定)等,它可以提供给你充足的睡眠。

对于消化性溃疡病人来说,胃酸大量分泌时,就会觉得烧心、胃痛,非常痛苦,我们就希望胃酸大量分泌时药物也正好能发挥作用,这样就能感觉到舒服些。一般而言,吃饭时有一个分泌的高峰期,夜间还有一次分泌高峰,那么对于抑制胃酸分泌的药物我们可以在饭前及睡前吃,就能防"酸"于未然了,如泰胃美(西咪替丁)、雷尼替丁、奥美拉唑等。

吃饭也能影响药物的疗效。胃肠道内没有食物,不会影响药物的吸收,药效能迅速而完全地发挥,因此,凡是没有刺激性的药物,为了吸收充分、奏效快,均应在饭前应用。食物尤其是脂肪能促进胆汁分泌,胆汁中的胆酸离子具有表面活性剂的作用,可以增加脂溶性及难以溶解的药物的溶解度使之容易被吸收,对于这类吃饭能增加吸收的药物需要在饭后吃,如斯皮仁诺、洛伐他汀、普罗布考、维生素 B_2、头孢呋辛酯等,而对于那些吃饭能减少吸收的药物,如卡托普利饭后吃时吸收减少了 $30\%\sim40\%$,即吃一片剂量为 25 mg 的卡托普利相当于只吃了 $15\sim17.5$ mg 的量,那对于这类药物则需饭前吃。对胃有刺激性的药物如阿司匹林、消炎痛、硫酸亚铁等最好在饭后吃,这样可减轻药物对胃黏膜的刺激。

常见的用药时间如下:

空腹:指饭前 1 小时或饭后 2 小时服用,这时候胃内基本没有食物了。

饭前:指饭前半小时至 1 小时服用。

餐中:指用餐中服用或与第一口饭一起吃。

饭后:指饭后半小时至 1 小时服用。

怎样确定老年人、小儿用药剂量

中年之后随着年龄的增长，人体的器官功能也呈现衰减的趋势，如胃酸分泌减少、肠蠕动减慢、血流量减少、功能性肾单位及肝细胞减少等，这些变化对药物在体内的吸收、分布、代谢和排泄会有较大的影响，因此老年人的用药量要相应调整。一般情况下，60～80岁的老年患者的用药剂量应按成年人（18～60岁）剂量的3/4～4/5。80岁以上的老年患者用药剂量应按成年人剂量的1/2。部分特殊药品对于老年患者极为敏感，例如治疗心衰的强心苷类药品，一般老年患者只能用成年人的1/4～1/2。总之，老年患者特殊的生理变化影响着药物的体内过程，一方面老年机体对药物的分布、代谢和排泄能力降低，可使血药浓度过高或药物作用时间延长；另一方面老年机体对许多药物的耐受性较差，亦加强药物的效应或导致不良反应的发生；这些都是确定老年患者合理用药剂量的重要依据。

新生儿尤其是早产儿各器官功能的发育尚未完全成熟，因此药物在体内的吸收、分布、代谢和排泄以及药物的毒性反应有其特点，且受到胎龄、日龄及不同病理改变的影响。因此新生儿的药物用量不同于年长儿及成人。对于新生儿来说，静脉给药可直接进入血液循环，是较为可靠的给药途径。近年来多主张通过监测药物血药浓度指导药物的剂量，根据药物半衰期决定给药的间隔时间，尤其是对那些治疗量与中毒量接近的药物及毒副作用较大的药物需根据单次给药的血浓度和药物动力学参数计算出安全有效的首次负荷量、维持量及给药间隔时间，这样才能使其在体内既可达到有效的治疗浓度又可避免发生毒副反应。

（1）计算药物剂量的基本公式为：$D = \Delta C \times V_d$

D 为药物剂量（mg/kg）

ΔC 为血浆药物峰谷浓度差（mg/L），$\Delta C =$ 预期的药物血浓度—起初的药物血浓度。首次剂量计算时，起初的药物血浓度为0，以后的剂量计算，$\Delta C =$ 本次剂量所预期的高峰血浓度（峰浓度）—首次剂量的低峰血浓度（谷浓度）

V_d 为表观分布容积（L/kg）

（2）负荷量和维持量的计算方法：给予首剂负荷量的目的是为了迅速达

到预期的有效血浓度。给予维持量持续恒速滴注是为了维持稳态血浓度。

① 首次负荷量计算公式为：$D=\Delta C\times V_d$

ΔC 为预期达到的血药浓度

② 维持量和输注速度计算公式为：$K_0=K\times C_{ss}$

K_0＝为滴注速率[mg/(kg·min)]

K 为药物消除速率常数(min)

C_{ss}为稳态血药浓度(mg/L)

小儿药物剂量一般可根据年龄、体重、体表面积及成人剂量换算，方法如下：

(1) 根据成人剂量按小儿体重计算：

① 小儿剂量＝成人剂量×小儿体重/70 kg

此方法简单易记，但对年幼儿剂量偏小，而对年长儿，特别是体重过重儿，剂量偏大。

② 根据推荐的小儿剂量按小儿的体重计算

每次(日)剂量＝小儿体重×每次(日)药量/kg

根据小儿年龄计算：

① Fried's 公式

婴儿量＝月龄×成人量/150

Young's 公式

② 儿童量＝年龄×成人量/年龄＋12

③ 其他公式

1 岁以内用量＝0.01×(月龄＋3)×成人剂量

1 岁以上用量＝0.05×(年龄＋2)×成人剂量

根据年龄计算的方法不太实用，很少被儿科医生采用，但对某些剂量不需要十分精确的药物，如止咳药、消化药，仍有以年龄计算，如复方甘草合剂，一般每岁用 1 毫升。

(2) 根据儿童体表面积计算：

小儿剂量＝成人剂量×小儿体表面积(M)/1.73 m²

这种计算比较合理，但比较繁琐，首先要计算小儿体表面积。

体表面积＝(体重×0.035)＋0.1

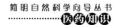
此公式不适宜大于 30 公斤以上的小儿。对 10 岁以上的儿童,每增加体重 5 公斤,增加体表面积 0.1 m²。如 30 公斤＝1.15 m²,35 公斤＝1.25 m²,50 公斤＝1.55 m²,70 公斤＝1.73 m²。体重超过 50 公斤时,则每增加体重 10 公斤,增加体表面积 0.1 m²。

(3) 根据成人剂量折算表:按下列年龄折算比例表折算;但总的印象是剂量偏小,然而安全,可供参考。

小儿年龄	相当于成人用量比例	小儿年龄	相当于成人用量比例
初生～1 月	1/18～1/14	2 岁～4 岁	1/4～1/3
1 月～6 月	1/14～1/7	4 岁～6 岁	1/3～2/5
6 月～1 岁	1/7～1/5	6 岁～9 岁	2/5～1/2
1 岁～2 岁	1/5～1/4	9 岁～14 岁	1/2～2/3

糖尿病的药物治疗

我们进餐时,吃的谷类食物以葡萄糖的形式吸收进入血液,血液中的葡萄糖会刺激胰岛细胞分泌胰岛素,胰岛素的作用就是将大量的葡萄糖变成糖原贮存起来,供身体消耗能量时应用。如果胰岛细胞不能分泌胰岛素,进食后大量的葡萄糖就无法转变成糖原,就会对身体的组织、器官造成损害,这种因胰岛素分泌缺陷引起的糖尿病称为 1 型糖尿病。如果胰岛细胞能分泌胰岛素但机体组织对胰岛素不敏感(胰岛素抵抗)或者分泌的胰岛素不能满足需要,这种因胰岛素作用缺陷引起的糖尿病称为 2 型糖尿病。

对于 1 型糖尿病,因内源性胰岛素产生缺陷,需要补充相应数量的外源性胰岛素才能使病情得以控制,医学上称为"替代疗法"。胰岛素按照起效的快慢和维持作用时间可分为三类:① 短效(速效)胰岛素,又称为普通胰岛素、正规胰岛素,按酸碱度可分为酸性(pH3.5)和中性(pH7.0),中性胰岛素比酸性胰岛素稳定。短效胰岛素为无色澄清溶液,可供皮下注射或静脉滴注,不含任何延迟吸收的物质。皮下注射后吸收较迅速,起效时间为 20～30 分钟,作用高峰为 2～4 小时,持续时间 5～8 小时。目前上市品种国产的有普通胰岛素或中性胰岛素注射液,进口的有诺和灵 R 和优泌林 R。② 中效胰岛素,为动物或人中性低精蛋白锌胰岛素,称为同种异型胰岛素,简称 NPH。鱼精蛋白是从鱼的精液中提取的一种蛋白质,所含的氨基酸主要为精氨酸,故称为鱼精蛋白,它与胰岛素结合后,能够延缓胰岛素的吸收,延长它的作用。其中鱼精蛋白与胰岛素含量相匹配,没有多余的鱼精蛋白,为乳白色浑浊液体,只能用于皮下注射,不可静脉给药。皮下注射后吸收缓慢均匀,0.5~2小时起效,4~12小时达高峰,作用持续18~28小时。目前上市的品种有进口的诺和灵N和优泌林N。③长效胰岛素,为精蛋白锌胰岛素,简称PZI,为含有过量鱼精蛋白含锌胰岛素。为乳白色浑浊液体,仅供皮下注射,注射后3~4小时起效,12~24小时达高峰,作用持续24~36小时。目前上市的品种有精蛋白锌胰岛素。④预混胰岛素:将短效制剂和中效制剂进行不同比例的混合,产生作用时间介于两者之间的预混胰岛素,以适应不同的需要。上市品种如诺和灵30R、诺和灵50R、优泌林70/30等。30R是指将30%的短效胰岛素(R)与70%的中效胰岛素(N)混合,与70/30一样;50R是指短效R和中效N各占50%。胰岛素按来源分为①牛胰岛素:自牛胰腺提取而来,分子结构有三个氨基酸与人胰岛素不同,疗效稍差,容易发生过敏或胰岛素抵抗。动物胰岛素唯一的优点就是价格便宜。患者可以轻松负担。②猪胰岛素:自猪胰腺提取而来,分子中仅有一个氨基酸与人胰岛素不同,因此疗效比牛胰岛素好,副作用也比牛胰岛素少。目前国产胰岛素多属猪胰岛素。③人胰岛素:人胰岛素并非从人的胰腺提取而来,而是通过基因工程生产,纯度更高,副作用更少,但价格较贵。进口的胰岛素均为人胰岛素。国内日前也有人胰岛素产品上市了。

对于2型糖尿病,问题主要有两点,胰岛素分泌不足和身体对胰岛素反应不佳(又称胰岛素抵抗)。口服降糖药就是为解决这两个问题而设计的。解决胰岛素分泌不足问题的口服降糖药包括磺酰脲药和苯甲酸衍生物两种;减轻胰岛素抵抗,减少糖分吸收的药物则包括双胍药、α葡萄糖苷酶抑制剂、噻唑烷二酮三类:①磺酰脲类的主要作用是刺激胰岛素释放,使身体产生足够的胰岛素以利于血糖的下降。所以,磺脲药的适用对象是血糖比较高,但还有潜在胰岛素分泌能力的2型糖尿病病人。临床常用的磺脲药包括甲苯磺丁脲(D860)、格列齐特(达美康)、格列喹酮(糖适平)、格列吡嗪(美吡达、迪沙片)、格列苯脲(优降糖)和格列美脲。②苯甲酸衍生物类降糖药虽也有刺激胰岛素的作用,但它的结构及作用部位与磺酰脲类药物不同。它的适用对象也主要为不胖的患者,有潜在胰岛素分泌能力但对磺脲药效果

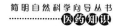

不佳者。常用的苯甲酸衍生物类降糖药包括瑞格列奈（诺和龙）和那格列奈（唐力）。③ 双胍类降糖药不刺激胰岛素的分泌，而是抑制食欲及身体对葡萄糖的吸收，减少肝脏输出葡萄糖的能力，加强身体对胰岛素的敏感性，那些食欲较为旺盛，体重较重者可以首先选用。④ 葡萄糖苷酶抑制剂是通过减少糖的吸收来发挥降糖作用的，所以适用于各型糖尿病，特别是餐后血糖较高者。目前使用的葡萄糖苷酶抑制剂包括阿卡波糖（拜唐苹）和伏格列波糖（倍欣）两种。⑤ 噻唑烷二酮是最新一类口服降糖药，不刺激胰岛素的分泌，但能从多种角度增强胰岛素敏感性，又称作"胰岛素增敏剂"。罗格列酮（文迪雅）和吡格列酮（艾汀）属于此类。目前的五大类口服降糖药，虽然作用机制与特点各不相同，但可以联合使用。而且"一种药加倍，不如两种药搭配"。此外，任何一类口服降糖药也均可与胰岛素合用，联合使用刺激胰岛素分泌的磺脲药与胰岛素，就是近 10 余年来的一种时尚。当然，同类口服降糖药不宜合用，否则增加的主要就是不良反应了。

此外，对于 2 型糖尿病患者的治疗，首先应该是单纯的饮食控制和运动疗法，如果血糖控制不满意可以加服阿卡波糖（拜唐苹）；若血糖仍控制的不理想，身材比较肥胖的患者可以选用双胍类药物，体重正常和消瘦者选用磺脲类药物单独使用，或与阿卡波糖（拜唐苹）联合应用；血糖还控制不好的患者可用磺脲类药物与双胍类药物联合应用。特别要注意的是磺脲类药物会使体重增加，因此身材较肥胖的患者不宜首选磺脲类药物。在口服降糖药已应用到最大剂量，血糖仍不能满意控制的情况下，即可以认为是口服降糖药物继发失效，应改用胰岛素或口服降糖药物与胰岛素联合应用控制血糖。对于 1 型糖尿病的治疗，必须要饮食控制、运动疗法、胰岛素治疗同时进行。若血糖控制不理想的，也可以同时加用阿卡波糖（拜唐苹）；若血糖仍不能控制在比较满意的水平上，则可与双胍类药物联合使用。

高血压病人怎么选药

高血压是严重危害人类健康的常见病，患病率高达 10％～20％，可引起心、脑、肾等并发症。抗高血压药能有效地控制患者血压，防止或减少心、脑、肾等并发症，从而提高病人的生活质量，延长寿命。

根据药物在血压调节系统中的主要作用及部位，可将抗高血压药物分为以下六类。利尿药：排钠利尿，降低心排出量和外周血管阻力，可单用，也可与其他抗高血压药物联合应用，为治疗高血压的基础药物；β肾上腺素受体阻断药：通过减少心排出量，抑制心肌收缩性并减慢心率，减少心排出量，降低外周阻力而降低血压；肾素—血管紧张素系统抑制药：卡托普利、氯沙坦等，通过抑制肾素—血管紧张素—醛固酮系统的活性，使血压下降；钙拮抗药：硝苯地平等，通过抑制血管平滑肌细胞钙离子的内流，血管舒张，降低血压；交感神经抑制药：可乐定、美加明、利血平和哌唑嗪等，通过抑制交感神经系统的活性而发挥作用；扩张血管药：肼屈嗪、硝普钠、吡那地尔和吲达帕胺等，通过直接或间接松弛血管平滑肌使血管扩张，降低血压。

根据高血压程度，主要选用利尿药、β受体阻断药、钙拮抗药及肾素—血管紧张素系统抑制药四大类，再辅助非药物治疗，如改善患者的生活方式及习惯；高血压危象及脑病时宜静脉给药以迅速降低血压，可选用硝普钠、二氮嗪、粉防己碱，也可用高效利尿药如呋塞米等，但应注意不可降压过快，以免造成重要器官灌流不足等；高血压合并心功能不全、心扩大者，宜用利尿药、卡托普利、哌唑嗪等，不宜用β受体阻断药；高血压合并肾功能不良者，宜用卡托普利、硝苯地平、甲基多巴；高血压合并窦性心动过速，年龄在50岁以下者，宜用β受体阻断药；高血压合并消化性溃疡者，宜用可乐定，不用利血平；高血压合并支气管哮喘、慢性阻塞性肺部疾病患者，不用β受体阻断药；高血压伴有潜在性糖尿病或痛风者，不宜用噻嗪类利尿药；高血压伴有精神抑郁者，不宜用利血平或甲基多巴。总之，主要根据患者的年龄、性别、种族以及同时患有的其他疾病和接受的其他治疗等情况，选择药物或选择治疗方案，使患者达到最佳的疗效。

异常血压波动对心脏、血管及靶器官的损害作用较高血压本身危害更大。保持稳定的药物血浓度，即可平稳降压，又可减轻血压异常波动引起的损害作用。因此，选择长效或缓释制剂如洛汀新、波依定和硝苯地平缓释片等可有效控制血压，减少血压波动性，实现24小时平稳降压。故1日1次的长效或缓释制剂的疗效较1日3次的短效制剂降压效果更好。

不过，由于高血压成因复杂，又以老年人居多，常伴有多种其他疾病，易发生其他并发症，若要获得理想的治疗，应由专业医生综合考虑，选择药物，制订治疗方案。

抗高血压药的合理应用

（1）根据病情及药物特点选择应用抗高血压药：在原发性高血压中，对症状不明显，且无产生其他心血管病的危险因素存在的高血压病人可不用药物治疗，采取限制钠盐摄入、运动等措施，可使血压降至正常水平；若血压不能控制在正常范围内或有其他危险因素存在如糖尿病、高脂血症、靶器官损害等应进行药物治疗。

噻嗪类利尿药、β 受体阻断药、钙通道阻滞药、血管紧张素转化酶抑制药及 AT_1 受体阻断药可作为治疗高血压的一线药物。许多研究表明，此五类药物能降低高血压患者脑血管病的发病率和死亡率。若病人对一种药效果不好，可加作用机制不同的另一种药。如利尿药可提高转化酶抑制药的降压作用，也可与 β 受体阻断药或钙通道阻滞药合用。若两个药仍不能控制血压，可加用第三种药。大规模临床试验证明，不同作用机制的降压药联合应用，多数起到协同作用，并且使每种药物的用量均减少，不良反应减少。

（2）个体化治疗：20 世纪 70 年代提出阶梯式用药方案，80 年代开展大规模试验，对高血压治疗做出重大贡献，降低了心脑血管病的死亡率。90 年代发现此法不能满足所有高血压患者的需要，而被更加个体化的治疗方法所取代。根据患者的年龄、性别、种族、病理特点，相伴的其他疾病等情况及药物的特点，采用个体化治疗方案，让患者得到最佳的抗高血压治疗。并且防止动脉粥样硬化的发展，控制其他危险因子（如高脂血症、糖尿病、吸烟等），逆转靶器官的损伤，维持和改善高血压患者的生活质量，降低心血管的发病率及死亡率等。

（3）根据并发症选用抗高血压药物：如高血压合并冠心病或心力衰竭者，可选用利尿药、哌唑嗪、甲基多巴、卡托普利等作用缓和而不使心率加快的药物，不宜选用肼屈嗪；合并肾功能不良者应选用利尿药、甲基多巴、肼屈嗪等不影响肾功能的药物，胍乙啶和可乐定降压同时使肾血流量减少，不宜选用；合并消化性溃疡者不宜选用利舍平；合并脑血管功能不全者应慎用或禁用胍乙啶及神经节阻滞药，避免降压过快及引起直立性低血压；高血压合并支气管哮喘、慢性阻塞性肺疾病患者，不宜选用 β 受体阻断药；高血压合并糖尿病或痛风者不宜选用噻嗪类利尿药。

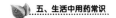

纯中药制剂能使高血压病人不再终身服用降压药吗

随着人们生活水平的提高，高血压发病率逐年增高。长期升高的血压会引发心衰、冠心病、中风、高血压肾病、眼底出血失明，甚至猝死等。因此高血压又称沉默的"杀手"。为了引起人们的足够重视，世界卫生组织将每年的 5 月 13 日定为世界高血压日。

自 19 世纪血压计发明以来，西医开始了对高血压治疗的研究，并逐步形成了一套系统的理论和方法。祖国医学虽然历史悠久，但没有高血压的概念，中医认为高血压病是因情志内伤、饮食不节、劳倦损伤，或因年老体衰、肾精亏损等导致阴阳平衡失调、风火内生、痰瘀交阻、气血逆乱所致，属于"头痛"、"眩晕"范畴。通常分为肝阳上亢、肝肾阴虚、阴阳两虚、痰浊中阻、瘀血阻滞、冲任失调等几种类型。治疗以平衡阴阳、调整气血运行为主，辨证施治，随症加减。中药对高血压病的症状治疗有其独特的优势，与西药联合使用更能取长补短，提高疗效，减轻或消除副作用。

中药不是万能的。尽管中药治疗高血压有一定作用，研究也初步发现某些方药能改善血管内皮功能，增强血管弹性，但中药治疗高血压至今没有取得世界公认的成果，更没有"疗程短、不反弹、不用终身服药"的神话出现。中医博大精深，在很多人心目中，中医中药有一种神秘感，一些不法行医者就抓住了人们的这种心理，大肆宣扬所谓"秘方"能根治高血压病，广大患者应谨慎对待这种夸大其词的宣传。

硝酸甘油治疗心绞痛为什么要舌下含化

药物口服吸收进入血液发挥治疗作用要经过两道"生死关"，首先药物进入胃肠道时，要经受住胃酸和胃肠道内及肠壁上酶的考验，然后通过肠壁细胞吸收，经门静脉进入肝脏，肝脏是药物的主要代谢器官，内含很多酶系统，在这儿药物还要经受肝内酶的考验后方能发挥治疗作用。如果药物经过这两道关时灭活很多，它的治疗作用就微乎其微了，这种现象称为"首过消除(first pass elimination)"，是指经胃肠道吸收的药物在吸收过程或吸收后进入肝转运至体循环过程中，部分药物被代谢或与肝组织结合使进入体循环的原形药物量减少的现象。有首过效应的药物口服给药生物利用度低，如硝酸甘油在肝脏中多达 99％的药物被灭活失效，即吃药与否结果一样，都不能治病。为避免硝酸甘油的首过效应，可采用舌下给药的方式。舌下含有丰富的黏膜组织，把硝酸甘油放于舌下含化，药物可直接透过黏膜毛细血管壁进入血液循环，从而绕过肝脏而避免了首过效应，使服用的药物几乎完全进入血液而发挥疗效而且由于是直接吸收入血，其起效的速度也很快，能快速缓解心绞痛。

不同品牌的同种药物有时疗效有差异

体内吸收药物的部位主要是胃肠道。体内环境正常者，其胃酸及肠液量均正常；而体内环境不正常的人或体质虚弱者，其胃酸较少或过多，肠道内可能只存在少量肠液。据文献报道，50 岁以上的人群，随着年龄的增长，其体内胃酸和肠液均会逐渐减少。因此，不同的个体，其体内环境各异。而一个品质好的药品，患相关疾病的人群（无论男女老幼、体质如何）服用后，均会产生一定的疗效，即治疗有效性高、范围广；而一个品质差的药品，其可能只会对一部分患者（如年轻力壮者、体内环境正常者）有效，而对另外一些患者（如胃酸过少者、年老体弱者）却疗效甚微。由此导致由不同厂家生产的同一种药品会产生不同的疗效。

评价固体制剂在不同体内环境的安全有效性，需要做溶出度检测。而溶出度检测的关键在于拟定实验装置、溶出介质，以及转速、溶出时间点与相应的溶出量等具体实验参数。桨板法、转速为每分钟 100 转的溶出度检测检测结果比较粗，与检测结果较准确的转篮法、转速为每分钟 100 转的溶出度检测对制剂工艺的要求是有"天壤之别"的。这也体现出制剂技术的含金量，制剂工艺的优劣。

溶出度检测装置被用来模拟人体胃部和小肠等器官，转篮和桨板以及转速被用以模拟胃部和小肠的蠕动。胃部和肠道内的液体通常可采用以下四种溶出介质来模拟：① pH 值为 1.2 的缓冲液（取氯化钠 2.0 克，加水适量使其溶解，加盐酸 7 毫升，再加水稀释至 1 000 毫升，即得）。目前国外多采用该配制方法，我国则通常采用 0.1 摩尔/升的盐酸溶液。② pH 值为 4.0 的磷酸盐缓冲液。我国对在该介质条件下的溶出度检测研究得还较少。

③ pH 值为 6.8 的磷酸盐缓冲液。④ 水。

一个优质药品,在采用一定的溶出装置和转速的条件下,在以上四种溶出介质中均会产生一定的溶出曲线。这说明该药品在各种体内环境下,均有一定的溶出和释放,即对于不同体质的病人都会产生一定的疗效。如果仅在酸性介质中进行溶出度研究,这样仅能保证药物在酸性介质中有溶出,而在其他条件下的研究却被忽略了。如果该制剂恰恰在其他介质中溶出较少或无溶出,这样就会导致胃酸正常的病人服用后有效;而胃酸不正常或胃酸缺乏的病人服用后疗效不佳,甚至无效。

值得注意的是,一个未被药典溶出度检测收载的品种,可能在全国范围内有几十个厂家生产和销售。这样就可能产生几十个不同的溶出度检测参数。如高血压治疗药物替米沙坦片或苯磺酸氨氯地平片,全国有几十个厂家在生产。其检测参数中既有转篮法、转速为每分钟 100 转的,也有桨板法、转速为每分钟 75 转或 100 转的。从这些溶出度检测参数可以清楚地看出不同厂家的生产工艺和制剂水平的差异。

另外,进行产品对照研究时,如果选用相对松弛的参数(如桨板法、转速为每分钟 100 转)进行评价,结果可能等效,从而不能反映出它们的真实差异。这也是目前国内一些仿制药品与进口药品存在质量差异的一个主要原因。

溶出介质、取样时间点和相应的溶出量的拟定应非常严格,并不都是 60 分钟溶出量限度能达到 90% 即可。因为不同"坡度"的溶出曲线在体内的生物利用度是完全不同的,只有选择严格的参数(如转篮法、转速为每分钟 100 转),才能找出产品的差距。即便是收载于药典的品种,与国外药典相比,如拟定的参数过于松弛,也势必会导致该产品的生物利用度低下。如抗惊厥、镇痛药卡马西平片(100 毫克规格,卡马西平不溶于水),《中国药典》(2000 年版)规定:桨板法、转速每分钟 150 转,以 1 000 毫升 0.1 摩尔/升的盐酸溶液作为溶出介质,60 分钟取样,限度为 65%。而日本厚生省颁布的《药品品质情报集》,即日本的参比制剂目录中规定:桨板法、转速每分钟 75 转,不仅要在 900 毫升 0.1 摩尔/升的盐酸溶液介质中检验,还要在另外三个不同的溶出介质中分别检验,在 5 分钟和 30 分钟时限度分别不得超过 60% 和不得少于 70%。

国外药典从 20 世纪 70 年代开始相继收载了溶出度检查法,我国在

1985 年版《中国药典》中首次正式标出溶出度检测。近年来,各国药典收载的做溶出度检测的品种呈上升趋势。作为固体制剂质量控制的一种手段,溶出度检测的目的是使不同厂家生产的同一品种之间或同一厂家生产的不同批号的药品之间能达到一定程度上的生物等效性。溶出度检测也能有效地评价同一种药物生物利用度的差异,例如"仿制药物"与"原创药物",从而筛选出合理的制剂处方和工艺参数,保证仿制药品具有与原创药品相同的品质。另外,过去人们认为只有难溶性药物才有溶出度的问题,但研究证明,易溶性药物也会因制剂的配方和工艺等不同而导致药物溶出度有很大差异,从而影响药物的生物利用度和疗效。《美国药典》(USP)载入的测定溶出度的品种中就包括相当数量的易溶性药物。

如何判断药物是否已变质

(1) 识别有效期:药物的包装上一般都标有有效期,识别有效期是判断药物是否过期失效的关键。

① 识别进口药的有效期。进口药的说明书大多是用英文,多数片剂或注射剂在包装上有使用期限。只要能认识下面这些标志性的外文字,一般都可以正确安全有效地使用。

表示失效期:A. Expiry date 或 Exp. date;B. Expiration date;C. Expiring;Use before。这三组外文标志都是表示失效期,即药品只能使用到标明日期之前的最后一天。

表示有效期:A. Storage life 表示贮存期限;B. Stability 表示稳定期;C. Validity 或 Duration 表示有效期限。这些都表示药品能使用到标明日期的最后一天。

要注意的是年月日的写法,外国人也用阿拉伯数字,但是倒过来写,年放在最后。药品包装上的月份多用英文缩写字母表示,1~12 月依次为:Jan、Feb、Mar、Apr、Mar、Jun、Jul、Aug、Sep、Oct、Nov、Dec。例如 Exp. Date:Mar 1991,则表示失效期是 1991 年 3 月,药品可使用到 1991 年 2 月 28 日止。

日本进口药上的年份,不少是用"昭和"或"平成"的,这要换算一下才是公元纪年。换算方法:昭和年份＋1925＝公元纪年;平成年份＋1988＝公元纪年。例如"平成2年":2+1988=1990,即1990年。

②识别国产药的有效期。主要可通过查看有效期或批号。凡经国家药政机关审核批准生产和销售的药物,在原包装瓶贴上,或盒子标签上都印有生产日期或批号,还有的印有"有效期"。可根据这些资料来判断是否过期。识读有效期的方法如下:如批号为911001,即表示该药生产日期为1991年10月1日。说明书上可能还印有"有效期限三年",则三年后过期,即1994年10月1日起失效。

(2)判断药品是否失效变质:药品容易受到光线、温度、湿度、微生物的影响与破坏。如药品存放不当,即使在有效期内也会使药品质量下降或变质失效,用失效变质的药品会造成不良后果。下面介绍一些从外观性状上来判断药品是否失效变质的简易方法。

注射剂:观察药液是否澄明,有无变色等。注射剂除个别特殊的品种允许有轻微浑浊外,一般都是澄明的液体。凡有明显浑浊、沉淀或结晶析出,经加热不能溶解者均不可使用。还有些中草药注射液在贮存中容易产生浑浊或沉淀,也不可使用。

片剂:如发现药片有受潮粘连、松片膨大、变形、裂片以及糖衣片变色或严重斑点、变花发霉等不可使用。药片表面出现斑点、片面变色加深,最常见如维生素C片,可变成由浅黄至深棕色。阿司匹林片和复方阿司匹林片,有明显甚至刺鼻的酸味,有的片面还可见析出结晶;有的药品因吸潮变得松散变形。包衣片出现开裂爆片或粘连变色,均说明已变质不可再用。有些中成药如舒筋活血片吸潮后变棕褐色,药片松散、粘连不宜使用。

胶囊剂:发霉、胶囊碎裂,漏出药粉或胶囊软化,外形性状已不符规定。胶囊剂容易吸潮发黏,内容物变质后,其降解物质有毒,如四环素胶囊变坏后不可供药用,其分解产物差向四环素可令服用者中毒。

散剂:结块发霉、变色粘连不可使用。

眼药水:打开后要在3~5天左右用完。如发现存放的眼药水有变色、浑浊、产生沉淀不可再用。

酊剂、合剂、浸膏剂、糖浆剂:如检查中发现有絮状物沉淀、发霉、变色、酸败、产生难闻气味等不可使用。如颠茄合剂贮存过久有沉淀析出,就不要再继续使用;如有些止咳糖浆有发酵、发霉状不可使用。

软膏剂:一般较稳定,但应检查其基质有无酸败,异臭,亦应检查有无油层析出或结晶析出。若有油层或结晶析出,经加工调匀后可使用,但若变色、异臭者则不能使用。

丸剂:变色、发干、变形、粘连、霉变生虫、有异味不能使用

颗粒剂:多为包装不好,易吸潮结块,发霉或生虫。

油膏、眼膏剂:有油败或异臭味,或表面析出水珠样液状物,有的收缩无法挤出来。

如何看懂药品说明书

《药品管理法》中规定药品的包装盒内必须要有说明书,如果是进口药品,则必须要有中英文对照的说明书。药品说明书的内容通常包括药品名称、性状、适应证(中成药为功能主治)、用法与用量、不良反应、禁忌证、注意事项、药物相互作用、规格、有效期、贮藏、包装、批准文号、生产厂家等内容。

面对药品说明书上的诸多内容,我们该如何看呢? 一般来说,我们首先看适应证。适应证也称作用与用途,它是根据药品的药理作用及临床应用情况,把使用该药确实有效的疾病列入适应证范围,也就是说看一下该药是不是治这个病的。确定适应证后,下一步就该看注意事项了。注意事项是为了安全使用该药品而列出哪些病人要慎用,即需要在医生指导下谨慎使用并密切注意不良反应,或是在用药过程中需要注意的问题等。禁忌证是列出哪些病人或哪些情况禁用,即绝对不能服用,看一下自己是否在这些人群中。然后需要看不良反应了。"是药三分毒"说的就是药物的不良反应,绝大多数药物在使用过程中都会有不良反应,有药物方面的原因,因为一种药物具有多种药理活性,在治病过程中我们只是利用它的一种或两种作用,那么它所具有的其他作用便成为不良反应了,如阿托品具有解痉、抑制腺体分泌等药理作用,当我们肚子痛用它来止痛时所利用的就是它的解痉作用,理所当然的,它的抑制腺体分泌的作用就会导致口干(抑制了唾液分泌)这个不良反应的出现。这种不良反应是可以根据药物的药理作用来预测的,发生这类不良反应不必紧张,停药后自然会消失。不良反应的发生也有病人方面的原因,如病人的身体素质及健康头部等,有过敏体质的人使用青霉

素后容易发生过敏反应。这种病人在用药物时尤其要注意,要对医生讲明自己的过敏史,尽量避免应用可能引起过敏反应的药物,同时要密切注意,出现严重不良反应应及时就医。有些药品口服后会刺激胃肠道引起恶心、呕吐等反应,有些药物对肝肾有毒性等,这些在药品说明书中都会标出,尤其是进口药品,在药品说明书的不良反应项下密密麻麻详细列出许多条,病人看后往往不敢吃药了,其实有些不良反应的发生率很低,但在说明书里却必须要注明,以提醒患者注意,这是对患者实事求是负责任的表现。所以我们看说明书时要正确对待"不良反应"项,既不要因"不良反应"惧怕用药,影响治疗,也不能因"无不良反应"而擅自用药。一旦发生严重不良反应,我们要及时就医。除了适应证、注意事项和不良反应外,我们在看药品说明书时还应注意下面几点:一是药品名称,列出了该药的通用名、化学名及商品名,通用名是列入国家药品标准的名称,化学名是药物化学结构的名称,这两个名称是世界通用的,商品名是指生产该药的厂家为其产品取的一个名字,一个通用名的药品因不同厂家生产可以有多个商品名,同时不同的商品名也意味着不同的品质。如硝酸异山梨酯是通用名,它的化学名是 1,4:3,6-二脱水-D-山梨醇二硝酸酯,商品名有消心痛、心痛治、异舒定、异舒吉、优舒心等。在用药时,要认准药物的通用名,避免重复用药,导致过量中毒。二是看性状,从外观上看一下药物有无变化,如变色、裂片等,以初步判断药物是否变质等。三要看用法用量和规格,用法是根据药物的剂型和特性分为用药途径如口服、肌肉注射、静脉注射、静脉滴注、皮下注射、吸入、涂患处等,用药时间如空腹服用、饭前服、饭后服、睡前服及其他如要完整吞服、不能咀嚼等,要严格按照说明书上的用法进行使用。用量是指每次用药量或每天用药量,并注明一天几次或一日量分几次应用,药量通常以重量如克(g)、毫克(mg)或容量如毫升(ml)表示,用量通常是指成年人剂量,儿童剂量则要根据年龄或体重计算,有些药物也特别注明了老年人及特殊人群用量。规格是指该药每片或每支的含量,对照用量以决定每次吃几片药,如复方新诺明,用量为 1.0 g,一天两次,看规格知道 0.5 g/片,所以每次吃两片。我们要严格按照说明书注明的用法用量用药。四要看有效期(或失效期)及批号,根据有效期及批号看药物是否过期,过期药物绝对不能服用。五要看贮藏条件,这说的是药品保存中的一些要求,每次用完药后要按照贮藏条件来存

放,以避免因保存不当而变质失效。常见的贮藏条件有:

遮光:指用不透光的容器包装,例如棕色容器或黑纸包裹的无色透明、半透明容器。

密闭:指将容器密闭,以防止尘土及异物进入。

密封:指将容器密封以防止风化、吸潮、挥发或异物进入。

熔封或严封:指将容器熔封或用适宜的材料严封,以防止空气与水分的侵入并防止污染。

阴凉处:不超过 20℃。

凉暗处:避光并不超过 20℃。

冷处:2～10℃,这类药物包括受热易变质者如胎盘球蛋白、易挥发药物如过氧化氢溶液及受热易变形的药物如甘油栓。

常温:10～30℃。

怎样识别药品的生产日期、有效期和失效期

目前国内生产的药品包装盒上通常标有三组数字即"产品批号"、"生产日期"和"有效期"。

产品批号是指在规定限度内具有同一性质和质量,并在同一周期中生产出来的一定数量的药品。批号是用于识别"批"的一组数字或字母加数字,用它可以追溯和审查该药品的生产历史。产品批号一般是按照"年＋月＋流水顺序号"进行编制的,前两位数字为当年年份的末尾两个数字,次两位数字为当月月份的两个数字,前面四个数字之后的数字(一般 2～4 个)为流水序号或代号。如药品批号 030715,表示该药品为 2003 年 7 月生产的第15 批,而并非表示该药品为 1993 年 7 月 15 日生产。药品的生产日期是该药品生产出来的具体日期,一般按照"年＋月＋日"顺序编制,如 20051025,表示该药为 2005 年 10 月 25 日生产。

药品的有效期是指药品在规定的贮存条件下能够保持质量的期限,即药品标签和说明书上注明的有效期年月。药品的有效期主要有以下几种表示方法:

(1)直接标明有效期:如标有"有效期至 2007.01",指该药可用至有效期最末月的月底,即该药可用到 2007 年 1 月 31 日,也有标为"有效期至

2007.10.24"，表示该药可用到 2007 年 10 月 24 日。国内药品多采用此法。

（2）直接标明失效期：如标有"失效期：2001 年 6 月"，是指该药在该年该月的第一天起即失效，也就是表示 2001 年 6 月 1 日失效或者可以说有效期为 2001 年 5 月 31 日。如标有"失效期 20010603"，表示 2001 年 6 月 3 日失效，即可用至 2001 年 6 月 2 日。进口药品多采用此法。

（3）只标明有效期为几年：这种表示方法要根据批号推算，如生产批号为 20010913，有效期 2 年。则有效期应截止到 2003 年 9 月 13 日。

进口药的有效期表示方法多用英文。失效期的英文表示法有：Expiry date（Exp，date）、Expiration date、Expiring、Use-before；有效期的英文表示法有：Storage life、Stability、Validity 等。进口药品的制造期和失效期的年、月、日排列顺序，各国习惯不同。例如，药品的失效期为 1999 年 3 月 31 日时，其不同的表示方法如下：

欧洲：采取日—月—年的排列顺序，即：Expiry date 31. Mar. 1999 或 31.3.1999；

美国：采取月—日—年的排列顺序，即 Expiry date Mar. 31.1999 或 3.31.1999；

日本：采取年—月—日的排列顺序，即：Expiry date 1999.3.31。

大多数国家"年"用阿拉伯数字表示，"月"用英文或法文缩写排在"年"之前。也有的国家与我国的批号表示法相同，如日本，但日本药品包装的批号常以昭和年表示，但只要在昭和年份加上 25 年即为公元年份。如：日本进口药标有效期 1970.2，表示日本昭和 70 年 2 月，按上述计算方法，此药的有效期即为公元 1995 年 2 月。

为什么同一种药会有多个名字

药品的名称是药品标准化、规范化的主要内容之一。我国由国家药典委员会负责审定药品名称。我国的《药品管理法》中把药品分为传统药和现代药。传统药的名称包括商品名和汉语拼音；现代药的名称包括通用名、英文名、汉语拼音和化学名称。其中通用名是国家药典委员会审定的法定名称，英文名是与通用名对应的国际非专利药名，化学名根据药物的化学结构命名，是指药物的化学成分。此外，药品生产企业可以给其生产的药品另起一个名字,并经国家药品监督管理部门批准后使用,此即药品的商品名。使用药品的通用名是国际上通行的做法。

近年来,一些药品生产企业过度强化药品商品名,弱化药品通用名,甚至通过虚假广告宣传混淆视听,一药多名的现象日益严重,给病人用药、药品监管等带来了困难。

分析起来,造成一药多名的原因有以下几个方面:

(1)药品注册管理法规不完善,低水平重复注册审批和生产。

(2)使用文字型商标。商品的注册商标有图形商标和文字商标,通常在右上角用标记。一些药品生产企业将商标中的文字部分故意放大,并放在显眼的位置,冒充药品的商品名使用。

(3)使用尚未被批准的商品名或商标。尚未被批准的商品名或商标通常用 TM 标示,表示此商标正处在申请之中,现有商标持有人有优先使用权。标有 TM 的商品名或商标也是造成一药多名的重要原因。

(4)伪造商品名或商标。

(5)商品名或商标的管理与使用混乱。一般情况下,同一药品生产企业生产的药品,成分相同但剂型或规格不同的,应当使用同一商品名,如西安杨森制药有限公司生产的硝酸咪康唑乳膏、栓剂(有 2 种规格)、散、阴道栓剂均使用达克宁为商品名。然而我国的一些药品生产企业则反其道而行之,给同一成分同一剂型但规格不同的药品起不同的商品名。

(6)药品招标管理不善,表现在同一剂型和同一规格的一种药品生产厂家中标过多,只好使用商品名来区别。

(7)处方制度落实不够,医师开具处方和医嘱不按《处方管理办法》的要求使用通用名,而使用商品名。另外,有的医疗机构购入多种同一药品同一剂型甚至同一规格的药品,只好使用商品名来区别。

(8)个别地方医疗保险管理机构使用药品商品名,调整基本医疗保险和工伤保险药品目录时,违反国家劳动和社会保障部的要求,目录中匹配商品名和规格,并以此作为报销依据。

一药多名在用药中存在着严重的安全隐患。比如病人在购买感冒药时,如果同时买了 2 个药厂生产的药品服用,极有可能出现重复用药而产生不良反应,因为绝大多数的抗感冒西药(属于非处方药)含有对乙酰氨基酚。

服用两个品牌的感冒药,可使对乙酰氨基酚的服用量增加而导致肝脏损伤。一药多名也会造成病人与医务人员之间的用药信息不通畅。比如病人曾对商品名为 A 的药品有过敏史,但医师不知道 A 为何种药物,而在病人再次就诊时开出了商品名为 B 的药品。如果 A 与 B 为同一种或同一类药物,病人使用后就会出现严重过敏。再如,统计和分析病人过去的处方和病历,是医务人员进行科研、撰写技术报告和学术论文的方法之一。如果不知道以前的处方和病历中记载的药品商品名为何物,则会带来很大的困难和麻烦。

贵药不一定就是好药

药价虚高症的发生有几个社会条件,一是大造好药必贵的舆论,二是吹嘘贵药如何高档,制造一种所谓"高档药"的概念。医药专家指出,百年老药阿司匹林,虽然每片几分钱,但在解热镇痛、抗炎抗风湿、抗血栓方面,从安全、有效、经济、方便、易得几个方面作评价,仍然是几十种类似的新潮止痛药、抗栓药所无法与之相比的。价廉物美的阿司匹林获得全球最佳药品的桂冠。另外,药价并非全部由疗效与不良反应大小所决定,有些病种少见,对这些少见病的用药仍然要组织生产供应,要投入相当的成本,有限的市场决定要用较高的定价才能收回成本,这是它贵的一个原因。还有就是关税因素。进口国不一定是很需要的药品,税金就可能较大,从而使药价提高。还有一些药品疗效平平甚至为零,得不到政策支持,靠高价维持营运,按市场规律而自生自灭。随着医药市场的进一步规范,很多药品都会面临这种命运。

有些人错误地认为,抗生素愈新、价格愈贵,疗效愈好,并以此作为用药标准。这种用药方法忽略了治疗的针对性,即忽略了新、老各类抗生素的作用特点以及同类而不同品种药物之间的差别。以头孢菌素为例,对于阴性杆菌,特别是产酶耐药阴性杆菌引起的重症感染(如术后感染、烧伤后创面感染等),头孢菌素确实愈新愈好,三代头孢菌素的抗菌作用明显超过二代和一代;但对耐药金黄色葡萄球菌感染的疾病如皮肤软组织感染、上呼吸道感染等,三代头孢菌素的疗效却不及一代和二代头孢菌素。因此,不是在任何情况下,新品种抗生素都优于老品种。

还有一种不论感染疾病的轻重,盲目将高效品种抗生素用于一般感染的做法,不仅造成浪费药物,还有可能诱导产生耐药性,造成严重不良后果。例如不加选择地将三代头孢菌素作为常用抗生素使用,必然会诱导产生对多种第三代头孢菌素交叉耐药的高度耐药菌。一旦人们因这种耐药阴性杆菌引起严重感染,则病情难以控制,因为至今尚无一种抗生素可以有效地控制这类耐药细菌。反之,在治疗重症感染时,如人为地规定先用便宜的常用药,采取逐渐"升级"的做法也是不妥的。

因此,在临床上,如能合理地使用抗生素,则可降低耐药菌的增长,有效控制耐药菌感染。这对降低医院内感染发病率和病死率,并延长有效抗生素的使用寿命有重要意义。

饮水量与服药姿势对口服药物疗效有影响吗

正确地服用药物才能获得最佳的疗效,口服用药除了正确的药物、正确的剂量和给药途径外,服药时的饮水量和服药姿势对提高疗效、降低副作用也是不容忽视的,如不加注意,有可能导致药效降低或食管损伤。

口服药如片剂、胶囊只有吸收后才能发挥疗效,而吸收的前提是药物必须能够崩解并溶解于胃液中,因此服药时需用足量的水(200~300毫升)送服,这样胃中有了足量的液体就能保证片剂或胶囊崩解成碎颗粒,继而药物能从颗粒中释放出来。此外,饮水量大可增加胃的排空速度,使药物更快到达肠部,提高吸收速率(多数药物在小肠被吸收),快速起效。口服药物时千万不能干吞,以免药物(尤其是胶囊剂)黏附于食管壁而造成食管损伤。

有些药物必须要用大量水送服,否则易引起严重副作用。磺胺类药物如复方新诺明,呈弱酸性,由于尿液也呈弱酸性,所以该类药物很容易形成结晶尿,继而引发血尿、尿疼、尿闭等不良反应,因此在服用磺胺类药物时要大量饮水,减少结晶尿的发生。为了防止阿昔洛韦在肾小管内沉淀,服药时也要多饮水。当尿液呈碱性(pH在7以上)时,喹诺酮类药物的尿中溶解度降低,易出现结晶尿,因此在服用环丙沙星、氧氟沙星、左旋氧氟沙星、盐酸洛美沙星、诺氟沙星、司帕沙星等药物时需大量饮水(至少250 mL),保持24小时排尿量在1 200 mL以上。

此外服药时最好取站立位或坐位,服药后不要立即躺卧,应该稍活动后再卧床休息,有消化道功能障碍的患者更应注意这点,比如说在口服抗生素、抗肿瘤药、抗胆碱药、非甾体抗炎药、铁剂、胶囊剂时，如果用水太少，或服药后立即卧床，这些刺激性药物容易滞留于食道，引起药物性食管溃疡。

有些药物服药姿势不当可影响其疗效，如治疗胃溃疡的胃黏膜保护剂如硫糖铝等，可与胃黏液中的黏蛋白结合形成保护膜覆盖在溃疡面上，从而起到促进溃疡愈合的作用。在近贲门处的溃疡由于位置较高，加上胃的蠕动，使溃疡面与药物接触时间短而得不到充分保护，故疗效较差。为使药物与高位的溃疡面有较多的接触时间，服抗溃疡药后应静卧 1 小时，并根据溃疡的不同部位，采用不同的卧位：如溃疡在胃底后壁，宜仰卧；溃疡在胃体后侧壁，宜左侧卧位。这样既可减慢药物排空时间，延长药效，又可减少胃酸和十二指肠液的反流，减轻对胃黏膜的腐蚀作用，从而提高疗效。由此可见，服药姿势也是学问。

感冒该用什么药

对于感冒，我们并不陌生，也都亲自体验过像打喷嚏、流鼻涕、鼻子不透气、流眼泪、咳嗽、咽喉痛、发烧、浑身酸痛无力等感冒症状，每次感冒，总免不了会有上面提到的一种或几种症状。而且我们都有这样一种感觉，有时候感冒也没吃药，过几天自己就好了，或是吃不吃药效果都一样，并不是说吃了药马上就能好。事实确实如此，普通感冒有 90% 以上是由各类呼吸道病毒引起的，虽然治感冒的药物种类很多，但多是对症治疗即只能减轻上面提到的那些感冒症状，而且，普通感冒是一种自限性疾病，不用管它，经过 5～7 天就会不治自愈。因此，感冒后要多休息、保暖、多喝水。

目前市面上治疗感冒的药物主要是用于缓解感冒症状药物的复方组合，下面列出几种常见的感冒药及其组成成分，有助于针对性地选择药物，同时也避免重复用药。

日夜百服宁：扑热息痛（对乙酰氨基酚）、盐酸伪麻黄碱、氢溴酸右美沙芬、扑尔敏（马来酸氯苯那敏）（夜片含）。

白加黑：扑热息痛（对乙酰氨基酚）、盐酸伪麻黄碱、氢溴酸右美沙芬、苯海拉明（夜片含）。

新康泰克：盐酸伪麻黄碱、扑尔敏（马来酸氯苯那敏）缓释胶囊，药效持续 12 小时。

尼克：对乙酰氨基酚、盐酸伪麻黄碱、苯海拉明（夜片含）。

臣功再欣：葡萄糖酸锌、布洛芬、马来酸氯苯那敏。

各种成分所对应的感冒症状如下：

盐酸伪麻黄碱属于鼻黏膜收缩剂，可解除鼻黏膜充血引起的鼻塞症状；抗组胺药苯海拉明或扑尔敏可解除流泪、流涕、打喷嚏等过敏症状，此外这类药有镇静作用，可引起嗜睡，所以通常于睡前服用；感冒时若有咳嗽症状，可选用含镇咳药如右美沙芬组分的药物；扑热息痛、布洛芬等可缓解发烧、浑身酸痛等症状。

中医依据病因把感冒分为风寒型、风热型和暑热型三种，在用药上也有区别，每一类有各自的治疗原则。风寒型感冒表现为身感头痛无汗、四肢疼痛、鼻塞声重、流清涕、咳嗽、痰白清稀，口不渴、舌苔白，治疗应选择辛温解表类药，宣肺散寒。常用的中成药有荆防颗粒、柴胡饮颗粒、风寒感冒颗粒和三九感冒冲剂；农村有的用鲜姜切碎和葱白一块煮水，趁热喝下，微汗出病即可自愈。风热型感冒表现为发热重、轻微发冷、头胀疼、鼻流黏涕或黄涕、咽喉肿疼、咳嗽、痰黄稠、口渴、舌苔黄或薄白，宜宣肺清热、辛凉解表，常用的中成药如精制银翘解毒片、苦甘冲剂、牛黄解毒片、桑菊感冒片、羚羊感冒片或感冒清热冲剂口服。暑热型感冒宜清热祛暑、清气分热，可选用藿香正气水（软胶囊）、午时茶等。也有的中医在上述三种不同类型的感冒外，又分出一种外寒内热型感冒。常吃高热量的食物，营养不均衡，体质偏热，有内火，加上外感风寒，引起内热郁滞。也有的外感风寒，治疗不当，久拖不愈，引起郁热内生。外寒内热型感冒在治疗上宜先用辛温解表去除外寒，继而疏散郁热。

咳嗽如何用药

我们患感冒后经常伴有咳嗽，有时吃药打针之后感冒好了咳嗽依旧不见好转。这些情况主要是由于用药不对，其实市场上名目繁多咳嗽药主要分为两大类，一类是镇咳药，第二类是祛痰药。这是因为咳嗽和咳痰是呼吸系统疾病的常见症状，咳嗽和咳痰往往同时存在，临床上常将镇咳和祛痰药同时使用。

咳嗽属呼吸系统的保护性反射活动。药物可以抑制咳嗽反射的各个环节而中止咳嗽。按其作用部位,止咳药可分为中枢性止咳药和外周(末稍)性止咳药两大类。中枢性止咳药,如美沙芬、可待因、吗啡,主要用于反射类干咳。由于这类药止咳力度强,且有一定成瘾性,所以最好是在用其他药无效时,才做这种选择。外周(末稍)性止咳药通过抑制咳嗽反射弧中的感受器,传入神经和传出神经控制咳嗽。如咳必清就是非成瘾性镇咳药,并有局麻作用。

呼吸道有炎症时,黏液分泌过多、且黏度增大、不能及时排出。祛痰药能稀释痰液或液化黏痰、使黏痰易于咯出。祛痰药按其作用方式可分为两大类。一类是通过促进呼吸道黏液分泌而稀释痰液的药物,氯化铵和愈创木酚甘油醚在口服能够刺激胃黏膜引起轻度恶心,反射地促进呼吸道分泌增加而稀释黏痰,使之易于咯出。但由于这两种药有刺激性,常用的有氯化铵、桔梗、远志、愈创甘油醚组成的合剂。另一类是通过破坏痰中的黏性成分,使痰液化.降低其黏度而易于咯出,如乙酰半胱氨酸。

病毒性感冒应用哪些药物

病毒性感冒没有特效药,多为对症治疗,且病毒性感冒是自限性的,通常5～7天即可自愈,所以得了病毒性感冒主张多休息、多饮水,不主张使用抗菌药。对症治疗的药物可选择含抗病毒成分的感冒药如感康(盐酸金刚烷胺、对乙酰氨基酚、人工牛黄、咖啡因)、快克(盐酸金刚烷胺、对乙酰氨基酚),或注射流感疫苗进行预防。此外抗病毒药还有病毒唑、阿昔洛韦、磷酸奥司他韦(达菲)等。中药治疗感冒的药品也很多,如中成药银翘解毒丸、桑菊感冒片、羚羊感冒片、感冒清热冲剂、藿香正气冲剂等;中草药如柴胡、葛根、黄连、金银花等等,这些中药具有西药所不具有的抗病毒的效果。如柴胡对多种原因引起的发热均有明显解热作用,具有毒性低、退热迅速的特点。在抗病毒方面,柴胡除有抑制流感杆菌、肺炎双球菌、金黄色葡萄球菌作用外,对大肠杆菌、绿脓杆菌、痢疾杆菌也有较强的抑制作用,所以柴胡不仅能够应用于治疗流感,对感冒所引起的流行性腮腺炎、肺炎、急性支气管炎等多种感染性疾患都有治疗作用。

感冒了能用抗生素吗

感冒是常见的疾病,患者大多表现为鼻塞、流涕、咳嗽等上呼吸道症状,医学也称之为上呼吸道感染。不少人患了感冒就诊时,向医生点名要各种各样的抗生素。如先锋霉素、麦迪霉素、螺旋霉素等,其实,这样做是不妥的。专家认为,对感冒不可掉以轻心,特别是老人和婴幼儿,但又不要惊惶失措,不要滥用感冒药,不要跟着广告用药,更不要动不动就输液,特别不要轻易使用抗生素。感冒一般为病毒感染,抗生素对病毒没有任何效果,反而会增加身体对抗生素的耐药性。除非发生合并细菌感染、肺炎,一般不需要使用抗生素。

感冒的病因主要是病毒。人类的感冒及上呼吸道感染,90%以上是由各类呼吸道病毒引起的,由细菌引起的只是极少数。病毒是一类比细菌小得多,一般需要电子显微镜才能看见的微生物。它们的生长特点是细胞内寄生,即侵入人的细胞后,躲在细胞内生长繁殖。目前使用的各种抗生素几乎都很难进入细胞内,对病毒是完全没有作用的。也有人说,感冒发热,用了抗生素热就退了,难道这不是抗生素的作用?其实感冒发热,主要是因为病毒侵入了血液从而刺激人体的免疫系统而发生的反应。发热,也正是人的防卫机能与入侵病毒进行"战争"的时候,从这个意义上讲,发热是好事而非坏事。包括发热在内的免疫反应受到极为复杂和各种因素的调节,一般要持续3～7天,多数为4天左右。用或不用抗生素,均不能影响这一过程。

病毒性感冒之所以不能滥用抗生素,还因为它会引起菌群失调和细菌耐药。我们知道,在人体内存在着相当多的细菌,主要存在于人的皮肤、呼吸道、肠道、泌尿生殖道等与外界相通的腔道中。这些有益的菌群对人体起着极其重要的保护作用。外来的致病菌进入人体时,如果量不是很大,就无法与人体原有的大量细菌竞争生存,当我们使用抗生素时,人体的正常菌群就会被部分地杀死或抑制,从而使人体失去防护能力,真正的致病菌就会"乘虚而入",引起机体感染。如白色念珠菌感染、某些革兰阴性菌引起的肠炎等。这类感染也被称为"医源性感染",因为正是服用了抗生素而引起的正常菌群失调。

滥用抗生素更严重的后果是导致细菌的耐药性。如果一感冒就用抗生素,在抗生素的"攻击"下,机体容易产生耐药性,用的抗生素越多,产生的耐药性就越强。美国著名微生物学家莱恩博士曾大声疾呼:"再滥用抗生素的话,人类进入二十一世纪将无药可用于治疗细菌感染。"

目前,虽然治感冒的药物种类很多,但对病毒性感冒都没有特效。因此,有经验的医生不主张用药,而要求患者多休息、保暖、多喝水。如发热体温较高,可用少量退热药物。当然,对于确诊的细菌性感染,包括上呼吸道感染,抗生素治疗仍是必不可少的。这需要医生的临床及实验室诊断、分析,切不可擅自服用抗生素。

怎样防止结核病复发

结核病是由结核杆菌引起的疾病,较一般感染性疾病的病程及治疗时间都要长,如为肺结核或气管内膜结核,即为呼吸道传染性疾病。在初发结核病的患者开始正规抗结核治疗时,医学上称之为"结核病初治疗患者"。此类患者只要发现及时、合理治疗,除免疫功能低下或少数患者感染的细菌为耐药菌株外,一般均可治愈。但患者如对结核病的病情不了解,不能够坚持正确合理用药,可使结核菌对多种抗结核药物产生耐药性,使机体内的病菌不能彻底被杀灭,而使初治疗失败,造成结核病的复发或久治不愈,成为慢性患者。

在结核病中,以肺结核最为常见。如多次复发、久治不愈,会造成患者肺功能损害,甚至导致肺心病。这不但会造成患者的生活质量下降,而且还会给家庭和社会造成不良影响。怎样预防和减少结核病复发?应注意以下因素:

(1)在初治结核病时一定要坚持早期、正规、合理的抗结核治疗:到专科医院治疗,确定治疗方案。并要确保方案所规定的疗程全部完成。要本着"治必彻底"的原则,将体内的结核菌彻底杀灭。这对制止结核病的复发是最重要因素之一。

(2)增强体质控制和减少并发症,也可减少结核病的复发:如患者伴有糖尿病、甲亢等代谢、内分泌失调疾病,一定要控制稳定。如这些疾病未能有效控制,也可能使结核病复发。如同时患有哮喘或类风湿等免疫性疾病,部分病人在使用皮质激素治疗时可诱使结核病复发。故原有结核病的患者在大量使用激素进行治疗时,可适量选用抗结核药物,预防结核病复发。

(3)积极控制病菌的传播,合理膳食,增强体质锻炼,提高机体免疫力也是减少结核病复发的重要因素。

(4)结核病自强化治疗后,虽使复发率减少,但复发仍然是结核病特征之一。所以,停药后随访两年,每3～6个月复查一次仍有必要。尤其是肺结核有并发症者更强调治愈后的管理,以减少或及时发现复发患者。

保健食品、营养药物可以随便用吗

节日过后,许多老人面对晚辈送来的保健食品和营养药物,欣喜之余又不知如何是好。这些保健食品和营养药物名目繁多,有补钙、补维生素、补微量元素的,有核酸、螺旋藻、脑白金、植物蛋白,有吃的、喝的、用的;功能各异,有保肝养肾、护肤养颜、延年益寿的。对于如何使用这些保健食品或营养药物,老人们做法不一,有的就当一般食品吃了。那么保健食品和营养药物可以随便用吗? 我们先来认识一下什么是保健食品和营养药物。

"保健食品"这个概念最早由华盛顿医学院提出,是指益于健康的营养成分超出通常水平的那些食品,在美国称"食品添加剂"。

"营养药物"是1989年诗蒂芬.菲利斯博士提出的,是"营养"和"药物"的合称。营养药物含有有利于身体健康的营养成分,同时可用于预防或治疗某种疾病。也就是说当保健食品有助于预防和治疗某类疾病,或有助于调节功能紊乱时,则被称为营养药物。这样看来营养药物其实就是一种既能提供营养又能抗病的保健食品。对某些消费者可能仅仅是保健食品,而对另一些消费者可能就是营养药物了。因此保健食品、营养药物必须规定适用人群和不适用人群,特殊情况下应明确禁用人群。例如,延缓衰老的功能食品,主要适用于中老年人;调节血脂的保健食品,则适用于高血脂人群。因此,不明确适用人群就随便服用保健食品会产生适得其反的效果。

又如,蛋白质是人们生活中最为重要的营养素之一。从机体生长发育到受损组织的修复,从保持人的生命力到推迟衰老、延年益寿等都离不开蛋白质。目前市场上(可能在超市,也可能在保健品商店),许多保健食品就属于蛋白质类。蛋白质虽有诸多好处,但也不是任何人都可以补充的。如肾功能不全的患者则需要严格限制蛋白质的摄入量,而普通人群蛋白质摄入过量对身体也有不利的影响,可出现高尿素氮血症、代谢性酸中毒和渗透性增加尿量。

因此,在使用保健食品和营养药物时要明确其适用人群和适用范围,不能随便服用。能进食天然食品是您的福气,选择保健品是您时髦的表现,在选择时应慎之再慎,在服用时应注意适可而止。常言道"过犹不及"嘛!

保健食品不能代替药物

"保健食品"又叫做"功能食品"。我国《保健食品管理办法》规定,保健食品系指具有特定保健功能的食品,即适宜于特定人群食用,具有调节机体功能,不以治疗疾病为目的的食品。

保健食品具有食品属性、功能属性和非商品属性。① 食品属性:功能食品是食品的一种特殊类型,因此具有食品的基本特征。其组成以食品为主,或以食品为载体,适当加入一些安全、无毒、药食两用之品,或某些功能性成分,配方合理、科学加工而成。因而保健食品的所有原料和产品必须符合"食品卫生标准",对人体不产生任何急性、亚急性或慢性危害;② 功能属性:保健食品应具有特定的保健功能。经过人体和动物实验证明,保健食品确实具有某些明显和稳定的保健作用,即在调节免疫、延缓衰老、促进生长发育、增强智力、对抗疲劳、减肥、保护心血管系统、抗辐射、抗癌、抗突变等方面中某个方面具有功能;③ 非药品属性:保健食品不以治疗疾病为目的,不能代替药物或某些治疗措施,不能作为治疗用药。

保健食品不同于药品,其主要区别在于:① 药品用于疾病的诊断和治疗,有可靠的疗效和严格的适应证,并具有一定不良反应和副作用。因此药品必须通过严格的药理、病理和毒理试验以及临床观察后才能批准使用;② 保健食品是普通食品经过特殊加工,或增补某些药食两用之品(或功能性成分),使其具有某些特殊保健功能,适用于某些生理功能减弱或有特殊需要的人群。绝大多数的功能食品仅要求经过动物实验,只有少数保健食品经过人体试验。可见保健食品与药品具有根本区别,保健食品不准用于疾病的诊断和治疗,因此所谓的"疗效"是没有的。现实生活中有许多保健食品当药品的例子,结果都耽误了治疗,甚至导致病情的恶化。

因此,保健食品没有药物预防、治疗和诊断疾病的作用,不能代替药物。

保健食品都是安全的吗

"是药三分毒",指用于治病救人的药品是把"双刃剑",在挽救人们生命,提高生活质量的同时可能产生不良反应或毒副作用。因此,人们更加注意防患于未然和日常保健,保健食品随之成为健康领域非常俏销的产品,盖因很多消费者认为功能食品无副作用,营养丰富。

市场上各种各样的功能食品令人眼花缭乱,什么调节免疫、延缓衰老、改善记忆、抗疲劳、减肥、调节血脂……此外,不少保健食品都打起"天然"的旗号,在包装和宣传上无不强调纯天然。但是,君不知,保健食品并非百病皆治,并非都是由天然成分组成,很多所谓的保健食品是一种概念炒作。

为此,有关专家告诫人们,保健食品的制作工艺中不可避免地使用各种添加剂,比如冲剂要在水中迅速溶解而又不能产生沉淀,需要使用助溶剂;要有好的口感就要使用食品矫味剂;防止变质就要使用防腐剂。而这些添加成分,大量长期食用,对人体是有害的。因此,专家建议,不要轻信保健食品的功效。一般健康者通过改善饮食,从正常食物中摄取营养的途径是最可取的做法。

由于保健食品在宣传上夸大功效,导致不少消费者经不住诱惑,盲目购买使用。但必须明白,保健食品绝不是任何人都可吃、吃多吃少无所谓的事情。对于确实需要保健食品者,应该在营养师或医生的指导下服用。不少消费者听信夸大宣传,按照广告或自以为是地服用,往往效果不佳,甚至适得其反。需要注意的是,每个人的身体需求是不一样的,选择时不要盲从。营养素的补充并不是越多越好,也不是人人需要,更不是灵丹妙药,超过正常摄入量身体反而会产生中毒,引起器官和功能损伤,得不偿失。

因此,保健食品需在营养师或医生指导下按需服用,否则将产生不良后果。

保健食品真能让患者起死回生吗

不知何时,神州大地刮起一阵保健食品风,其中一些声称有治癌功效,而且言之凿凿。患者病急乱投医,将信将疑,困惑不已。那么,保健食品真的是治癌灵药?真的能替代药物和其他手段治疗?科学的回答是否定的。

事实上,各种保健食品,均具有一定的功效,但并非药效,虽一字之差,终不能混为一谈。因为药品均须经由严格的人体试验,不但对某种疾病或症状有肯定的疗效,只允许有限的、人体可忍受的毒副作用,而且质量稳定。而保健食品,只要经实验室或动物试验证明具有某种功能即可。某保健食品对动物移植性肿瘤的抑制率在30%左右,但能否据此认为对癌症患者的肿瘤就有治疗的功能,甚至被奉为治癌灵丹妙药呢?不能。其因有三:一是动物与人类存在种族差异,动物试验的结果,即使移植的是人类的肿瘤,也只是指示一种可能,而不能得出对人体肿瘤有效的结论;二是移植性肿瘤有别于自发肿瘤,而用作实验的均是移植性肿瘤,即使移植的是人类的癌细胞,也须移植于免疫机能低下的特殊实验动物才可能成功,而人类的癌症无一不是自发的,即使在意外的情况下人体内被植入了他人的癌细胞,也绝不会生长,而移植性与自发性肿瘤的生物学特征是很不相同的;三是动物实验的剂量普遍较大,而临床应用的剂量远较此为低。正由于上述的原因,各种被广为宣传又被广大癌症患者寄予厚望的有治疗癌症功能的保健食品,均经癌症患者实践而由盛转衰,最终销声匿迹。肿瘤患者花了大量的冤枉钱,耽误了正规治疗。因此保健食品不可能让癌症患者起死回生!

别让保健食品忽悠了你的命

人类对食品的要求,首先是吃饱,其次是吃好。当这两个要求都得以满足时,就希望摄入的食品对自身健康有促进作用,于是出现了保健食品。保健食品不是通常意义上的食品,比食品多了一些功能;又不是药品,功能不像药品那么直接、有针对性。保健食品是在医学理论的基础上设计出来的,是预防性的,是为调节机体亚健康状态而设计的。它需要食用一个周期后,才能感觉体会到它的好处。也正是这种功能的渐进性,让商家有了可乘之机。

用时下流行的"忽悠"一词来形容保健食品广告的夸大宣传实不为过。通过忽悠式的宣传,保健食品似乎成了包治百病的万能良药。保健食品的违法广告主要危害体现在两个方面:一是商业欺诈,牟取暴利。一些不法商家以宣传保健食品的疗效为诱饵,抓住患者特别是肿瘤患者"病急乱投医"的心理,以保健食品冒充药品,甚至以假冒伪劣从事坑骗活动,使患者贻误治疗。二是误导广大消费者,危害群众健康。一些保健食品广告把产品吹得神乎其神,似乎服用了某些保健食品就能保证自己的身体越来越健康。违法广告造成的负面作用是诱导消费者过量地食用保健食品,认为获得身体必需营养的办法惟有多吃保健食品。殊不知,如果变成了依赖型的消费,造成体内营养元素的不均衡,同样有害健康。

根据目前我国保健食品市场百花盛开、良莠不齐的现状,有必要提醒广大消费者,保健食品只是一种保健产品,虽然能够补充某些维生素、蛋白质、卵磷脂等人体所需的成分,对人的身体健康可能起到一定的辅助作用,但多数保健食品也添加了一定量的防腐剂、添加剂等,根本不能代替药物使用。所以,过多地服用保健食品,会对人体有一定不良影响,长期服用将对人体正常生长发育有副作用。如果使用,一定要谨慎,切忌轻信广告宣传的夸大其辞,避免被虚假广告忽悠! 应时刻牢记,如果需要必要的营养补充,科学合理饮食才是关键;保健食品不是药品,不能代替药物,要治病,就要去信得过的正规医院用药治疗!

口服核酸能治病吗

近年一些媒体大肆宣传口服核酸营养品的好处,说它有利于修补基因、活化细胞功能、增强免疫力、延缓衰老等。事实果真如此吗? 让我们先来认识一下核酸。

核酸是一类生物大分子,分为核糖核酸(简称 RNA)和脱氧核糖核酸(简称 DNA)两种,是携带遗传信息的遗传物质。核酸对人体生理功能的重要性,主要通过它所携带的遗传信息而体现出来的。每个人的遗传信息都是独特的,必须被忠实地复制、表达。如果让外来核酸参与进去,人体的遗传信息就会混乱,人体会生病乃至死亡。

核酸是分子量很大的生物大分子,细胞膜在正常状态下不能吸收生物大分子,这是细胞的一种自我保护措施。如果生物大分子进入细胞,细胞机能将会紊乱乃至死亡。病毒感染的机制就是打破了细胞膜,而把核酸注入了细胞中,使机体得病。人体细胞中的核酸全部都是利用细胞中已有小分子一步一步自我合成的。

食品中的动植物核酸进入人体后,并不能被人体直接吸收,而是在肠道中酶的作用下分解成小分子核苷酸或核苷,而被吸收进细胞中,在细胞中进一步被分解成更小的分子碱基(包括嘧啶和嘌呤两类)。进入细胞的碱基或者用于合成核苷酸(连起来就成了核酸),或者参与其他代谢途径,或者降解排出体外。假如外源性核酸直接进入人体,将会以其他动植物遗传信息扰乱人体遗传信息,导致基因突变,引起机体功能混乱。

核酸、核苷酸存在于几乎所有的食物之中,一般人不存在食用核酸缺乏的问题。即使食用的核酸缺乏,也不会影响人体细胞中核酸的自我合成,因为核苷酸有其他合成途径,可以用别的分子从头合成,也可以回收利用体内核酸的降解物。因此在医学上不存在"核酸缺乏症"。

生物医学界公认,核酸不是营养物质,口服核酸制剂不仅不能起到营养、保健作用,而且核酸吃多了,反而有可能导致血液、尿中尿酸增多,有产生高尿酸血症、诱发痛风的危险,从而对身体造成危害。《食品与营养通报》就警告说,为了防止尿酸生成过多,必须对人类食物中的核酸含量加以限制。因此,核酸对改善机体健康没有任何益处,人体无需额外的补充核酸营养,口服核酸制剂不能治病。有关核酸保健食品的广告宣传是对科学的歪曲利用。

大蒜的药用价值

大蒜为百合科葱科属植物的鳞茎,中医学认为,大蒜性温、味辛辣,具有下气、除风、消毒气等功效。大蒜没有任何副作用,它是人体循环及神经系统的天然强健剂。大蒜自古就被当做天然杀菌剂,有天然抗生素之称。数千年来中国、埃及、印度等国将大蒜既作为食物也作为传统药物应用。通过多年的研究发现大蒜的主要成分为大蒜素,大蒜素具有的挥发性气味具有强烈的杀菌、抗菌作用,为绝佳的天然强力抗菌剂,长期服用能预防感冒及各种细菌感染。同时,可抑制肠胃病菌,帮助保健肠胃,刺激胃肠黏膜,促进食欲,加速消化。此外,还可促进血液循环,达到保暖、预防血栓、高血压之目的。

因化学消毒剂长期广泛应用,造成对自然环境的污染严重,威胁着人类健康和环境的安全。回归自然,从大自然中寻求绿色环保消毒剂成为世界各国医药界新的着眼点。近年来,大蒜在食品防腐、临床抗菌防病等方面逐步得到开发和应用,有天然广谱抗生素之称。自从美国人 Cavallik(1944)最早证实大蒜能杀灭革兰阳性菌或革兰阴性菌以来,大量的研究表明,大蒜素对化脓性链球菌、葡萄球菌、脑膜炎双球菌、肺炎双球菌、痢疾杆菌、伤寒副伤寒杆菌、大肠杆菌和霍乱弧菌等有杀灭作用。大蒜中的杀菌有效成分为大蒜素,其主要是以蒜氨酸前体存在于部分蒜瓣细胞中,经过别的蒜瓣细胞中的一种蒜酶作用转变而成,因此,制备中通过压榨可使蒜酶激活并释放出来,增加蒜酶与蒜氨酸接触机会,从而产生大量的蒜素。研究发现,大蒜素能抑制细菌蛋白质,DNA、RNA 及乙酰辅酶 A 合成系统相关酶的合成,进一步使整个细胞的生命活动停止。

大蒜液是一种黄色黏稠性液体,带大蒜气味,pH 值在 3.2～3.8 之间。有人对大蒜液的杀菌效能及其影响因素进行实验室观察。结果表明,大蒜原液对金黄色葡萄球菌、大肠杆菌、白色念珠菌有较强的杀灭作用。大蒜液杀菌效果随 pH 值增高而下降,菌悬液中含 10% 以上小牛血清对其杀菌效果有影响,而温度无明显影响。大蒜液于 25℃下,密闭存放 4 天,其杀菌效果下降,说明新鲜大蒜液不可长期贮存,应通过制剂或提纯以改变其稳定性。关于大蒜液在临床实际消毒方面的应用价值,还需要作进一步研究证明。

在蒜头的鳞茎中含有两种叫蒜氨酸和蒜酶的成分,这两种成分在鳞茎中是独立存在的,只有把蒜头捣碎,这两种物质才能相互接触,在蒜酶的作用下,才能使蒜氨酸得到分解,生成有挥发性的大蒜辣素。蒜辣素有很强的杀菌力,食用后进入人体时,能与细菌的胱氨酸反应生成结晶状沉淀,有力地破坏细菌所必需的硫氨基生物中的巯基,危及细菌的代谢,从而破坏细菌的繁殖和生长。可见,当您吃大蒜时最好将其捣碎后再吃。

总之,祖国传统医学、生活实践与现代科学都证明,大蒜有益健康。在美国,大蒜素制剂已排在人参、银杏等保健食品中的首位,它的保健功能可谓妇孺皆知。其杀菌作用可进一步被用于医疗领域,有很广的发展应用前景,值得进一步开发。

打了几天针,孩子怎么就聋了

一些药物和抗生素能使耳蜗功能发生退行性变,对听觉有一定的损害,这些药物常称为耳毒性药物。轻者引起眩晕,严重时可引起耳聋。药物的致聋性耳毒性已成为儿童听力致残的最主要因素。常见的耳毒性药物包括:

(1)抗生素:氨基糖苷类抗生素类药物如果使用剂量过大,或时间过长,可引起耳、肾等多器官副作用。由于肾脏再生能力强,而耳蜗缺少再生能力,故肾毒性是可逆的,耳毒性是永久的。最为常见的是氨基苷类抗生素,包括链霉素、新霉素、庆大霉素、卡那霉素、万古霉素、妥布霉素等。对耳蜗听神经功能损伤的氨基糖苷类的发生率依次为:新霉素＞卡那霉素＞阿卡米星＞西索米星＞庆大霉素＞妥布霉素＞奈替米星＞链霉素。耳毒性的发生率与患者年龄、药物种类、剂量疗程、围产期并发症、是否与其他耳毒性药物联合使用及遗传因素有关。链霉素是临床应用达 30 年之久的老药,对结核杆菌及革兰阴性杆菌有效,中毒时首先有眩晕,随后出现耳鸣和听力减退。卡那霉素对耳部的毒性比链霉素大,成人每天用 1～2 克,连用 2～10 天即可引起耳蜗听神经损伤。肾功能良好的患者,用量达 32 克时,即导致听力损害;而肾功能不良者,仅用 5 克即可致耳聋。

（2）利尿剂:速尿（呋塞米）和利尿酸（依他尼酸）是临床常用的利尿剂,二者均可引起暂时性或永久性耳聋,多发生在用药过程或紧接着用药后,肾功能不良者更易发生。一般单独应用所致中毒常为可逆性。与氨基糖苷类抗生素一起使用,可引起永久性听力下降,甚至耳聋。

（3）铂类化合物:用于治疗儿童实体瘤的铂类化合物,如顺氨铂和卡铂,可引起耳毒性损害,其发生率及严重程度与用药剂量和疗程有关,尤以顺氨铂为重。用于治疗儿童血红蛋白病的去铁胺,推荐安全剂量为每天 50 mg/kg,听力下降发生率为 29%,用药期间应常规进行听力监测。阿司匹林、奎宁、长春新碱及心得安等也具有一定的耳毒性。

通常情况下,药物引起的耳聋较为隐匿,加上小孩不会诉说,或表达不准确,家长容易忽视,不仅致聋,而且致哑,给儿童家庭带来不可挽回的后果。因此,应注意药物中毒性耳聋的预防以及家庭成员和个人过敏反应史,严格掌握用药指征,严格控制药品种类、用量和用药时间,一旦出现反应,及时停药,及时治疗。

醉酒后能服安定吗

"30 年前睡不醒,30 年后睡不着。"据统计,我国失眠者高达数千万,尤其是许多中年上班族和老人更是为失眠所苦,有长期服用安眠药助眠的习惯。但是,失眠症患者在饮酒后服用安定等镇静安眠药物是非常危险的!据说,喜剧大师卓别林就死于酒后服用安眠药。

人类的细胞呈双层脂膜结构,某些药物（麻醉剂、镇静剂等）具有亲脂性,它们大量存在时与细胞膜相互作用,使细胞膜的正常生理功能受到抑制,表现为心肌抑制、心排血量减低、血压下降;中枢神经抑制,影响正常的反应,甚至抑制生命中枢（呼吸、心跳）而死亡。

所有的醇类都具有这种麻醉作用，其麻醉力随碳链延长和脂溶性增加而加强，乙醇（酒精）作用较弱，血浓度高于 4 g/升时才致死。一般醉酒时血浓度达不到这个水平。但大量饮酒后，轻者呈现兴奋状态，严重者可因延髓抑制，呼吸麻痹而死亡。

安眠药是通过对中枢的抑制而发挥安眠作用的，尤其巴比妥类药物，与乙醇有明显的协同作用，能互相增强对中枢神经的抑制作用。即使血液内药物或乙醇未达到引起中枢抑制的浓度，病人也往往会进入昏睡状态。

这种致死性中毒很难抢救。所以，醉酒的人即使有躁动不安、胡言乱语，切不可用催眠镇静药。而为失眠所苦、有长期服用安眠药习惯的人，醉酒后亦应注意减少安眠药剂量和服用时机。

睡眠不好该吃什么药

人的一生约1/3以上的时间在睡眠中度过，是有限人生中最为重要的周期性生理过程。睡眠充足，可使你精力充沛，提高工作效率和生活质量。而失眠或睡眠不佳，则令人痛苦万分，轻则影响工作学习，重则诱发心身性疾病。引起失眠的原因很多，如多种躯体疾病、心理环境因素、精神疾病等。

治疗失眠，首先要解除失眠诱因。严寒酷暑、环境嘈杂、家庭不和、考试前夕引起的失眠，经过自我调节，大都能很快治愈。自我调节或自我诱导睡眠的方法，包括生活规律，定时入睡起床，白天适当锻炼，睡前尽可能放松，把未完成的事或烦恼暂放一边，寻找最佳睡式（以右侧位为佳），睡前用温热水泡脚，不喝浓茶、咖啡等。

其次是选择安全、有效药物。治疗失眠的药物很多，主要有苯二氮䓬类、巴比妥类和其他镇静催眠药物。苯二氮䓬类临床应用已有 40 余年的历史，因其临床用于镇静催眠疗效好，安全范围大，吸收完全，不良反应小，目前已取代了巴比妥类药，在临床上作为治疗失眠的首选药。常用的有地西泮、氯氮䓬、硝西泮、艾司唑仑等。治疗量连续用药可出现头昏、嗜睡、乏力等反应，大剂量偶致共济失调，过量急性中毒可致昏迷和呼吸抑制，但安全范围大，发生严重后果者少。苯二氮䓬类药物虽无明显药酶诱导作用，但长期用药仍可产生一定耐受性，久服可发生依赖性和成瘾，停药时有轻微反跳和戒断症状（失眠、焦虑、激动、震颤等）。但与巴比妥类药物相比，戒断症状发生较迟,也较轻。巴比妥类药主要有苯巴比妥、异戊巴比妥、司可巴比妥、戊巴比妥钠。巴比妥类药连续久服可引起习惯性,突然停药易发生"反跳"现象。此时,快动眼睡眠时间延长,梦魇增多,迫使病人继续用药,终至成瘾。而成瘾后停药,戒断症状明显,表现为激动、失眠、焦虑,甚至惊厥。与苯二氮䓬类药相比较,巴比妥类药的安全范围窄,耐受性、成瘾性强,因此,巴比妥类已不作为治疗失眠的首选药物。其他镇静催眠药有水合氯醛、安眠酮、卡波麻、甲乙哌酮和氯美扎酮等,其中水合氯醛口服易吸收,但对胃有刺激性,须稀释后口服。久服也可引起耐受性、依赖性和成瘾性。

总之,治疗失眠的药物选择、使用剂量和用药时间,都应在医生指导下进行,常常需要综合治疗。

吃安眠药能否上瘾

现代社会生活中,压力大、节奏快,许多上班族因此患上了失眠症。然而许多被失眠折磨的人不敢服用安眠药,主要是害怕吃安眠药会上瘾。

其实,现代医学已证实安眠药治疗失眠的效果很好,安全范围也较大。但是服用时如果超过正常治疗剂量或长期使用正常治疗量都可形成药物依赖(即成瘾),成瘾者会对药物产生躯体和精神上的依赖性,一旦停药后就会出现恶心、呕吐、乏力、失眠加重、肢体震颤等戒断综合征,有些患者还会出现心理依赖,表现为害怕断药后会引起失眠,也就是所谓的"失眠恐惧症"。一旦对药物产生了依赖,就不得不持续服药,而且剂量也会越来越大,这样一来安眠药的不良反应就会表现出来,如出现白天困倦、疲乏、昏昏沉沉、反应迟钝等,一旦停药可引起反跳性失眠等。

已经对安眠药产生依赖性的患者也不必过分恐惧和紧张,安眠药毕竟不是毒品,停药后的戒断症状也远没有毒品那么严重,这种戒断症状通常持续一周,长者不过2~3周。每天服用安定超过40毫克者应在6~8周内逐渐停药,只需逐渐减少服用剂量就足以减轻戒断症状,从而摆脱滥用成瘾所带来的烦恼。服用三唑仑、硝西泮等速效、短效类安定药成瘾者,可以先换成利眠宁等长效类药物,开始给足量,以后递减,在三周或稍长的时间内即可完全脱瘾。

配眼镜验光用药后，为何看东西模糊

近视患者特别是青少年患者，配镜时一定要到正规医院检查视力，散瞳验光。散瞳验光又称为客观验光，是应用药物如 2‰ 后马托品、1‰ 阿托品眼药水等，使睫状肌完全麻痹、瞳孔散大、失去调节作用的情况下的验光。可排除由于调节作用的干扰影响和由其引起的假性近视成分，客观而准确地确定眼的屈光状态。然后，按照验光确定的眼镜处方去磨制眼镜片配镜。

由于使用了这些散瞳药物，很多人在验光配镜后的几天都会出现看东西模模糊糊的症状，因此，有的人不愿意散瞳验光。其实这种担心是多余的，这些散瞳药物的作用只是暂时的，只要不再继续使用，经过 10 天左右的时间，药物的麻痹作用便会自然消失。正确的使用药物，可提高验光的准确性，减少不适的持续时间。

散瞳时患者卧位，用棉棒取米粒大小 1‰ 阿托品眼膏，轻轻扒开患者下眼睑，眼球向上看，将眼膏涂于眼内，压迫内眼角，5～10 分钟后患者可睁开双眼。每日早晚各一次，适量涂双眼，连用 5 天，第 6 天不点，第 7 天到医院复诊检影验光。

散瞳过程中应注意将涂到眼外皮肤上的眼膏擦拭干净。由于阿托品可使瞳孔散大，患者自觉畏光、视近困难均属正常现象，患者不必担心。散瞳期间应避免强光刺激，尤其避免强的太阳光刺激，户外应戴遮沿帽或太阳镜。散瞳期间由于视物模糊，对小儿要注意看护以免碰伤。此外由于散瞳是为了放松睫状肌的调节，故散瞳期间不要近距离用眼，例如看书、看电视及使用电脑。极少数患儿散瞳后如出现明显的颜面潮红、口渴、发热、头痛、恶心、呕吐、便秘、幻视、痉挛、兴奋、眼睑水肿等症状，应考虑为阿托品不良反应，须立即停药或咨询眼科医生。散瞳停药后，大约 2 周瞳孔才能恢复正常，但因个体差异，瞳孔恢复时间也会有所不同，均属正常。

何为假药与劣药

《药品管理法》规定，有下列情形之一的，为假药：

（1）药品所含成分与国家药品标准规定的成分不符的；

（2）以非药品冒充药品或者以他种药品冒充此种药品的。

有下列情形之一的药品,按假药论处:

(1)国务院药品监督管理部门规定禁止使用的;

(2)依照本法必须批准而未经批准生产、进口,或者依照本法必须检验而未经检验即销售的;

(3)变质的;

(4)被污染的;

(5)使用依照本法必须取得批准文号而未取得批准文号的原料药生产的;

(6)所标明的适应证或者功能主治超出规定范围的。

《药品管理法》规定,药品成分的含量不符合标准的,为劣药。有下列情形之一的,按劣药论处:

(1)未标明有效期或者更改有效期的;

(2)不注明或者更改生产批号的;

(3)超过有效期的;

(4)直接接触药品的包装材料和容器未经批准的;

(5)擅自添加着色剂、防腐剂、香料、矫味剂及辅料的;

(6)其他不符合药品标准规定的。

如何快速鉴别药品真伪

众所周知,药品是广大人民群众防病治病、保护健康必不可少的重要物品,它与人的生命安全和身体健康息息相关,安全有效的药品可以帮助人们治疗疾病、祛除痛苦,假劣药品轻则贻误病情,重则可以致人于死地。特别要指出,在医药经济快速发展的今天,制售假劣药品的现象日趋严重,尤其是经济发展落后的农村地区更有甚之,为了打击制售假药,提高患者对药品真伪的辨别能力,下面介绍几种常用的简单、快速鉴别药品真伪的方法。

(1)从包装上鉴别真假:药品生产企业采用何种材质作为药品的包装,在某一个时期内是相对固定的,也是造假者不易模仿的一个方面。一般来说,正品包装盒纸质较高,盒坚实而硬挺,接口粘合牢固,内外两面干净清洁无污渍。而伪品包装盒一般用普通白板纸制作,纸质较差,质地软,稍用力即捏变形,分量轻,在天平上称量与正品有较大区别。接口粘合处也不牢固,个别有开胶现象。盒表面看起来较灰暗,不显干净,或有与硬物摩擦的

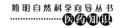

痕迹。用小刀斜切纸盒,放大镜观察其切面,纸质纤维构造及纹理与正品有明显差异。此方法在鉴别用特殊材质防伪的药品包装中尤为适宜。其次,看包装盒印刷的文字。正品包装盒印刷文字清晰,线条粗细均匀,放大镜观察字体无毛边,无断笔画、错字或白字现象。有的伪品包装印有不适当宣传药品的文字和标识。如:GMP 认证、中药保护品种、国家级新药、进口原料分装等。最后看药品包装印刷的图案。药品包装印刷的商标、人物面像、图画等同文字一样,是某药品的特有标识和固有特征。正品包装一般印刷都非常清晰,颜色纯正柔和,不刺目,不同颜色,交错之间无浸润渗透现象。文字与图案套色准确,不错位及重叠。

(2)从说明书上识别真伪:除上述在药品包装的几个方面鉴别药品真伪外,药品所附有的说明书也是鉴别药品真伪的一项基本内容。如正品包装说明书一般都按照国家药监局批准的格式书写,标注内容较全面且真实,与外包装所标注的内容无矛盾。而伪品包装说明书往往破绽百出,书写不规范。如有的过于简单,须列出的项目未列出(如未标示厂家地址或联系电话等);有的结构式、化学式或分子量印刷错误;有的夸大其词,所标注的功能主治或适应证超出规定范围;有的印有不科学的表示功效的断言和保证等语言。

(3)检查药品的包装容器鉴别真假:根据药品的物理和化学性质,以及避免污染的原则,检查药品包装能否达到防潮湿、防光线、防挥发、防污染、防积压、防震动的目的,贮存环境是否合乎要求。

① 对于见光易变质的药品是否贮存于避光容器内。

② 对于易风化吸湿、易挥发的药品,注意瓶口是否封闭。

③ 对于要求冷藏的药品,是否贮存于冷藏环境或冰箱内。

④ 对于防止空气、水分侵入与异物污染的药品,应检查瓶口是否严封或熔封,用铝盖封口是否有松动现象。

(4)检查药品的本身外观性状鉴别真假:

① 片剂外观应完整、光洁、色泽均匀,有适宜硬度,无以上异常情况外,还应无色斑、无裂片、变色等。

② 注射剂应澄明、色泽一致,无浑浊,无沉淀,无析出结晶等现象;注射用粉针剂不应粘瓶结块。注射剂安瓿上至少印有药品名称、规格、批号、字迹应清晰。仿冒制造的注射剂安瓿封口常不光滑,手摸安瓿顶部有扎手感。

③ 胶囊剂应整洁,不得有粘结、变形、破裂、霉菌生长、异臭等。

④ 散剂、冲剂、栓剂、滴眼液等剂型的自身外观质量,均应符合国家标准药品规定的通则要求。

以上介绍的都是一些简单、快速鉴别药品真伪的方法。当遇到可疑药品,需要更加科学、准确的判断其真伪时,应送到有能力的药品检验机构进行检测。

过期药物为什么不能服用?

不少人认为,药品过期只是疗效会减弱,多吃一点儿就行了。其实不然。药品一旦过了有效期,药品的含量降低,有害杂质增多,药品就成为劣药,若大剂量服用,不但达不到预期的疗效,还有可能有严重的不良反应,服用后可直接危害人体健康。如果发现家中药品过期或出现霉变、糖衣变色、结块、药片受潮、融化、虫蛀、发酵等异常或变质现象,都不应该使用,以免引起中毒。

过期药的有效成分会降低甚至完全失效,西药还会发生化学变化,尤其是用过期的针剂给人体注射的话,就更危险了。例如,对糖尿病人来说,如果服用了过期的降血糖药物,剂量的不稳定最终将导致血糖的急剧升高或降低,诱发各种并发症,危及患者的生命。抗生素药品本身就不稳定,如果过期了,药物化学成分发生改变,可能会引起过敏或休克。而维生素 C 如果在空气中放置时间长了,容易被氧化,服用后对人体也有害。而冲剂、蜜丸等药品,一旦过期发生霉变,会滋生细菌,用肉眼难以分辨,服用后可能造成腹泻等不良反应。传统的中药,如果保存不当,容易有发霉、虫蛀等现象,导致变质。

因此,在用药之前,一定要认真查看药品的有效期、生产日期等。储存条件如果达不到要求可能导致有效期内的药物变质,所以还要注意按照药品说明书上的要求储存药品,注意避光、防潮、防霉、防高温和虫蛀等,以防药品在有效期内失效。

药物应如何保存

作为特殊商品,药品的储存也有特殊的要求,药品的正确储存对保证用药的安全有效有着重要意义,药品的储存应考虑以下几点。

(1) 避光、干燥、阴凉、密封是药品保存的四大要素:药品存放处应避免

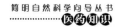
阳光的照射,相对湿度不超过 75%,温度不超过 30℃(能在 20℃以下更好)药品应密封(如原包装)保存。已经拆开使用过的零散药品应分类放入深色或棕色玻璃瓶内,并将瓶盖拧紧存储,有些药品易受空气氧化、受热、阳光照射而变质,像阿司匹林、胃蛋白酶、维生素 C 等就是这样的药品。这些药品的储存条件在药品说明书中常有具体注明,储存时要特别注意。

(2)药瓶上要保持醒目的标签:标签上要写清楚药物的名称、作用、适应证、用量及用法等,这在自行分装药品时尤应注意。如药品的标签已脱落或字迹不清,均应弃去。绝对不能凭记忆使用药物。

(3)要经常检查药品是否超过有效期或变质:如果药品已经超过有效期,或者虽未超过有效期但存在变质的现象。如片剂变色、松散、潮解、有斑点;胶囊剂粘连、裂开;溶液制剂出现混浊、沉淀,软膏出现水油分离等,均不能使用,应及时处理与更换。

(4)保存好药品说明书:说明书应该和相同的药品放在一起,主要的目的是为了随时察看。如果没有说明书,容易误服,造成不必要的危险。

(5)科学分类:内服药品和外用药品要分类存放并且标明清楚,这样能有效防止家里的老人或者小孩子没有看清楚而错误使用。另外,家庭中常用的一些消毒药、灭蚊虫药等,不能与家庭的储备药混同放置,以免出现意外。

"OTC"是什么意思

OTC 是英文 Over The Counter 的缩写,在医药行业中特指非处方药。非处方药的定义是:消费者可不经过医生处方,直接从药房或药店购买的药品,而且是不在医疗专业人员指导下就能安全使用的药品。

处方药,必须凭执业医师或执业助理医师处方方可调配、购买和使用。由于患者无法正确了解自己的病情,患者只有就诊后医师开具处方才可获得处方药,并在医务人员指导和监控下使用。

我国政府在 1996 年正式提出药品分类管理,同年由卫生部牵头,七部委共同成立非处方药(OTC)办公室。1998 年国家食品药品监督管理局成立后,OTC 管理工作由食品药品监督管理局安全监管司负责。1999 年 7 月 22 日,我国正式颁布《处方药与非处方药分类管理办法(试行)》,该《管理办法》于 2000 年 1 月 1 日起正式施行。

由于非处方药可不需医师的指导自行服用，所以非处方药的药品一般具有安全、有效、价廉、方便的特点。主要特点如下：① 不需医生处方，不在医生指导监督下使用。② 适应证是患者能自我判断的病症，药品疗效确切，使用方便安全，起效快速。③ 一般能起到减轻病人不适之感，能减轻小疾病初始症状或防止恶化，也能减轻已确诊的症状或延缓病情的发展。④ 不含有毒或成瘾成分，不易在体内蓄积，不致产生耐药性，不良反应发生率低。⑤ 在一般条件下储存，质量稳定。⑥ 不同使用对象的非处方药品规格不同，说明文字通俗易懂，可在标签、说明书的指导下正确使用。

如何识别药品批准文号

药品批准文号是国家药品监管部门对企业生产药品的申请和相关资料进行审查（包括药品检验机构对样品进行检验），符合规定条件的，发给该药品一个表示批准的文号。《药品管理法》规定：药品生产企业在取得药品批准文号后，方可生产该药品。但是，生产没有实施批准文号管理的中药材和中药饮片除外。未取得批准文号擅自生产销售的药品，均将被视为假药予以取缔。药品批准文号的格式为：国药准字 H（Z、S、J）＋4 位年号＋4 位顺序号，其中 H 代表化学药品，Z 代表中药，S 代表生物制品，J 代表进口药品分包装，B 代表保健药品。例如，国药准字 H20060125，该药为化学药品，2006 年批准，序号为 125。

怎样鉴别中药材

中药材的鉴定有很多方法，一般包括性状鉴定、理化鉴定、中药显微鉴定、中药生物测定和质量分析等。

（1）性状鉴定：性状鉴定主要根据形、色、气、味、表面特征、质地、断面、火烧、入水等十分简便的鉴定方法来鉴别中药材的外观性状，它具有简单、易行、快速的特点。药材中以植物类为最，其中又以种子植物为多，一般药用部分为根、根茎（根状茎、块茎、球茎、鳞茎）、叶、花、果实、种子、皮、木、茎藤及全草类。全草类可参照基原鉴定，其他各类则可根据器官形性进行观察。

① 形状：不同的药材，往往有其独特的外形。如野山参"芦长碗蜜枣核艼，锦皮细纹珍珠须"，天麻之"鹦哥嘴"，海马"马头蛇尾瓦楞身"等。

② 颜色:各种药材多有不同的颜色。如黄连、紫草、乌梅、青黛、红花等。

③ 气味:含挥发性物质的药材,多有特殊的香气。如阿魏、丁香、鱼腥草、辛夷等。

④ 表面:指药材的表面是否光滑或粗糙,有无皱纹、皮孔或毛茸等。如白头翁根头部的白毛(叶柄残基);金毛狗脊表面密生金黄色毛茸;白芷有唇形皮孔等。

⑤ 质地:指药材的坚硬、松软、致密、黏性、粉性等特征。如南沙参因质地泡松而称为"泡沙参";粉性强者如粉葛根、天花粉、山药;质坚硬者如穿山龙、郁金等。

⑥ 断面:药材有易折者,有不易折者。自然折断之断面,有粉性者,如山药;有纤维性者,如黄芪;有胶丝相连者,如杜仲;有平坦而粉性者,如牡丹皮。切制的药材饮片,有许多经验鉴别传著于世。如广防己之"车轮纹",乌药、黄芪之"菊花心",川牛膝之"筋脉点"等。

⑦ 入水、火烧:有些药材可通过简单的物理、化学方法加以鉴定。如秦皮入水可显蓝色荧光;龙骨、天竺黄噬之粘舌;琥珀与帛摩擦可吸附纸屑;海金沙火烧可全部燃尽,并发出轻微的爆鸣声及火光;青黛微火即烧,有紫红色的烟雾等等。

(2)理化鉴定:理化鉴定是用物理的或化学的方法,对中药材及其制剂所含的有效成分、主要成分或特征性成分进行定性、定量分析,以鉴定真伪、评价品质。常用的理化鉴定方法主要有定性反应、色谱法和波谱法。① 颜色或沉淀反应:如生物碱与碘化铋钾生成橙色沉淀;蒽醌类与碱液反应生成橙、红、蓝色等。② 色谱法:目前已成为药材和成药鉴定中不可缺少的常规而有效的方法,特别是对成分复杂的中药、天然药物,有着分离、分析鉴定双重的优势。常用的色谱鉴定方法有薄层色谱法、气相色谱法、高效液相色谱法、纸色谱法、凝胶电泳、毛细管电泳等技术。③ 波谱法:根据中药成分结构的不同会产生特征的吸收峰。常见的有可见—紫外分光光度法、红外分光光度法、串联质谱、核磁共振、调线分析等。

(3)中药材显微鉴定:中药材显微鉴定主要是根据观察的对象和目的,制作不同的切片,如横、纵切片,表面片,解离组织片,粉制片,花粉粒与孢子制片等,并配合各种组织、细胞或后含物的透化剂、染色剂、显色剂,利用显微镜观察药材的内部组织构造、细胞形状及其后含物的特征,用以鉴定药材的真伪和纯度,甚至品质,达到对药材的有效鉴定。对于仅通过性状不易识别的药材、性状相近的多来源药材或切碎和粉末状态的药材,如大黄的大型簇晶,甘草的晶鞘纤维,黄连的黄色石细胞,人参的树脂道,来源于四个科的大青叶可通过叶表面观的气孔式、毛茸、结晶等相互区别。

由于扫描电子显微镜的应用,使显微鉴定的水平进一步提高,而且,药材不需制作切片和染色,即可直接进行表面或断面的观察,获得细微的三维结构特征。如党参、何首乌的导管,石斛的叶鞘,白头翁的叶柄基(白毛),红花、金银花、洋金花的花粉粒等的超微结构,都提供了新的显微鉴别依据。

(4)中药生物测定:中药生物测定又称生物鉴定,是利用生物体的反应来测定各种药物的疗效和毒性的方法,如洋地黄等,可将需鉴定的药物与对照品在严格规定的条件下,比较它们对生物体所产生的反应强度,计算出药材或其制剂的效价。所谓效价通常是以 1 g 药材中所具有的作用单位来表示,即在一定条件下,对某种生物发生一定程度药理反应的药物表现出一定生理作用的最小剂量。

(5)质量分析:取样按《中华人民共和国药典》规定进行。

① 异性有机物检查。异性有机物指混在药材中不合规定标准的其他类似药材;同一植物中药用以外的其他部位;混在药材中的虫类、虫类肢体及其分泌物。

② 灰分的测定。包括总灰分、酸不溶性灰分、酸溶性灰分的测定。

③ 水分的测定。常用甲苯法、干燥失重法和减压干燥法三种。

④ 浸出物测定。包括水溶性、醇溶性、醚溶性浸出物。

⑤ 挥发油测定。含挥发油的药材,常需测定挥发油的含量。

⑥ 重金属测定。系指在实验条件下能与硫代乙酰胺或硫化钠作用显色的金属杂质,包括铅、汞、镉等。

⑦ 农药残留量的测定。系指对药材中所含有机氯、有机磷的测定。

⑧ 微生物限度检查。系指非规定灭菌制剂及其原、辅料受到微生物污染程度的一种检查方法。

⑨ 含量测定。对有效成分、有毒成分或指标性成分进行含量测定、并指出标示量。

包装材料也能影响药品质量

随着我国经济的发展,商品的包装从材料到形式都在不断改进,药品包装也有了长足发展。药品是特殊商品,而药品包装材料作为特殊商品的包装,起着保护药品的稳定性,方便运输、贮存、销售和使用等方面的重要作用,堪称药品的"第二生命"。药品包装直接影响到药品的质量,下面我们分析一下不同包装材料对药品质量的影响。

(1)玻璃:因玻璃具有能防潮、易密封、透明和化学性质较稳定等优点,是目前使用最多的药品包装材料之一。但玻璃也有许多缺点,如较重、易碎、还可因受到水溶液的侵蚀而释放出碱性物质和不溶性脱片,从而影响药品质量。

(2)塑料:塑料是现代包装工业中常用的包装材料。可用于药品的内、外包装,具有包装牢固、容易封口、色泽鲜艳、透明美观、重量轻、携带方便、价格低廉等优点。但是由于塑料在生产过程中常加入附加剂,如增塑剂、稳定剂、抗氧剂、防腐剂及着色剂等,作为直接接触药品的包装材料这些附加剂可与药品发生化学反应,以致药品质量发生变化。塑料还具有透气、透光、易吸附等缺点,这些缺点均可加速药品氧化变质的速度,引起药品变质。

(3)金属:金属作为包装材料已有很长的历史了。常用的是黑铁皮、镀锌铁皮、马口铁、铝箔等。一般用于盛装需要密封的软膏、液体药物、化学危险品、压缩气体等。该类包装耐压、密封性能好,但是成本比较高。

(4)复合材料:复合材料是包装材料中的新秀,是用塑料、纸、铝箔等进行多层复合而制成的包装材料。常用的有纸—塑复合材料、铝箔—聚乙烯复合材料、铝箔—聚氯乙烯等。这些符合材料具有良好的机械强度,耐生物腐蚀性能,保持真空性能及耐高压性能等。

(5)橡胶制品:药用包装上使用橡胶制品最多的是各种瓶塞,主要用于严封包装抗生素粉针剂、冻干粉、输液、血浆等瓶装药品。由于直接与药品接触,故要求具有非常好的生化稳定性及优良的密封性,以确保药品在有效期内不因空气及湿气的渗透而变质。

(6)纸制品:纸制品的原料来源广泛,成本较低,刷上防潮涂料后具有一定的防潮性能,包装体积与形状可随需要而制造,具有回收使用的价值,是当今使用最广泛的包装材料之一。缺点是撕破强度低、易变形。常见的有各型黄板、瓦楞纸箱、纸盒、纸袋及纸桶等。

由于不同性质的药品对其药包材有着不同的个性要求,所以药包材应符合以下基本要求:

① 能保护药品在贮藏、使用过程中不受外界因素的影响,保持药品原有属性;② 自身在贮藏、使用过程中性质应有一定的稳定性;③ 在包裹药品时不能污染药品生产环境;④ 不得带有在使用过程中不能消除的对所包装药物有影响的物质;⑤ 与所包装的药品不能有化学、生物意义上的反应。

什么是特殊药品

狭义的特殊药品,是指麻精毒放,即麻醉药品、精神药品、毒性药品、放射性药品。广义的特殊药品,即特殊管理的药品,则除上面的 4 类药品外,还包括药品类易制毒化学品,兴奋剂,含特殊药品类复方制剂。

根据我国《药品管理法》规定,国家对麻醉药品、精神药品、医疗用毒性药品、放射性药品实行特殊管理。由于这些药品的特殊性,《药品管理法》特别规定,具体管理办法由国务院制定。目前我国对这些药品的管理执行的是《麻醉药品和精神药品管理条例》(2005 年国务院令第 442 号)、《医疗用毒性药品管理办法》(1988 年国务院令第 23 号)以及《放射性药品管理办法》(1989 年国务院令第 25 号)。

哌替啶用于癌症止痛的利与弊

哌替啶学名盐酸哌替啶。为白色、无嗅、结晶状的粉末,能溶于水,一般制成针剂用于临床。作为人工合成的麻醉药物,哌替啶普遍地使用于临床,它对人体的作用和机制与吗啡相似,但镇痛、麻醉作用较小,仅相当于吗啡的 1/10～1/8,作用时间维持 2～4 小时。不良反应也相应较小,恶心、呕吐、便秘等症状均较轻微,对呼吸系统的抑制作用较弱,一般不会出现呼吸困难及过量使用等问题。

WHO 已明确提出,哌替啶不适于中、重度慢性疼痛的治疗。哌替啶是人工合成的阿片受体激动剂,它在体内会产生一种名为去甲哌替啶的毒性代谢物,对中枢神经系统有着明显兴奋毒性,且在体内代谢缓慢,半衰期长,经常应用会产生蓄积,依据蓄积浓度的高低分别产生战栗感、震颤、抽搐、癫痫样惊厥大发作等严重神经毒性症状。近 20 年来全球哌替啶的医疗消耗量呈下降趋势,不少国家特别是发达国家已不用或少用哌替啶来缓解慢性疼痛,我国许多医生长期习惯于给癌痛患者开具哌替啶处方,造成我国哌替啶医疗消耗量不但不降,反而上升的状况。应当提倡以吗啡作为缓解癌症疼痛的主要用药,故哌替啶只可用于短时的急性疼痛。

癌症病人晚期能用吗啡吗

为减轻晚期恶性肿瘤病人因剧痛而带来的痛苦,WHO 推荐晚期肿瘤疼痛的三级止痛阶梯治疗方法。其治疗原则是根据患者疼痛的原因、程度、发生频率和持续时间,选择单一药物、或多药物或药物加其他方法进行治疗。第一阶段治疗适用于轻度疼痛的病人。阿司匹林、对乙酰氨基酚、布洛芬和萘普生等非甾体类解热镇痛抗炎药最常选用;其每日最大剂量分别为 6.0 g、4.0 g、3.2 g 和 1.25 g。采用规律性定时给药而不是按需(痛时)给药,直至用到最大剂量仍无效才可转入第二阶梯治疗。第二阶梯治疗适用于中度疼痛病人。多选用对乙酰氨基酚或阿司匹林加阿片类镇痛治疗;根据情况可给予辅助治疗药,如三环类抗抑郁药阿米替林(amitriptyline)、米帕明(imipramine)、多塞平(doxepine),甾体激素强的松,抗惊厥药卡马西平等。严重骨肿瘤疼痛者可采用放射治疗。第三阶梯治疗适用于重度疼痛病人。多选用吗啡、哌替啶、芬太尼和美沙酮等阿片类镇痛药治疗,并辅以非甾体类抗炎药、三环类抗抑郁药以及抗惊厥药等以减少阿片类药物用量和阻遏其用量不断增加。阿片类药物可交替、多途径给药,如口服、直肠给药、皮下注射、透皮制剂、鞘内给药等。也亦采用定时给药方法。必要时配合放疗、化疗或手术治疗。适用于第三阶梯止痛的推荐药物有:盐酸吗啡普通片、硫酸吗啡普通片、硫酸吗啡控释片、多瑞吉(芬太尼透皮帖剂)等。

吗啡为何能成瘾

吗啡是从鸦片中提取的生物碱,是鸦片中起主要药理作用的成分,具有强大的止痛作用,对各种疼痛都有镇痛效果。临床上主要用于外科手术和外伤性剧痛、晚期癌症剧痛等,也用于心绞痛发作时止痛和镇静作用。吗啡有强大的止痛作用,但它却比阿片更易使人上瘾,因而成为毒品。通常连续用药一周以上即可上瘾。有的人仅用药几天就可成瘾。吗啡成瘾者常用针剂皮下或静脉注射,寻求快感,或避免断药后的痛苦。从静脉注射吗啡,初始感觉为一阵快感或激动的心境体验,此种状态持续数秒到几分钟不等。它有一种强烈的欣快,这种药理学特性,是产生滥用和上瘾的主要根源。因此,提醒大家,为了你和你的家庭幸福,远离毒品,拒绝毒品!

安定也能成瘾吗

所谓成瘾问题就是医学上所称的药物依赖性,是指反复服用者的中枢神经系统已发生了某些生理、生化变化,以致需要药物持续地存于体内,否则会产生全身不适感(戒断综合征),并在精神上产生对药物的渴求,以致不择手段地获取药物。

早在70多年前就作为处方药而得到广泛应用的巴比妥类安眠镇静药,如戊巴比妥和速可眠,因其较强的依赖性,现已被列入国际精神药物公约管制。近年来,在失眠症的药物治疗中,已经由安定类取代巴比妥类,这是因为安定类毒性很小,安全范围大,很少危及生命,疗效明确,副作用与依赖性轻,不易成瘾。须提醒大家的是,大量长期的使用安定也会产生耐受性、习惯性和成瘾性,亦可出现兴奋、焦虑、失眠等戒断症状,只是发生率很低。

运动员服兴奋剂是怎么回事

兴奋剂是国际体育界违禁药物的总称。国际奥委会规定,竞赛运动员应用任何形式的药物或以非正常量或通过不正常途径摄入生理物质,企图以不正当的方式提高他们的竞赛能力即为使用兴奋剂。

兴奋剂的主要功能是用强加的方法来改变身体的机能,目前主要分六大类,不同种类的兴奋剂对人机体的作用不同。麻醉剂可使肌肉麻醉,降低痛感,提高心理亢奋;兴奋剂能使运动员消除疲劳,增强体力和兴奋,提高运动速度;利尿剂可稀释尿液,掩盖尿中所含药的剂量,并可临时减轻体重;镇静剂用于提高镇静感,使运动员精神集中,情绪稳定;合成类固醇是雄性激素的衍生物,能加速肌肉增长,增强身体的强度和体力;肽激素用来增加血液中皮质类固醇的分泌水平,产生欣快的作用。

使用兴奋剂将对人的生理、心理产生极大的危害,使服用者心力衰竭、激动狂躁,成年女性男性化,男子过早秃顶、前列腺炎、前列腺肥大、患糖尿病、心脏病等,严重损害人的身心健康。

运动员禁服哪些药

国家每年都要调整兴奋剂目录并公布。国家公布的兴奋剂目录都是运动员禁服的。2005年兴奋剂品种共199个,分为蛋白同化制剂(4,6雄二烯-3-酮等)、肽类激素(EPO、胰岛素等)、麻醉药品(大麻、可卡因、吗啡等)、刺激剂(阿屈非尼、苯丙胺等)、药品类易制毒化学品(麻黄碱)、医疗用毒性药品(士的宁)及其他(醋丁洛尔、阿普洛尔等)几个大类。

兴奋剂是怎样检测出来的

通过检测运动员尿样和血样,可以检测出运动员是否服用兴奋剂。

尿样检测是兴奋剂检测的理想样本,优点在于:取样方便;对人无损害;尿液中的药物浓度高于血液中的药物浓度;尿液中的其他干扰少。

分析大体分筛选和确认两个过程。筛选即对所有的样本进行过筛,当发现某样本可疑有某种药物或其代谢产物时,再对此样本进行该药物的确认分析。在进行药物的确认分析时,尿样要重新提取,此提取过程与空白尿(即肯定不含有此药物的尿液)和阳性尿样(即服用过该药物后存留的尿样)同时进行,以保证确认万无一失。

分析过程中按药物的化学特征和分析方法将所有药物分成四类。第一类,尿中以游离形式排泄的易挥发性含氮化合物(主要是刺激剂);第二类,尿中以硫酸或葡萄糖醛酸结合的难挥发性含氮化合物(主要是麻醉性止痛药,β受体阻滞药和少数刺激剂);第三类,化学结构和特性特殊的刺激剂(咖啡因,匹莫林)和利尿药;第四类,合成类固醇及睾酮。

尿样进入实验室,首先进行尿样pH和尿比重测定,然后按以上四类药物分成四组进行筛选分析,主要是化学提取和仪器分析两步,最后由计算机打出检测报告。

血样检测的目的主要是补充尿样分析方法的不足,目前尚处于研究探索阶段,目前仅用于血液回输、红细胞生成素、生长激素、绒毛膜促性腺激素、睾酮等的测量。

图书在版编目(CIP)数据

医药知识/陈绍民主编.—济南:山东科学技术出版社,2013.10(2020.10重印)

(简明自然科学向导丛书)

ISBN 978-7-5331-7024-0

Ⅰ.①医… Ⅱ.①陈… Ⅲ.①医药学－青年读物②医药学－少年读物 Ⅳ.①R-49

中国版本图书馆 CIP 数据核字(2013)第 205763 号

简明自然科学向导丛书

医药知识

YIYAO ZHISHI

责任编辑:冯　悦

装帧设计:魏　然

主管单位:山东出版传媒股份有限公司

出　版　者:山东科学技术出版社

地址:济南市市中区英雄山路 189 号

邮编:250002　电话:(0531)82098088

网址:www.lkj.com.cn

电子邮件:sdkj@sdcbcm.com

发　行　者:山东科学技术出版社

地址:济南市市中区英雄山路 189 号

邮编:250002　电话:(0531)82098071

印　刷　者:天津行知印刷有限公司

地址:天津市宝坻区牛道口镇产业园区一号路 1 号

邮编:301800　电话:(022)22453180

规格:小 16 开(170mm×230mm)

印张:14.75

版次:2013 年 10 月第 1 版　2020 年 10 月第 2 次印刷

定价:28.00 元